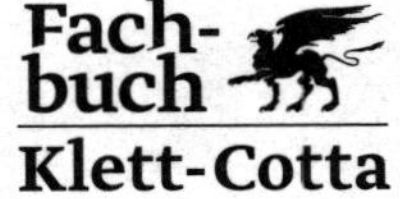
Fach-
buch
Klett-Cotta

Stephan Doering

Resonanz – Begegnung – Verstehen

Implizite Kommunikation in der therapeutischen Beziehung

Klett-Cotta

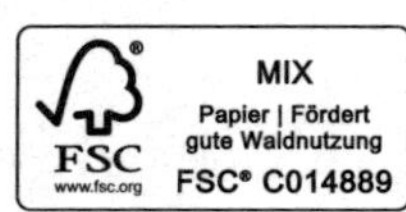

Klett-Cotta
www.klett-cotta.de

Cover: Bettina Herrmann, Stuttgart,
unter Verwendung einer Abbildung von Harald Biebel/iStock by Getty Images
Gesetzt von Eberl & Koesel Studio, Altusried-Krugzell
Gedruckt und gebunden von Friedrich Pustet GmbH & Co. KG, Regensburg
Lektorat: Agnes Katzenbach
ISBN 978-3-608-98513-9
E-Book ISBN 978-3-608-11960-2
PDF-E-Book ISBN 978-3-608-20596-1

Bibliografische Information der Deutschen Nationalbibliothek
Die Deutsche Nationalbibliothek verzeichnet diese Publikation in der
Deutschen Nationalbibliografie; detaillierte bibliografische Daten
sind im Internet über http://dnb.d-nb.de abrufbar.

Inhalt

Vorrede

Dieses Buch will Sie mitnehmen auf eine abenteuerliche Expedition zu einigen der aufregendsten Fragen des menschlichen Miteinanders. Im weitesten Sinne geht es um eine Annäherung an die Frage, wie Beziehung funktioniert. Und zwar nicht im Sinne dessen, was man denken, sagen oder tun muss, auch nicht im Sinne der Beschreibung mehr oder weniger pathologischer Muster oder gar ideologischer, soziologischer oder individueller Determinanten von unterschiedlichen Graden des Beziehungserfolgs – nicht das *Was* soll im Fokus stehen, sondern das *Wie* der Interaktion.

Nehmen wir an, ein großer Mozartfan trifft einen anderen Mozartfan und beide sprechen über Mozart – da sollte man doch annehmen, dass die beiden in einen Flow geraten, wunderbar zueinander passen, einander verstehen und mögen werden. Doch das ist alles andere als klar! Genauso wie mit jedem anderen Menschen besteht für die beiden eine gewisse Chance, dass dies geschieht, ebenso kann es aber ganz anders kommen: Es kann sein, dass sich kein Verstehen und keine Nähe einstellen – von Sympathie ganz zu schweigen. Woran liegt diese anscheinend kaum beeinflussbare Schicksalhaftigkeit des Gelingens der Kommunikation und der Begegnung?

Wir alle kennen die Redensarten – und die Gefühle dazu: »Es stimmt die Chemie zwischen uns«, »Wir sind auf einer Wellenlänge«. Auch wenn hier naturwissenschaftliche Begriffe verwendet werden (Chemie, Welle), so wird doch oft gemeint, dass da etwas Überirdisches, Magisches oder Spirituelles am Werk sei.

Natürlich treffen wir in der Psychotherapie auf das gleiche Phänomen. Die vielzitierte »Passung« zwischen Patient:in und Therapeut:in ist ebenso schwer vorherzusagen wie die Chemie der beiden Mozartfans. Und dennoch ist der eine Patient mit seiner Therapeutin von der ersten Minute an sehr zufrieden und fühlt sich verstanden, was am Ende zu einem Therapieerfolg führt. Im Gegensatz dazu fühlt sich der andere Patient unwohl und kommt nicht wieder – oder quält sich und die Therapeutin durch eine erfolglose Therapie. Natürlich geht es hier darum, wie frühe Beziehungserfahrungen wiederholt, Übertragungsbereitschaften bedient werden können – aber wie vermittelt sich diese Möglichkeit? Durch das richtige gesprochene Wort? Oder nicht doch vielmehr durch nonverbale Aspekte des Verhaltens, der Kommunikation?

Sigmund Freud und einige seiner frühen Wegbegleiter:innen hatten eine bemerkenswerte Schwäche für die Telepathie. Sie beobachteten unerklärliche Momente des Verstehens in den Psychoanalysen mit ihren Patient:innen. Das Unbewusste versteht das Unbewusste unter Umgehung des Bewussten, so erkannte Freud 1913 (S. 293). Ohne die naturwissenschaftlichen Erkenntnisse, die wir heute haben (und denen dieses Buch nachgeht), konnte Freud kaum anders, als etwas Übersinnliches anzunehmen. Leider haben er und einige andere etwas zu viel über die magischen Momente der telepathischen Prozesse geschrieben, was möglicherweise dazu beigetragen hat, dass in manchen (schlechten) Buchhandlungen noch heute die Psychoanalyse näher an der Esoterik als an der Psychologie oder der Medizin steht.

Wie zu zeigen sein wird, hatte Theodor Reik bereits in den 1940er Jahren der Telepathie eine klare Absage erteilt und angenommen, dass es sich vielmehr um eine sehr subtile sinnliche Wahrnehmung handeln müsse, die das magisch Anmutende zwischen zwei Menschen ermögliche. Jedoch fehlten auch Reik noch die Befunde, die ihm sein Modell hätten bestätigen können.

Die von Freud halb gewollte, halb ihm aufgezwungene Verortung der Psychoanalyse außerhalb der Universität (Schröter 2017) hat dazu beigetragen, dass die naturwissenschaftliche Forschung und die psychoanalytische Theorieentwicklung in den letzten 100 Jahren weitestgehend in zwei Parallelwelten stattgefunden haben. So hat es in der Psychoanalyse enorm tiefgründige und heuristisch in höchstem Maße wertvolle Modellentwicklungen impliziter Beziehungsprozesse gegeben, während unabhängig davon in psychologischen und neurobiologischen Labors die aufregendsten Erkenntnisse zur nonverbalen Interaktion über alle Sinneskanäle und deren Verarbeitung im Gehirn entstanden.

Man fühlt sich an Platons Höhlengleichnis erinnert, wobei man meinen möchte, abwechselnd wären Psychoanalytiker:innen und Neurobiolog:innen vom Sonnenlicht der Erkenntnis abgeschnitten. Es sind voneinander getrennte Erkenntnissphären, in denen Wissen gewonnen wird, ohne dass ein nennenswerter Austausch oder gar eine wechselseitige Befruchtung stattfänden (Mark Solms und die von ihm begründete Neuropsychoanalyse seien beispielhaft als ermutigende Ausnahmen von dieser Regel genannt). Allerdings sollte man sich eine Integration der beiden Bereiche nicht als eine nur aus Versehen ausgelassene leichte Übung vorstellen – zu verschieden sind die Herangehensweisen und die zugrunde liegenden wissenschaftlichen Theorien und Praktiken. Während die Psychoanalyse mit der größtmöglichen Auflösung individuelle und oft unbewusste psychodynamische Prozesse zu erfassen und zu rekonstruieren sucht, bemüht sich die naturwissenschaftliche Forschung um verallgemeinerbares Wissen von beobachtbaren neurobiologischen und psychologischen Phänomenen. Man kann sich heute noch kaum vorstellen, dass eines Tages ein gemeinsames Theoriegebäude mit dem gleichen Repertoire an Epistemologie, experimenteller Methodik und Theoriebildung aus diesen beiden Ansätzen entstehen kann. Fragt man beispielsweise Rachel Blass (Blass & Carmeli 2008), so ist dies schlechterdings unmöglich – wenn nicht gar ein Sakrileg.

Das epistemologische Credo dieses Buches ist somit auch ein bescheideneres: Stellen wir die Erkenntnisse beider Welten nebeneinander ohne den Versuch, sie zur Deckung zu bringen – aber leisten wir uns, die Neugier zu erproben, was mit unserem je eigenen Modell geschieht, wenn wir uns auf das andere so weit als möglich einlassen. Im Idealfall – und das ist das Ziel dieses Buches – vollzieht sich eine Aneignung von Bestandteilen der Nachbardisziplinen, die uns auf dem eigenen Erkenntnisweg weiterkommen lässt.

Konkret bedeutet dies, dass der Versuch unternommen wird, psychoanalytische Modelle von Interaktion und Beziehung den korrespondierenden Experimenten aus Psychologie und Neurobiologie gegenüberzustellen, um sie so zu bestätigen, zu erweitern oder auch zu verwerfen. Gleichzeitig mag die eine oder andere Idee für eine empirische Überprüfung klinischer Beobachtung oder psychoanalytischer Theoriebildung entstehen.

Im I. Teil wird nach einer einleitenden epistemologischen Standortbestimmung die frühe Geschichte des Umgangs mit den »magischen Prozessen« innerhalb der Psychoanalyse dargestellt. Dann folgen die wichtigsten psychoanalytischen Theorien zur unbewussten Beziehung und Interaktion. Die stärker empirisch geprägten Kapitel des II. Teils fokussieren zunächst die Ergebnisse der Säuglingsforschung, die einen enormen Schatz an experimentellen Erkenntnissen und Theorien zu den naturgemäß sinnlich-körperlichen frühen Beziehungserfahrungen und Interaktionsmustern birgt, wie wir sie in Eltern-Kind-Dyaden finden. Das folgende Kapitel nimmt die *Embodied Communication* in den Blick, zu der es inzwischen eine Vielzahl faszinierender Befunde gibt, die jede denkbare sinnliche Erfahrung in den Blick nehmen. Auch hier geht es nicht um unsere Wortsprache, sondern vielmehr um Sehen, Hören, Riechen, Spüren und deren »Ablaufmuster« und »Aktivierungskonturen« (Stern 1992, S. 88) jenseits der Sprache. Der abschließende III. Abschnitt widmet sich ganz der Frage, wie alle bis dahin vorgestellten Theorien und Befunde in die psychotherapeutische Praxis Eingang finden können, beispielhaft dargestellt an einem mehrschrittigen Modell des psychoanalytischen Deutungsprozesses.

Begeben wir uns also auf die Reise in unsere innere vorsprachliche, sinnliche, körperlich-emotionale Welt und in die unbewussten Tiefen unserer zwischenmenschlichen Begegnungen.

Danksagung

Mein Dank gilt in erster Linie allen Forscher:innen und Autor:innen, deren Wissen ich begeistert rezipieren, zusammentragen und in einen – hoffentlich nicht nur für mich – sinnvollen Zusammenhang stellen durfte. Einem unter ihnen verdanke ich eine Art Initialzündung, nämlich Rainer Krause. In seinem Eröffnungsvortrag zur Langeooger Psychotherapiewoche 2013 sprach er zum »Austausch affektiver Zeichen« und berichtete von seiner Erfahrung in einem Geruchslabor, die ihn tief beeindruckt hatte, war es ihm doch gelungen, »affektive Geruchsproben« (siehe hierzu Kapitel II.2.8) ohne jegliche bewusste Wahrnehmung korrekt zuzuordnen. Schon damals hob Krause die Bedeutung emotional-olfaktorischer Interaktion hervor. Plötzlich wurde mir damals die Bedeutung impliziter Interaktionen jenseits des mimischen Affektaustauschs bewusst, was natürlich zum Verständnis interpersonaler Prozesse in der Psychoanalyse, die ja auf den Augenkontakt bewusst verzichtet, von zentraler Bedeutung ist: Was wir hier nicht sehen, riechen und hören wir! Fortan ließ mich die Faszination für die impliziten interpersonalen Prozesse nicht mehr los. Zum ersten Mal wagte ich mich 2016 beim New Yorker Kongress der International Society of Transference-Focused Psychotherapy (ISTFP) mit meinen Überlegungen vor die Ohren meiner (glücklicherweise) wohlwollenden Kolleg:innen.

2017 war es eine Einladung von Horst Kächele und Michael Buchholz zu ihrer Tagung »Psychoanalytic Process Research Strategies IV«, die zu einer faszinierenden Begegnung mit Stefan Pfänder und der Konversationsanalyse führte. Die gemeinsame Analyse eines videografierten Interviews von Otto Kernberg mit einer Borderline-Patientin ließ uns erkennen, wie die psychoanalytische und die konversationsanalytische Herangehensweise sehr ähnliche Ergebnisse hervorzubringen vermögen.

Schließlich gilt mein Dank auch Dorothea Huber, Cord Benecke und Peter Henningsen, die mir durch ihre Einladung zu den Lindauer Psychotherapiewochen 2020 die Chance gaben, meine Gedanken und Überlegungen zu strukturieren, und die – Corona sei Dank! – ein professionelles Filmteam zu mir nach Wien schickten, um die fünf Vorlesungen für das Online-Streaming und eine DVD aufzunehmen.

Der Klett-Cotta Verlag erwies sich als ein wunderbarer Partner, um aus den Vorlesungen ein Buch werden zu lassen. Mein größter Dank gilt hier Katharina Colagrossi, die mich sehr einfühlsam und unterstützend durch den gesamten Entstehungsprozess dieses Buches geführt und begleitet hat. Agnes Katzenbach als »meiner« Lektorin bin ich ganz besonders dankbar dafür, dass sie mich behutsam und taktvoll überall dort sprachlich, inhaltlich und formal auf Kurs gebracht hat, wo dies notwendig war.

Beeindruckt hat mich, wie eine ganze Reihe meiner Kolleg:innen, die ich mit der Bitte um Bildrechte angeschrieben habe, freigiebig und ohne zu zögern der Publikation ihrer Fotos bzw. Film-Stills zugestimmt haben. Ich danke Beatrice Beebe, Ed Tronick, Peter Fonagy und Rainer Krause für ihre Großzügigkeit.

Last but not least danke ich meiner Familie, die es tolerieren musste, dass über einen beträchtlichen Zeitraum hinweg meine Wochenenden in wesentlichen Teilen am Schreibtisch stattfanden.

Stephan Doering, Juli 2022

TEIL I

Psychoanalytische Konzepte der therapeutischen Beziehung

KAPITEL 1

Epistemologische Vorbemerkung

> »Es ist bemerkenswert, daß das *Ubw* eines Menschen mit Umgehung des *Bw* auf das *Ubw* eines anderen reagieren kann. Die Tatsache verdient eingehendere Untersuchung, besonders nach der Richtung, ob sich vorbewußte Tätigkeit dabei ausschließen läßt, ist aber als Beschreibung unbestreitbar« (Freud 1913, S. 293).

Diese Bemerkung Freuds aus dem Jahr 1913 stellt so etwas wie das Leitmotiv dieses Buches dar. Mit anderen Worten: Wir nehmen an, dass es eine nonverbale, unbewusste, implizite Kommunikation gibt, die bisweilen magisch erscheint, aber auf sinnlicher Wahrnehmung beruht. Freuds Beobachtung nehmen wir als Ausgangspunkt unserer Hypothese an, für die wir Belege zusammentragen wollen, denn ein beträchtlicher Teil an »eingehenderer Untersuchung« hat inzwischen stattgefunden, sodass sich eine Bestandsaufnahme lohnt.

Bei einem Unterfangen wie diesem ist die Gefahr groß, der Versuchung einer Gleichsetzung von Erkenntnissen zu erliegen, die mittels verschiedener epistemologischer Zugangswege auf unterschiedlichen Erkenntnisebenen gewonnen wurden. Solche Kurzschlüsse stellen eine Trivialisierung dar, die den Schein von Verstehen vermittelt, wo allenfalls ein Staunen über die verschiedenen Erscheinungsformen und Bedeutungsebenen desselben Gegenstands zulässig wäre.

Hedy Lamarr galt als eine der schönsten Frauen ihrer Zeit – noch im Jahr 2020 widmete ihr das Jüdische Museum in Wien eine Ausstellung, die das eindrucksvoll belegte. Sieht man sich die Fotografien und Filme Lamarrs an, so ist man bewegt von ihrer Schönheit und – nicht zuletzt – von ihrer unfassbar makellosen Haut. Diese kann sicher als ein wichtiger Bestandteil ihrer Schönheit angesehen werden. Die Künstlerin wird die Magie der Beschaffenheit, die unvergleichliche Farbigkeit erkennen und wiederzugeben versuchen, der Ästhetiker das Ebenmaß, die Symmetrie des Gesichts hervorheben, der Filmkritiker die geistreiche Ausdruckskraft und Mimik der Schauspielerin loben. Die Dermatologin kann uns beschreiben, welches Zusammenspiel der Funktionen aller Hautgewebe- und Zellbestandteile nötig sind, um eine solche Glätte entstehen zu lassen. Fragen wir den Histologen, wird er uns auf die mikroskopisch sichtbaren Zellbestandteile hinweisen, während der Physiologe die Funktion dieser Organellen beschreibt – und so weiter.

Wir sehen an diesem Beispiel, dass es zum einen so etwas wie eine Körnung der Wahrnehmungsebene gibt: von der Makroebene zur Mikroebene mit immer größerer Auflösung. Gleichzeitig gibt es aber auch eine weitere Dimension, nämlich die Dimension subjektiv erlebte Bedeutung vs. »objektive« Phänomenologie. Die Ausdruckskraft der Lamarr als Schauspielerin lässt sich nur subjektiv erfahren, nicht aber objektivieren – der Versuch einer Vermessung mithilfe von Zeit und Raum führt zum Verlust der künstlerischen Erfahrung. Bis ins Absurde gesteigert wird dies deutlich, wenn wir versuchen wollten, Hedy Lamarrs Schönheit mithilfe der Funktion der Calcium-Kanäle ihrer epidermalen Basalzellen zu beschreiben.

Die dritte Dimension beschreibt das Ausmaß der Bewusstheit der Wahrnehmung. Die Erfahrung des Kinobesuchers, der eine Gänsehaut bekommt oder ein tiefes Sehnsuchtsgefühl erlebt, ist eine zunächst körperlich-emotionale, die sich ihres auslösenden Mechanismus – zumindest im Detail – nicht bewusst ist. Jeder ihrer sechs Ehemänner wird auf den Anblick und die Berührung ihrer Haut anders reagiert haben, sie als schön empfunden und sie wiederum körperlich-emotional erfahren haben. Aus psychoanalytischer Sicht können unbewusste Erfahrungen entweder symbolisiert bzw. »mentalisiert« sein (sekundäres Unbewusstes) oder aber (noch) nicht durch diese mentale Aufbereitung gegangen sein (primäres Unbewusstes).

Aus diesem Beispiel wird deutlich, dass es nur selten möglich ist, von einer Erkenntnisebene die Phänomene und Erfahrungen einer anderen erklären zu wollen. Gelegentlich ist dies teilweise möglich, nämlich dann, wenn der gleiche Grad der Objektivierbarkeit vorliegt: Die Atomphysik kann helfen, molekularbiologische Prozesse zu verstehen, aus der Histologie lässt sich einiges der Anatomie erklären. Wenn es allerdings darum geht zu erfassen, was der Kinobesucher erlebt, wenn Hedy Lamarr ihren Leinwandpartner küsst, sind die genannten Disziplinen völlig ungeeignet.

Bereits Aristoteles formulierte in seiner *Metaphysik* im 4. Jhdt. v. Chr.:

> »Das, was aus Bestandteilen so zusammengesetzt ist, daß es ein einheitliches Ganzes bildet, nicht nach der Art eines Haufens, sondern wie eine Silbe, das ist offenbar mehr als bloß die Summe seiner Bestandteile. Eine Silbe ist nicht die Summe ihrer Laute, *ba* ist nicht dasselbe wie *b* plus *a*, und Fleisch ist nicht dasselbe wie Feuer plus Erde« (Aristoteles 2014, S. 114 f.).

Das Diktum »Das Ganze ist mehr als die Summe seiner Teile« wird bis heute vielfach zitiert und beispielsweise als eine Grundannahme der Systemtheorie angesehen (siehe Engel 1980). In unserem Zusammenhang verweist es einmal mehr auf die Unzulässigkeit von Kurzschlüssen über Systemebenen hinweg: Die Erkenntnisse der Biologie sind nicht geeignet, das Funktionieren der Psyche zu erklären.

Kommen wir nun zur bereits zuvor erwähnten Rachel Blass. Sie ist Psychoanalytikerin mit kleinianischer Prägung, geboren in New York lebt und arbeitet sie in Israel. Sie ist eine der wortgewaltigsten und leidenschaftlichsten Verfechter:innen der Trennung der Erkenntnisebenen, genauer gesagt: Gegnerin einer neuropsychoanalytischen Forschung, die neurobiologische Erkenntnisse nutzt, um psychoanalytische Prozesse und Theorien zu entwickeln bzw. zu untermauern. In dem Artikel »Plädoyer gegen die Neuropsychoanalyse«, den sie gemeinsam mit Zvi Carmeli verfasst hat, warnt sie vor einer »Biologisierung der Psychoanalyse« (Blass & Carmeli 2008, S. 150). »Sinnliches, Physisches und Visuelles« würden »auf Kosten von psychischer Bedeutung, Wahrheit und Ideen« ins Feld geführt und dadurch der psychoanalytischen Erkenntnishaltung nicht nur entgegenstehen, sondern geradezu schaden. Die »Anwendung der Neurowissenschaften auf die Psychoanalyse [beruht] auf ungerechtfertigten Schlüssen« (S. 122). In sehr differenzierter Weise weisen Blass & Carmeli auf reduktionistische Schlüsse hin, wie zum Beispiel den, dass die Identifizierung von »im Gehirn befindlichen Motivationszentren« (S. 133) die psychoanalytische Triebtheorie erklären könnte. Zunächst, so die Autor:innen, konzipiere die psychoanalytische Triebtheorie wesentlich komplexer, als es in einer Gleichsetzung von Trieb und Motivation enthalten sei, darüber hinaus könne die Neurowissenschaft eben keine Aussage über die »psychologische Struktur« der Motivationen machen, lediglich über ihr »biologisches Substrat« (ebd.). Eine Gefahr entstehe unter anderem dort, wo aufgrund neurowissenschaftlicher Erkenntnis vorschnell und reduktionistisch der Schluss gezogen werde, dass »neuronale Abnormalitäten von solcher Art sind, dass eine psychologische Intervention, also auch Psychoanalyse, zwecklos« wäre (S. 124). In dramatischer Weise schließen Blass & Carmeli ihre Ausführungen mit der Warnung, dass »das besondere Interesse der Psychoanalyse an der psychischen Dimension der menschlichen Existenz«, dem »Höherwertigen« nach Freud, verloren gehen könnte (S. 150).

Blass & Carmeli spielen hier auf eine Passage aus Freuds *Der Mann Moses und die monotheistische Religion* an. Freud (1939) setzt sich mit den Folgen auseinander, die das (in der jüdischen Zählung) zweite Gebot gezeitigt hat. Im 2. *Buch Mose* (20, 4–5) lautet es:

> »Du sollst Dir kein Bildnis noch irgendein Gleichnis machen, weder von dem, was oben im Himmel, noch von dem, was unten auf Erden, noch von dem, was im Wasser unter der Erde ist: Bete sie nicht an, diene ihnen nicht!«

Das »Verbot, sich ein Bild von Gott zu machen, also der Zwang, einen Gott zu verehren, den man nicht sehen kann«, stellt für Freud die »Zurücksetzung der sinnlichen Wahrnehmung gegen eine abstrakt zu nennende Vorstellung, einen Triumph der Geistigkeit über die

Sinnlichkeit, streng genommen einen Triebverzicht« dar. Mit einer gewissen Ironie fährt er fort:

> »Die Harmonie in der Ausbildung geistiger und körperlicher Tätigkeit, wie das griechische Volk sie erreichte, blieb den Juden versagt. Im Zwiespalt trafen sie wenigstens die Entscheidung für das Höherwertige« (Freud 1939, S. 220).

Man darf bezweifeln, ob Freud es mit der Höherwertigkeit des Geistigen bzw. der »psychischen Dimension« ebenso ernst gemeint hat wie Blass & Carmeli – man sollte nicht vergessen, dass Freud selbst als Neurowissenschaftler begonnen und dass er zeit seines Lebens (auch) gehofft hat, mit der Psychoanalyse (wieder) Anschluss an die Medizin zu finden. In diesem Sinne verlangt er in »Zur Einführung des Narzißmus«: »[…] muss man sich daran erinnern, dass all unsere psychologischen Vorläufigkeiten einmal auf den Boden organischer Träger gestellt werden sollen« (Freud 1915a, S. 143 f.). Dieser Satz verdient eine genauere Betrachtung, spricht Freud doch nicht von organischer Erklärung oder gar einer Ersetzung des Psychologischen durch das Biologische – vielmehr geht es um einen »Träger«, den das Organische abgeben soll. Man könnte an eine Edelrose denken, die durch die Pfropfung auf die Wurzel einer wilden Rose sichereren Halt im Boden gewinnt. So gesehen wäre das Höherwertige wohl eher in einem räumlichen Sinn als in einem ökonomischen zu verstehen.

Vor dem Hintergrund dieser Überlegungen lassen wir uns auf das Wagnis ein, Ergebnisse der empirisch-psychologischen sowie der neurobiologischen Forschung als Träger für psychoanalytische und psychotherapeutische Konzepte, Theorien und klinisches Handeln einzusetzen. Neben der Gefahr eines Verlusts des Höherwertigen liegen dort nämlich auch Chancen. Zum einen kann psychoanalytisches Denken und Handeln eine Stärkung erfahren, wenn die Ergebnisse anderer Forschungsdisziplinen in dieselbe Richtung weisen, zum anderen kann auch eine Korrektur im positiven Sinne erfolgen, wenn beispielsweise – wie in diesem Buch zu zeigen sein wird – die Kraft des bloßen Wortes als therapeutisches Agens zugunsten nonverbaler impliziter Prozesse verschoben wird. Die Hoffnung liegt diesbezüglich darin, dass es gelingen könnte, einen Weg zwischen Biologisierung und Intellektualisierung zu gehen und Psychoanalytiker:innen zu ermutigen, auf die emotional-körperlichen Modi der therapeutischen Interaktion zu vertrauen, ohne dabei in eine esoterische Drift zu geraten.

Das zweite Argument für den Blick über die jeweiligen Tellerränder hat eine diplomatisch-strategische Qualität: Ohne Zweifel leben wir in einem Zeitalter der Dominanz eines reduktionistischen biomedizinischen Paradigmas der Gesundheitsdisziplinen (Engel 1977). In diesem Milieu haben die Psychoanalyse und die Psychotherapie insgesamt einen schweren Stand. Gelingt es, empirisch nachweisbare – oder gar organische – Surrogate psychotherapeutischer Effekte zu belegen, führt dies dazu, dass biomedizinische und positivistische Engstirnigkeit eine Öffnung hin zu größerer Pluralität epistemologischer Zugänge erfährt. Als ein Beispiel sei die Arbeit von Anna Buchheim et al. (2012) zu »Normalisierungen« bestimmter Hirnaktivitäten durch psychoanalytische Behandlung depressiver Patient:innen genannt, die es unter dem – zugegeben – reißerischen Titel »Freuds Erbe. Hirnforscher belegen die Wirksamkeit der Psychoanalyse« auf die Titelseite der etablierten Zeitschrift *Gehirn und Geist* (11/2012) geschafft hat.

Das Wissen um neurobiologische und empirisch-psychologische Erkenntnisse kann psychoanalytisches Denken und Arbeiten in keiner Weise ersetzen, kann es aber ergänzen und dadurch Beziehungserleben und -handeln absichern und erweitern. Abschließend sei am Ende dieses Kapitels noch einmal eindringlich vor reduktionistischer Gleichsetzung von Verstehensprozessen auf inkommensurablen Erkenntnisebenen gewarnt. Im Übrigen wäre auch allgemein gesprochen der Welt ein großer Dienst erwiesen, wenn jede Forscher:in und jede Therapeut:in vor der Tätigung einer Aussage sich und – wenn nötig – auch dem Gegenüber Rechenschaft über die gerade verwendete epistemologische Zugangsebene geben würde.

KAPITEL 2

Der Sensualismus

Die bereits erwähnte Grundannahme dieses Buches, dass nämlich eine nonverbale, unbewusste, implizite Kommunikation existiert, die bisweilen magisch erscheint, aber auf sinnlicher Wahrnehmung beruht, ist nicht neu, vielmehr hat sie ihre Wurzeln in gut zweitausend Jahren philosophischen Denkens.

Das Leitmotiv der philosophischen Tradition des Sensualismus lautet: *Nihil est in intellectu, quod non antea fuerit in sensu* (Nichts ist im Geiste, was nicht vorher in den Sinnen war).

Dieser Satz zieht sich wie ein roter Faden durch die Philosophiegeschichte und taucht in den unterschiedlichsten Köpfen immer wieder auf (siehe hierzu Cranefield 1970). Vermutlich war es Aristoteles

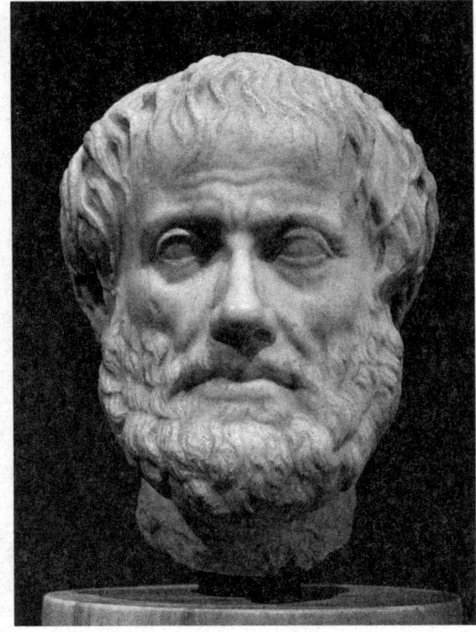

Abbildung 1:
Aristoteles (384–322 v. Chr.)

(Abb. 1), der als Erster in diese Richtung dachte. In seinem Buch *Über die Seele* schreibt er:

> »Da es aber, wie es scheint, kein Ding gibt, das abgetrennt neben den sinnlich wahrnehmbaren Größen existiert, so sind die denkbaren Formen in den wahrnehmbaren Formen enthalten, und zwar sowohl die in Abstraktion ausgesagten Dinge als auch alle Zustände und Eigenschaften der wahrnehmbaren Dinge« (Aristoteles 2011, S. 163).

Eine klare Absage an jegliche übersinnliche Wahrnehmung, aber auch Spiritualität, die später korrigiert oder zumindest ergänzt wurde.
Bei Thomas von Aquin (Abb. 2) wird immerhin dem menschlichen ein göttlicher Verstand gegenübergestellt, der ohne sinnliche Wahrnehmung auskommt:

> »Nichts ist im Geist/Intellekt, was nicht vorher in den Sinnen war. Aber bei Gott gibt es keine sensitive Erkenntnis, weil diese materiell ist. Daher kennt er keine erschaffenen Dinge, die vorher nicht in seinem Sinn waren« (Thomas von Aquin, *De Veritate*, zit. nach Wengraf 2016, S. 197).

Thomas von Aquin trennt klar zwischen menschlichem und göttlichem Verstand – der Schöpfergott kann nicht zuvor sinnlich wahrgenommen haben, was er erst erschafft. Der Mensch hingegen erschafft nicht, sondern erfährt zunächst, was von Gott geschaffen wurde, bevor er es geistig verarbeiten kann. Auch hier gibt es keinen Platz für übersinnliche Wahrnehmung – ausgenommen freilich den Glauben an Gott.

Wiederum sehr klar sensualistisch äußert sich John Locke (Abb. 3) in seinem *Essay Concerning Human Understanding* (*Versuch über den menschlichen Verstand*):

> »Wenn man also fragen wird, *wann ein Mensch irgendwelche* Ideen *zu haben beginnt*, dann lautet die wahre Antwort meines

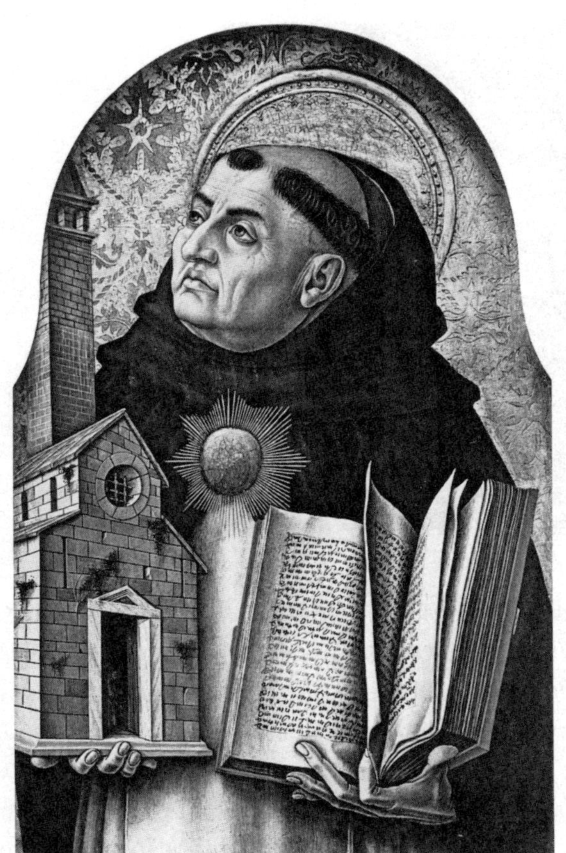

Abbildung 2: Thomas von Aquin (1225–1274)

Erachtens: wenn er erstmals irgendeine *Wahrnehmung* hat. Denn da es im Geist keine *Ideen* zu geben scheint, bevor die Sinne nicht irgendwelche übermittelt haben, denke ich, dass die *Ideen* im Verstand gleichzeitig mit der Sinnesempfindung bestehen, welche ein Eindruck oder eine Bewegung ist, die auf irgendeinen Teil des Körpers einwirkt, und zwar derart, dass sie im Verstand eine Wahrnehmung erzeugt. Es sind eben diese Eindrücke, die von äußeren Gegenständen auf unsere Sinne einwirken, mit denen der Geist sich anfangs im Rahmen solcher Tätigkeiten, die wir *Wahrnehmung*, *Erinnerung*, *Betrachtung*, *Schließen* usw. nennen, zu beschäftigen scheint« (Locke, zit. nach Lenz 2010, S. 268).

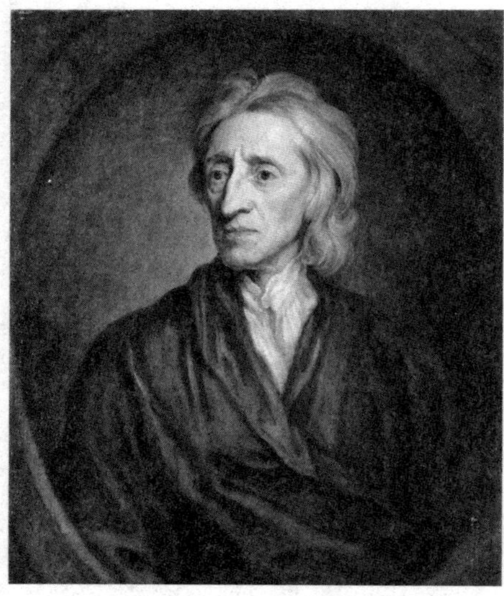

Abbildung 3:
John Locke (1632–1704)

Gottfried Wilhelm Leibniz (Abb. 4) schließlich nimmt in seinen *Nouveaux Essais sur l'entendement humain* (*Neue Abhandlungen über den menschlichen Verstand*) eine entscheidende Ergänzung vor: »Nichts ist im Geiste, was nicht vorher in den Sinnen war, ausgenommen der Geist selber« (Leibniz 1990, S. 111; Übers. S. D.). Damit trägt er der Annahme Rechnung, dass der Geist sich nicht ausschließlich aus sinnlicher Erfahrung entwickelt, sondern zumindest als basales Funktionsprinzip angeboren ist, sich aber erst durch die sinnliche Wahrnehmung mit Inhalten füllt.

Diese sensualistischen Positionen wurden vielfach in Frage gestellt – die zwei zentralen Kritikpunkte fassen Kirchner & Michaëlis (1907) zusammen. Zum einen sei

> »der theoretische Sensualismus eine Einseitigkeit, die das Wesen der inneren Erfahrung und der apperzeptiven Vorgänge verkennt«, zum anderen gründe sich der »praktische Sensualismus [...] auf die metaphysische Behauptung, alles, was die Grenzen der sinnlichen Wahrnehmung überschreite, sei Täuschung.« Dadurch würden »alle höheren spekulativen, ethischen, ästhetischen und religiösen Interessen gefährdet und der Weltansicht des Materialismus die Tore geöffnet« (S. 569 f.).

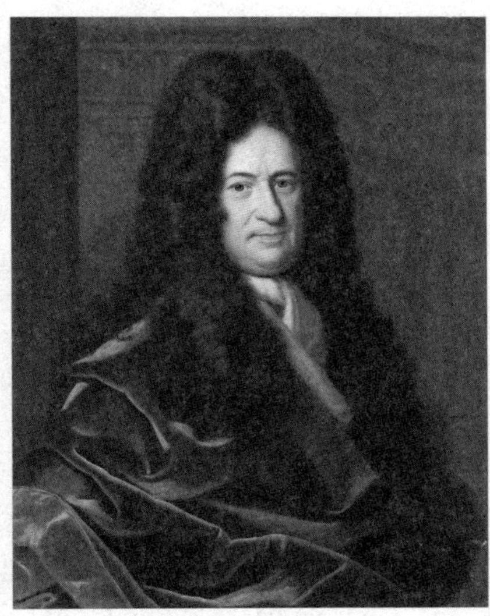

Abbildung 4:
Gottfried Wilhelm Leibniz
(1646–1716)

Der kleine Ausflug in die Philosophie soll keinesfalls dem Materialismus das Wort reden – wären wir doch damit wieder knapp vor der Biologismus-Falle –, sondern vielmehr die Frage aufwerfen, wie viele unserer metapsychologischen Konzepte inzwischen durch empirische Forschungsergebnisse auf sensualistischem Weg unterfüttert werden können.

KAPITEL 3

Telepathie

Folgen wir der sensualistischen Auffassung, so dürfte klar sein, dass jede Form der Interaktion zwischen zwei Menschen auf dem Wege sinnlicher Wahrnehmung stattfindet. Ist dies die Antwort auf Freuds eingangs zitierten Satz:

> »Es ist bemerkenswert, daß das *Ubw* eines Menschen mit Umgehung des *Bw* auf das *Ubw* eines anderen reagieren kann. Die Tatsache verdient eingehendere Untersuchung, besonders nach der Richtung, ob sich vorbewußte Tätigkeit dabei ausschließen läßt, ist aber als Beschreibung unbestreitbar« (Freud 1913, S. 293)?

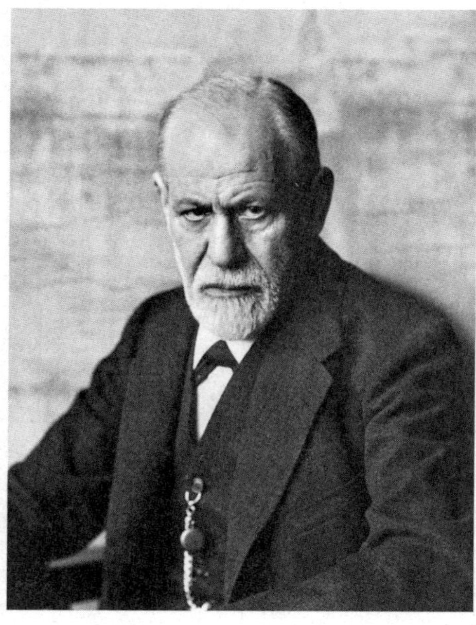

Abbildung 5:
Sigmund Freud (1856–1939)

Wenn wir uns für einen Moment vorstellen, was für Erfahrungen die frühen Analytiker:innen mit ihren Patient:innen gemacht haben müssen, lässt sich nachvollziehen, welche – aus heutiger Sicht – kuriosen Interpretationsversuche sie für die Prozesse in der Analysestunde heranzogen. Die analytische Situation funktioniert wie ein Treibhaus für Übertragungen, Gegenübertragungen, Gefühle und körperliche Zustände, die sich vielfach einem kognitiven Verstehen entziehen. Das plötzliche Auftreten intensiver Gegenübertragungen, das unvermittelte intuitive Verstehen, die sich in der Sitzung einstellen können, konnten die Pionier:innen durchaus an Magie glauben lassen. Freud selbst hat sich immer wieder mit Okkultismus und Telepathie auseinandergesetzt und zeitlebens ein ambivalentes Verhältnis dazu gehabt. Aus wissenschaftlicher Redlichkeit, aber auch um die Psychoanalyse nicht in Verruf zu bringen, hat er wiederholt betont, dass er nichts Gesichertes über diese »Phänomene« aussagen könne, so zum Beispiel am Ende seines Textes »Traum und Telepathie«:

> »Habe ich bei Ihnen den Eindruck erweckt, daß ich für die Realität der Telepathie im okkulten Sinne versteckt Partei nehmen will? Ich würde es sehr bedauern, daß es so schwer ist, solchen Eindruck zu vermeiden. Denn ich wollte wirklich voll unparteiisch sein. Ich habe auch allen Grund dazu, denn ich habe kein Urteil, ich weiß nichts darüber« (Freud 1922, S. 191).

Auch hat er, wie aus seinem Brief an Hereward Carrington vom 24. Juli 1921 hervorgeht, diesem eine Absage erteilt, als der ihn offenbar als Mitstreiter oder Unterstützer für die Gründung seines *American Psychical Institute*[1] gewinnen wollte:

1 Das von Carrington 1921 gegründete *American Psychical Institute* war ein Vorläufer des *National Laboratory of Psychical Research*, das ebenso wie die *American Society for Psychical Research* oder die *Society for Psychical Research* den Zweck der Erforschung paranormaler bzw. parapsychologischer Phänomene verfolgte (Wikipedia 2022c).

> »Ich gehöre nicht zu denen, die ein Studium der sogenannten okkulten psychischen Phänomene als unwissenschaftlich, als unwürdig oder gar als gefährlich von vorneherein ablehnen. [...] Trotzdem bitte ich Sie, bei Ihrem Unternehmen auf meinen Namen zu verzichten, [...] weil ich gewisse skeptisch-materialistische Vorurteile nicht loswerden kann, und diese in die Erforschung des Okkulten mitbringen würde« (Freud 1968, S. 351).

Wie man sieht, war Freud also dem Okkulten nicht abgeneigt. Insbesondere mit der Telepathie hat er sich immer wieder sehr ernsthaft beschäftigt. Er hat sie definiert als »die Aufnahme eines seelischen Vorgangs in einer Person durch eine andere auf anderem Wege als dem der Sinneswahrnehmung« (Freud 1925a, S. 570) und hat sie zuerst – aber nicht nur – im Traum gesucht, wie seinen Arbeiten »Traum und Telepathie« (1922), »Die okkulte Bedeutung des Traumes« aus den »Nachträgen zum Ganzen der Traumdeutung« (1925a), sowie der 30. Vorlesung (»Traum und Okkultismus«) der *Neuen Folge der Vorlesungen zur Einführung in die Psychoanalyse* (1933) zu entnehmen ist. Freud stellte die Vermutung an, »daß dies [die Telepathie] der ursprüngliche, archaische Weg der Verständigung unter den Einzelwesen ist, der im Lauf der phylogenetischen Entwicklung durch die bessere Methode der Mitteilung mit Hilfe von Zeichen zurückgedrängt wird«, ein Kommunikationsweg, der »im Hintergrund erhalten bleiben und sich unter gewissen Bedingungen noch durchsetzen« könnte (1933, S. 60). Dann wiederum betont er sein Unwissen und wünscht sich, »mit Hilfe der Psychoanalyse mehr und besser Gesichertes über die Telepathie zu erfahren« (1925a, S. 573). Er beruhigt sich und seine Leser:innen:

> »Wenn das telepathische Phänomen aber nur eine Leistung des Unbewußten ist, dann liegt ja kein neues Problem vor. Die Anwendung der Gesetze des unbewußten Seelenlebens verstünde sich dann für die Telepathie von selbst« (1922, S. 191).

Und er kehrt gelegentlich auch zu materialistischeren Annahmen zurück:

> »Was zwischen beiden seelischen Akten liegt, kann leicht ein physikalischer Vorgang sein, in den sich das Psychische an einem Ende umsetzt und er sich am anderen Ende wieder in das gleiche Psychische umsetzt« (1933, S. 59).

Damit kehrt Freud zu seiner Telefonmetapher aus dem Jahr 1912 zurück (1912a, S. 381), die uns im Weiteren noch beschäftigen wird, wenn es um die Übertragungsphänomene geht (Kapitel I.5). Hier hatte Freud die Interaktion zwischen Analytiker und Analysand mit einem Telefongespräch verglichen, in dem eine zweimalige Umwandlung stattfindet, wobei dem Analytiker die Aufgabe zukomme, durch die Zuwendung seines empfangenden Organs und Umwandlung der eintreffenden Wellen ein Verstehen zu entwickeln.

Genau an dieser Stelle setzt Helene Deutsch mit ihrer besonders interessanten Arbeit *Okkulte Vorgänge während der Psychoanalyse* (1926) an. Sie weist zunächst auf den besonders innigen »psychischen Kontakt zwischen dem Analytiker und dem Analysierten während der Psychoanalyse« hin (S. 419), bevor sie feststellt:

> »Unter Voraussetzungen, die uns nicht klargeworden sind, die aber aller Wahrscheinlichkeit nach mit dem Prozeß der Übertragung – im psychoanalytischen Sinne – zusammenhängen, setzt sich sichtlich der reaktive Vorgang bei der Übertragungsperson ins Bewußtsein durch und wird zum Wahrnehmungsinhalte. Da die Sinneswahrnehmung, die sonst diesem Vorgang vorangeht, gefehlt hat, bekommt sie einen ›okkulten‹ Charakter« (S. 420).

Zwar betont Deutsch wie hier mehrfach die mystische Qualität des Unbewussten und der psychoanalytischen Situation, jedoch bleibt bei ihr das Okkulte einfach das Verborgene, also Unbewusste, Implizite, dem die Analytikerin ihre »unbewußte Bereitschaft zur Aufnahme« (ebd.) entgegenbringen müsse. Bei ihren Überlegungen hält sie konsequent Distanz zu parapsychologischen Spekulationen.

Während Freud und auch Helene Deutsch also offenbar fasziniert waren von dem Unerklärlichen, das (nicht nur) in der Psychoanalyse zwischen zwei Menschen geschieht, bewahrten sie sich eine gewisse Skepsis. Im Gegensatz dazu waren andere Analytiker:innen ihrer Zeit geradezu mit fliegenden Fahnen zu einer ungebremsteren Begeisterung für telepathische Prozesse aufgelaufen. Allen voran Sándor Ferenczi, der am 22. November 1910 euphorisch in einem Brief an Freud schrieb:

> »Eine interessante Neuigkeit in der Übertragungsgeschichte. Denken Sie sich, ich bin ein großer Wahrsager resp. Gedankenleser! Ich lese (in meinen freien Assoziationen) die Gedanken meiner Patienten. Die zukünftige Methodik der ΨA muß daraus Nutzen ziehen. […] Komme ich nach Wien, so will ich mich Ihnen als ›Hofastrologe der Psycho-Analytiker‹ vorstellen« (Freud & Ferenczi 1993, S. 329).

Natürlich kann man auch hier eine gewisse Selbstironie nicht übersehen, allerdings hat Ferenczi noch mehr als 20 Jahre später, nämlich am 12. April 1932, als er seine frühere Idee vom »Dialoge der Unbewußten« (1915, S. 28) reflektierte, in sein *Klinisches Tagebuch* notiert:

> »Schon vor mir haben manche auf die Auffälligkeit hingewiesen, wie oft sogenannte Gedankenübertragungsphänomene zwischen Arzt und Patient sich abspielen, oft in einer Art, die die Wahrscheinlichkeit des Zufalls weit übersteigt. Sollten sich einmal diese Dinge bewahrheiten, so wäre es uns Analytikern plausibel, daß das Übertragungsverhältnis das Zustandekommen verfeinerter Empfänglichkeitsäußerungen ungemein fördern könnte« (Ferenczi 2013, S. 133).

Dabei war er in seiner Arbeit von 1915 ohne jeglichen Rückgriff auf die Telepathie ausgekommen:

»Es handelt sich hier meiner Ansicht nach um einen der so häufigen Fälle, die ich als ›Dialoge der Unbewußten‹ zu nennen pflege, wo nämlich die Unbewußten zweier Personen sich vollkommen verstehen und sich gegenseitig zu verstehen geben, ohne daß das Bewußtsein beider auch nur eine Ahnung davon hätte« (1915, S. 28).

István Hollós berichtete 32 Fälle von Telepathie und argumentierte ohne jede Skepsis für das Vorkommen von telepathischen Phänomenen, »die ohne Zuhilfenahme unserer sensiblen und motorischen Mechanismen« stattfinden (Hollós 1933, S. 529). Er entwickelte eine Art Induktionsmodell, bei dem er sich auf Ferenczi bezog, der ihm gegenüber einmal von einer »Induktion des Unbewußten zweier Personen« im Zusammenhang mit der Telepathie gesprochen habe. Hollós führte diesen Gedanken fort:

»Diese induzierte Fernwirkung des Nervenreizes im Nervensystem könnte die Erklärung der sogenannten telepathischen Wirkungen zwischen den Nervensystemen verschiedener Personen sein« (S. 545).

Ein typisches Beispiel für das, was von einigen Psychoanalytiker:innen als Telepathie angesehen wurde, findet sich bei Fanny Hann-Kende (1936):

»Ich fühlte, daß meine Unruhe mir die analytische Tagesarbeit sehr erschweren würde, und ich dachte gerade: könnte ich doch jetzt für zwei Wochen verreisen, irgendwohin ans Meer! –, als mein erster Patient des Tages eintrat, und zwar mit den Worten: ›Während ich im Wartezimmer saß, dachte ich, was wohl sein würde, wenn Sie jetzt für zwei Wochen verreisen!‹« (S. 484).

Bis heute gibt es immer wieder Publikationen, die auf mehr oder weniger kritische Weise die Psychoanalyse mit Telepathie bzw. Parapsychologie in Verbindung bringen (siehe z. B. Brottman 2009, 2018; Massicotte 2014; Wooffitt 2017). Trotz aller ernsten oder auch koketten Annäherungsversuche kann aus heutiger Sicht doch festgestellt werden, dass sowohl Freud als auch die Psychoanalyse ihre skeptische und kritische Distanz zum Okkulten nie aufgegeben haben. Interessant ist die Lektüre der zitierten Arbeiten allemal, da sie deutlich macht, wie erstaunlich sich implizite Interaktionen in der Psychoanalyse und Psychotherapie darstellen können.

Ich möchte dieses Kapitel mit einer eigenen kleinen Vignette schließen:

> Ich befand mich in teils aufreibenden Verhandlungen und Diskussionen mit einer jungen Borderline-Patientin, der ich eine Übertragungsfokussierte Psychotherapie (TFP) angeboten hatte, die sie am Ende auch tatsächlich begann und durchführte. Am Beginn steht das gemeinsame Aushandeln eines Behandlungsvertrags, der das therapeutische Setting definiert und schützt. Dazu gehörte meine Bedingung an die Patientin, die schon in den diagnostischen Sitzungen mit einem mehrmonatigen Aufenthalt in einem indischen Ashram geliebäugelt hatte, dass sie für mindestens zwei Jahre die Stadt nicht für länger als die üblichen Urlaubszeiten verlassen dürfe, wenn die Therapie sinnvoll durchführbar sein sollte. Dies versetzte die junge Frau in Zorn und Aufregung. Schließlich fuhr sie mich vehement an und fragte: »Und was ist mit Ihnen?! Würden Sie auch meinetwegen zwei Jahre in der Stadt bleiben, wenn Sie einen Ruf nach Hamburg bekämen?!« Ich war wie vor den Kopf gestoßen, vollkommen perplex und erst einmal unfähig, einen vernünftigen Satz hervorzubringen. In der Tat war zu der Zeit ein für mich in Frage kommender Lehrstuhl in Hamburg ausgeschrieben, auf den ich mich beworben hatte, und den ich ohne zu zögern angenommen hätte. Dies konnte die Patientin natürlich nicht wissen, allerdings hatte sie es assoziiert und geahnt. (Die Therapie hat im Übrigen dann etwas später doch noch in voller Länge stattgefunden.)

Dieses Beispiel würde sicherlich gut in die Reihe derer der psychoanalytischen Autor:innen aus den 1920er und 30er Jahren passen – als ein Beleg für die Existenz der Telepathie. Ich selbst nehme eher an, dass die Patientin manches bewusst wahrgenommen und erkannt hat, anderes auf implizitem Wege durch meine nonverbale Kommunikation erfahren hatte. Ein Rest an Zufall dürfte bestehen bleiben, überhören wir doch 99 ähnliche Äußerungen, weil sie nicht auf uns zutreffen, und tun sie als verzerrte Wahrnehmung der sozialen Realität ab, bevor einmal ein solcher »Treffer« landet.

Dass ich ein möglicherweise berufungsfähiger, aufstrebender Arzt und Wissenschaftler war, blieb der akademisch ausgebildeten Patientin sicher nicht verborgen. Anhand meines »deutschen Akzents« (wie Österreicher:innen es ausdrücken) war ich ohne Probleme nördlich zu verorten. Meine Vorliebe für britische Sakkos dürfte das ihrige dazu getan haben. Auf der impliziten Ebene hatte die Patientin zutreffend erspürt, dass aufgrund meiner privaten und beruflichen Situation die Bereitschaft, mich voll und ganz auf die therapeutische Beziehung mit ihr einzulassen, nicht unbegrenzt war. Möglicherweise hatte sie gerade diese »emotionale Schwingung« so in Rage versetzt, was durchaus zu ihrer Borderline-Pathologie passte – aber natürlich auch einen ganz realitätsadäquaten Anteil in sich trug.

Angesichts solcher Momente wird nachvollziehbar, dass sich auch die gescheitesten und skeptischsten Therapeut:innen plötzlich fragen, ob an der Telepathie nicht doch etwas dran sein könnte. Wunderbar und wundersam sind diese und ähnliche Erfahrungen allemal, was sich dadurch keinesfalls ändert, dass wir heute sehr viel mehr darüber wissen, wie subtil, schnell und unbemerkt sinnliche und motorische Signale zwischen Menschen ausgetauscht werden.

KAPITEL 4

Theodor Reiks Beitrag

Es war Theodor Reik, der als erster und mit enormer Weitsicht vieles bezüglich der impliziten Aspekte der therapeutischen Beziehung vorwegnahm bzw. hypostasierte, was wir heute wissen. Er brach radikal mit jeder Nähe zu esoterischen Annahmen und schaffte es, ein schlüssiges rein psychoanalytisches Konzept der interaktiven Prozesse in der analytischen Situation zu entwerfen.

Reik (Abb. 6) wurde am 12. Mai 1888 als Sohn jüdischer Eltern in Wien geboren. Er studierte Psychologie, Philosophie, Literatur- und Religionswissenschaften. Nachdem er 1910 Sigmund Freud kennengelernt hatte, promovierte er 1912 mit einer literaturwissenschaftlich-psychoanalytischen Arbeit über Flaubert (Reik 1912). Nach dem I. Weltkrieg, wo er als Soldat aktiv war, wurde er Sekretär der *Wiener Psychoanalytischen Vereinigung* und war als Psychoanalytiker tätig,

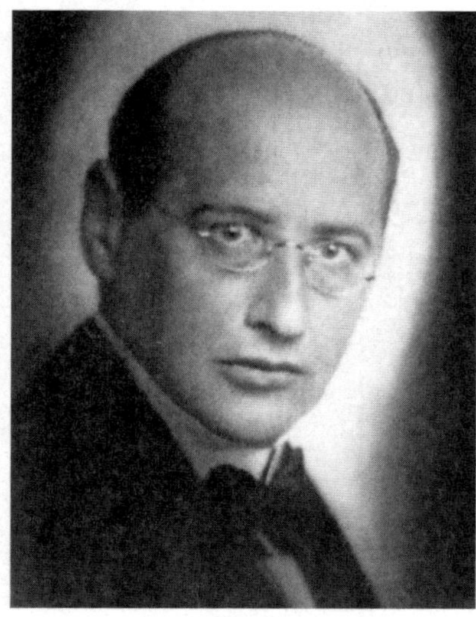

Abbildung 6:
Theodor Reik (1888–1969)

was ihm eine Klage wegen Kurpfuscherei einbrachte. Dies war für Freud Anstoß, seine Arbeit *Die Frage der Laienanalyse* (1926) zu verfassen. 1928–1933 war Reik am *Berliner Psychoanalytischen Institut* tätig, bevor er zunächst in die Niederlande und dann in die USA emigrieren musste. Als ihm die *New Yorker Psychoanalytische Vereinigung* die Aufnahme verweigerte, da er kein Arzt war, gründete er die *National Association for Psychoanalysis*, die auch Nicht-Ärzte aufnahm. Am 31. Dezember 1969 starb er in New York (psyalpha, o. J.).

Reiks Buch *Listening with the Third Ear* erschien 1948 in englischer Sprache und 1976 unter dem Titel *Hören mit dem dritten Ohr* auch auf deutsch. Die Metapher des dritten Ohres stammt übrigens von Friedrich Nietzsche, der in *Jenseits von Gut und Böse* schrieb:

> »Welche Marter sind deutsch geschriebene Bücher für Den, der das *dritte* Ohr hat! Wie unwillig steht er neben dem langsam sich drehenden Sumpfe von Klängen ohne Klang, von Rhythmen ohne Tanz, welcher bei Deutschen ein ›Buch‹ genannt wird!« (Nietzsche 2019 [1886], S. 189).

Nietzsche spricht hier den Deutschen, den deutschen Autoren und ebenso dem Schreiben deutscher Musiker, jegliche Musikalität und Rhythmizität ab, wobei er sie gegen die Menschen der Antike und die Italiener ausspielt. Das dritte Ohr dient in seinem Sinne also dafür, das zu hören und wahrzunehmen, was jenseits der Bedeutung der Worte kommuniziert wird: Klänge, Rhythmen, Bedeutungen und das Interagieren mit der Umwelt. Der antike Mensch habe niemals leise gelesen, sondern immer laut »mit allen Schwellungen, Biegungen, Umschlägen des Tons und Wechseln des Tempo's, an denen die antike *öffentliche* Welt ihre Freude hatte« (S. 190). Es ging ihm also exakt um das, was Daniel Stern später als *Vitalitätsaffekte* (Stern 1992, S. 83) bezeichnete, wie wir in Kapitel II.1.7 sehen werden.

Theodor Reik hatte eine sehr ähnliche Idee, weshalb er sich wohl der Metapher Nietzsches bediente. Der Untertitel von Reiks Buch verrät bereits, worum es ihm ging: »Die innere Erfahrung des Psychoanalytikers«. Und er legt gleich auf der ersten Seite seiner Einleitung die Richtung fest, wenn er Freud wie folgt zitiert:

> »Wenn ich eine Entscheidung von nicht allzu großer Bedeutung fällen mußte, habe ich es immer vorteilhaft gefunden, alles Für und Wider abzuwägen. In lebenswichtigen Dingen jedoch, wie etwa der Wahl eines Partners oder eines Berufs, sollte die Entscheidung aus dem Unbewußten kommen, irgendwoher aus unserem Innern. In den wichtigsten Entscheidungen unseres persönlichen Lebens sollten wir, so meine ich, uns von den tiefen inneren Bedürfnissen unseres Wesens leiten lassen« (Reik 1976, S. 15 f.).

Das dritte Ohr soll also nicht nur nach außen, sondern auch nach innen gerichtet sein und unser eigenes Körperlich-Emotionales und Implizites wahrnehmen.

Eine ganz ähnliche innere Haltung hat Freud übrigens auch in seinem Brief an Lou Andreas-Salomé vom 25. Mai 1916 beschrieben:

> »Ich weiß, daß ich mich bei der Arbeit künstlich abgeblendet habe, um alles Licht auf die eine dunkle Stelle zu sammeln, auf Zusammenhang, Harmonie, Erhebung und alles, was Sie das Symbolische heißen, verzichtete, geschreckt durch die eine Erfahrung, daß jeder solche Anspruch, jede Erwartung die Gefahr mit sich bringt, das zu Erkennende verzerrt zu sehen, wenn auch verschönert« (Freud & Andreas-Salomé 1966, S. 50).

Eine einleuchtende Beschreibung dessen, wie das dritte Ohr auch beim Schreiben psychoanalytischer Arbeiten aktiviert werden muss, um »Zusammenhang, Harmonie und Erhebung« entstehen zu lassen – eben das Musikalische zwischen den Zeilen. Bion selbst hat in diesem Satz eine Vorwegnahme seiner analytischen Haltung »ohne Wunsch und Erinnerung« (Bion 1967) erkannt (siehe hierzu Bion 2002, S. 26).

Übrigens nimmt Reik auch Bions Konzept der *Rêverie* ein Stück weit vorweg, wenn er bemerkt:

> »Historisch gesehen kann die psychoanalytische Situation mit der während eines hypnotischen Trancezustands verglichen werden, wenn sich auch Wesentliches verändert hat« (Reik 1976, S. 119). Und er ergänzt: »Man könnte sagen, daß die äußere Situation die einer wirklichen psychotherapeutischen Behandlung ist, während die Atmosphäre etwas Magisches an sich hat« (ebd.).

In unserem Zusammenhang ist Reiks Sicht auf die therapeutische Beziehung – oder in anderen Worten: die psychoanalytische Situation – von Bedeutung. Und auch hier tritt das dritte Ohr in Erscheinung:

> »Er hört mit dem ›dritten Ohr‹, wobei er nicht nur hört, was der Patient spricht, sondern auch seine eigenen inneren Stimmen, was aus seinen eigenen unbewußten Tiefen auftaucht. Mahler bemerkte einmal: ›Die wichtigste Sache in der Musik ist nicht die Partitur.‹ In der Psychoanalyse sind auch nicht die Worte das Wichtigste. Es erscheint uns wichtiger, zu erkennen, was das Sprechen verbirgt und was das Schweigen offenbart« (S. 143).

Und wieder sehen wir uns mit dem Magischen in der Psychoanalyse konfrontiert – genau dort, wo Freud und einige seiner Zeitgenoss:innen der Telepathie etwas oder sogar sehr viel Raum gaben. Reik zweigt an dieser Stelle in die entgegengesetzte Richtung ab. Für ihn ist klar, dass es sich nicht um okkulte Phänomene handeln kann, sondern dass es sehr wohl diesseitige Erklärungen für die magisch anmutenden Erfahrungen geben muss und geben kann.

> »Die Psychoanalyse erklärt diesen Vorgang damit, daß mein eigenes Unbewußtes als Wahrnehmungsinstrument fungiert und die geheime Bedeutung bereits erfaßt hat, eine Bedeutung, die beiden Hauptpersonen noch verborgen war. Schön und gut, aber reicht diese Erklärung aus? Auch mein Unbewußtes kann eine verborgene Bedeutung nur durch gegebene Zeichen mutmaßen und entdecken« (S. 151 f.).

Im Weiteren erledigt Reik die Telepathie komplett, indem er zum einen Freuds Annahme des archaischen Sinnes rundheraus ablehnt und der Telepathie dann jede übersinnliche Qualität abspricht:

> »Ein Gespräch zwischen den beiden Unbewußten geht nicht in einem leeren Raum vor sich, sondern mit Hilfe von Kommunikationsmitteln, die mit denen vergleichbar sind, wie wir sie bei niedrigeren Tiergesellschaften vermutet haben. Es sind weniger übersinnliche als ›untersinnliche‹ Phänomene« (S. 158 f.).

Diese Sinneswahrnehmungen seien infolge der kulturellen Entwicklung der Menschheit in der Tat geschwächt und verkümmert, aber weiterhin im Menschen vorhanden. Es handele sich um »unbewußtes Hören, Sehen, Fühlen und Riechen« (S. 154), wobei Reik dem Riechen eine besondere unbewußte Bedeutung zugesteht. Des Weiteren betont er die Bedeutung der nonverbalen sprachlichen Kommunikation durch »Stimmodulierungen – Tonhöhe, Timbre, Sprechrhythmus […], Tonvariationen, Pausen, Betonung, individuelle Nuancen der Aussprache, […] Geruchsnuancen und Besonderheiten der Berührung« (S. 154 f.). »Der Ton wird wichtiger als der Inhalt. ›Sprich, damit ich Dich sehen kann‹, sagte Sokrates« (S. 155).

Nachdem Reik dergestalt aufgeräumt hat mit allem esoterischen Hokuspokus, widmet er sich den Konsequenzen, die aus dieser Erkenntnis für das psychoanalytische Arbeiten erwachsen. Kurz gesagt geht es darum, unser drittes Ohr zu sensibilisieren und auszubilden.

> »Die Psychoanalyse ist in diesem Sinn nicht so sehr ein Herz-zu-Herz-Gespräch, wie ein Trieb-zu-Trieb-Gespräch, ein unhörbarer, aber höchst ausdrucksvoller Dialog. Der Psychoanalytiker muß lernen, wie einer zum anderen ohne Worte spricht. Er muß lernen, mit dem ›dritten Ohr‹ zu hören« (S. 165).

Zwar weist er auf die technischen Errungenschaften hin, die uns helfen, unsere verkümmerten Sinne zu verbessern, z. B. das Mikroskop oder das Teleskop, aber dieses Instrumentarium ist natürlich in der analytischen Situation wenig hilfreich. (Für die Forschung allerdings sehr wohl – wie im Weiteren zu zeigen sein wird, übertreffen die heutigen Möglichkeiten bei weitem das, was Reik geahnt und erträumt haben mag.)

Wir sollen im Grunde zweierlei lernen: Zum einen sollen wir unsere Sinne schärfen, genau hinsehen, hinhören, hinriechen, zum anderen sollen wir in uns selbst hineinhören, wahrnehmen, was in uns geschieht – *»écouter aux vos intérieures«* (S. 169). In dem Zusammenhang tritt bei Reik nun eine wirklich unerhörte Wendung ein: Er gibt nicht nur den naheliegenden und von Paula Heimann zwei Jahre später als revolutionäre Neuerung vorgebrachten Rat, dass wir nämlich unsere Gegenübertragung als eine Art Gegenstück zur Übertragung nutzen sollen, um die Übertragung der Patient:in zu verstehen (Heimann 2016), sondern Reik geht noch deutlich weiter: Wir sollen eine Erfahrung zulassen! *»Zu erfahren bedeutet, einen Eindruck, der so stark war, daß wir ihn nicht sofort erfassen konnten, innerlich zu meistern«*, definiert Reik (1976, S. 415). Und jetzt kommt es: Diese Erfahrung folgt weniger dem Schlüssel-Schloss-Prinzip als dem Spiegelprinzip: Die subtilen nonverbalen Signale, die Zeichen, lösen

> »als erstes in ihm [dem Analytiker] selbst unbewußte Impulse und Ideen mit ähnlicher Tendenz aus. Die unbewußte Aufnahme der Zeichen wird *nicht zuerst zu ihrer Deutung führen, sondern zur Induktion der verborgenen Impulse und Gefühle, die ihnen zugrundeliegeni«* (S. 429).

Noch spezifischer:

> »Diese unbewußten Regungen [des Patienten] teilen sich dem Analytiker mit. Das bedeutet, dass der Patient Gefühle und Gedanken offenbart hat, ohne sich dessen bewußt zu sein. Diese unbewußten Gefühle werden vom Analytiker selbst sozusagen versuchsweise nachempfunden, wenn er seinem Patienten zuhört« (S. 430).
>
> »Um das Unbewußte einer anderen Person zu verstehen, müssen wir zumindest einen Augenblick lang uns verändern und zu

> dieser Person werden. Wir verstehen nur die Psyche, der wir gleichen« (S. 434).

Reik verwendet explizit den Begriff Induktion und nicht den der Identifikation, da Letzterer eher den Bedeutungshof eines bewussten Verstehens in sich trägt. Dann jedoch weist er darauf hin, dass die Einfühlung (heute würden wir sagen Empathie) eben kein primär bewusster oder gar kognitiver Prozess ist, sondern auch ein Sicheinlassen auf die Innenwelt des Anderen, sie erfahren, sie sich zu eigen machen: »die Fähigkeit, ein Erlebnis anderer zu teilen, nicht *wie* unser eigenes, sondern *als* unser eigenes« (S. 432). Damit weist Reik weit voraus auf die Simulationstheorie von Meltzoff & Gopnik (1993; Meltzoff 2007) sowie auch auf die Spiegelneuronen und die Theorie der *Embodied Simulation*, wie sie Gallese (z. B. 2014) entwickelt hat. Über diese modernen Konzepte, die freilich auch ihre Vorläufer haben, nämlich bereits im 19. Jahrhundert bei Edgar Allen Poe (2015 [1845]) und William James (1884), wird in Kapitel II.2.2 ausführlich zu sprechen sein.

Reik selbst verweist auf Schillers Gedicht *Der Schlüssel:*

> »Willst du dich selber erkennen, so sieh' wie die andern es treiben;
> Willst du die andern versteh'n, blick in dein eigenes Herz«
> (Schiller 2019 [1804], S. 135).

Reik arbeitet heraus, dass dieser Folgeschritt des Hörens mit dem dritten Ohr darin besteht, die Signale des Patienten, seine Projektionen, mit größtmöglicher Offenheit in sich aufzunehmen, zu introjizieren. Und er konkretisiert den analytischen Prozess in dieser Richtung ein weiteres Mal:

> »Die Psychoanalyse zwingt uns, eine große Zahl dieser Introjektionen anzunehmen, da jeder wichtige Akt, verdrängte Prozesse zu verstehen, nur mit Hilfe der Introjektion erreicht werden kann. Der Vorgang der Introjektion folgt dem der Projektion, wobei das verwandelte Ich sich entäußert und als psychologisches Objekt wahrgenommen wird. Diese Aufeinanderfolge –

> die Einverleibung des psychologischen *Du* ins Ich und seine Entäußerung – sind Bedingungen, die für die psychologische Erforschung und Beobachtung so wesentlich sind wie das Ein- und Ausatmen für den Organismus. Sie sind primär für das Verständnis des Unbewußten« (S. 435).

Dabei warnt Reik – ebenso, wie es fast 20 Jahre nach ihm Wilfred Bion (1967) tun wird – vor dem vorschnellen Verstehen:

> »Hartnäckig nicht zu verstehen, wo andere keine Schwierigkeiten sehen, kann das Anfangsstadium neuen Wissens sein. In diesem Sinne kann das vielgerühmte rasche Begreifen, einschließlich das mit psychoanalytischen Theorien gewonnene, steril sein, da es nur die oberflächlichsten Schichten berührt« (S. 520).

Mit diesen Überlegungen, Annahmen und Theorien hat Reik vieles, von dem dieses Buch noch handeln wird, vorweggenommen. Natürlich wurden seine Überlegungen weiter vertieft und ausdifferenziert und haben vielfache experimentelle Bestätigung von psychologischer und neurobiologischer Seite erfahren, die in den folgenden Kapiteln vorgestellt werden sollen. Dies hilft uns heute vielleicht, unser drittes Ohr noch intensiver und effektiver nutzen zu können.

KAPITEL 5

Die Übertragung

Das Phänomen der Übertragung stellt die klassische Situation dar, in der implizite Kommunikationsprozesse (nicht nur) innerhalb der therapeutischen Beziehung wirksam werden. Meist unbewusst und unausgesprochen vollzieht sich etwas zwischen den beiden Beteiligten, was häufig dramatischen Einfluss auf den Fortgang der Beziehung haben wird.

Freud hat die Übertragung bereits sehr früh erlebt und beschrieben, und zwar im Rahmen der ersten psychoanalytischen Behandlungen, die er gemeinsam mit seinem frühen Mentor, dem Wiener Internisten Josef Breuer (1842–1925) in den berühmt gewordenen *Studien über Hysterie* (Breuer & Freud 1999 [1895]) beschrieb. Im abschließenden Kapitel der Studien »Zur Psychotherapie der Hysterie« (S. 252 ff.) verwenden Breuer & Freud bereits den Begriff der Übertragung, allerdings steht er hier noch im Rahmen von Widerstandsphänomenen, die die psychoanalytische Behandlung erschweren und daher verstanden und überwunden bzw. aufgelöst werden müssen. Drei »Hauptfälle« werden erwähnt, denen eine Störung des »Verhältnis[ses] der Kranken zum Arzte« zugrunde liegt, erstens eine »persönliche Entfremdung«, zweitens die Furcht vor zu großer Gewöhnung an den Arzt bis hin zu einer sexuellen Abhängigkeit und drittens: die Übertragung.

> »Wenn die Kranke sich davor erschreckt, daß sie aus dem Inhalte der Analyse auftauchende peinliche Vorstellungen auf die Person des Arztes überträgt. Dies ist häufig, ja in manchen Analysen ein regelmäßiges Vorkommnis. Die Übertragung auf den Arzt geschieht durch *falsche Verknüpfung*« (S. 308 f.).

Es folgt ein Beispiel, in dem sich eine Patientin in der Analyse bewusst wird, dass sie vor Jahren von einem bestimmten Mann gern hätte geküsst werden wollen. Nach der Analysestunde verspürt die Patientin den Wunsch, der Analytiker möge sie küssen, was die Patientin schockiert und ihr den Schlaf raubt. Breuer & Freud beschreiben den Vorgang dergestalt, dass in der Analyse zunächst der Wunschinhalt auftauche, ohne dass die Person, an die er gebunden war, mit erinnert werde. Dann komme es zur »Mesalliance«, zur falschen Verknüpfung, und der Arzt trete an die Stelle der früheren Person, werde sozusagen zum Ziel des »unerlaubten Wunsches« (S. 309). Zehn Jahre später definiert Freud:

> »Was sind Übertragungen? Es sind Neuauflagen, Nachbildungen von den Regungen und Phantasien, die während des Vordringens der Analyse erweckt und bewußt gemacht werden sollen, mit einer für die Gattung charakteristischen Ersetzung einer früheren Person durch die Person des Arztes. Um es anders zu sagen: eine ganze Reihe früherer psychischer Erlebnisse wird nicht als vergangen, sondern als aktuelle Beziehung zur Person des Arztes wieder lebendig« (1905, S. 279 f.).

Besonderes Charakteristikum der Übertragung war quasi ein Verharren in der Abwehr, ein Widerstand gegen die Aufdeckung, die Analyse, des Verstehens der zugrunde liegenden verdrängten Ursachen:

> »Der Patient *wiederholt* in der Form der Verliebtheit in den Analytiker seelische Erlebnisse, die er bereits früher einmal durchgemacht hat – er hat seelische Einstellungen, die in ihm bereitlagen und mit der Entstehung seiner Neurose innig verknüpft waren, auf den Analytiker *übertragen*. Er wiederholt auch seine damaligen Abwehrreaktionen vor unseren Augen, möchte am liebsten alle Schicksale jener vergessenen Lebensperiode in seinem Verhältnis zum Analytiker wiederholen. Was er uns zeigt, ist also der Kern seiner intimen Lebensgeschichte, *er reproduziert ihn greifbar, wie gegenwärtig, anstatt ihn zu erinnern«* (Freud 1926, S. 258).

Zu Beginn waren die Übertragungsphänomene also bloße Störungen des analytischen Prozesses – eine Art Komplikation der Behandlung. Der Psychoanalytiker war (ganz im ärztlichen Sinne) der unbeteiligte, objektive Beobachter, bemüht, die Dritte-Person-Perspektive aufrechtzuerhalten. Klar schien: Es geht eigentlich nicht um seine Person, sondern um jemand anderes. Freud betonte sogar, wie wichtig es sei, die Übertragungen *nicht* persönlich zu nehmen, um die Neutralität des Arztes nicht zu gefährden:

> »Als ich einmal eine meiner gefügigsten Patientinnen, bei der die Hypnose die merkwürdigsten Kunststücke ermöglicht hatte, durch die Zurückführung ihres Schmerzanfalls auf seine Veranlassung von ihrem Leiden befreite, schlug sie beim Erwachen ihre Arme um meinen Hals. Der unvermutete Eintritt einer dienenden Person enthob uns einer peinlichen Auseinandersetzung, aber wir verzichteten von da an in stillschweigender Übereinkunft auf die Fortsetzung der hypnotischen Behandlung. Ich war nüchtern genug, diesen Zufall nicht auf die Rechnung meiner persönlichen Unwiderstehlichkeit zu setzen und meinte, jetzt die Natur des mystischen Elements, welches hinter der Hypnose wirkte, erfaßt zu haben« (Freud 1925b, S. 52).

Bereits früh hatte Freud erkannt, dass die Übertragung doch nicht nur hinderlich war, sondern diagnostisch wertvoll. Dies klingt auch im vorangegangenen Zitat von 1926 an: »Was er uns zeigt, ist also der Kern seiner intimen Lebensgeschichte« (S. 258). 1912 hatte Freud in seiner Arbeit »Zur Dynamik der Übertragung« auf die kommunikative Funktion der Übertragung hingewiesen:

> »Es ist unleugbar, daß die Bezwingung der Übertragungsphänomene dem Psychoanalytiker die größten Schwierigkeiten bereitet, aber man darf nicht vergessen, daß gerade sie uns den unschätzbaren Dienst erweisen, die verborgenen und vergessenen Liebesregungen der Kranken aktuell und manifest zu machen, denn schließlich kann niemand *in absentia* oder *in effigie* erschlagen werden« (Freud 1912b, S. 374).

Freud hat also schon früh festgehalten, dass die Übertragung zwar die Psychoanalyse erschwert, ihr gleichzeitig aber auch dient, nämlich dadurch, dass sie im Rahmen der Wiederholung früherer Beziehungserfahrungen mitteilt, was der Patient früher erlebt hat und was den »Kern seiner intimen Lebensgeschichte« darstellt. Drei zentrale Aspekte des Übertragungsgeschehens überließ Freud späteren Generationen von Analytiker:innen zur Aufdeckung und Beschreibung. Zunächst einmal wurde in der frühen Psychoanalyse Übertragung nicht selten gleichgesetzt mit erotischer Übertragung (»verborgene und vergessene Liebesregungen«) – das dürfte daran gelegen haben, dass der Blick Freuds auf die Störung seiner Zeit, die Hysterie, fokussiert war. Bei dieser komplexen Störung kommt es aufgrund des ödipalen Kernkonfliktes häufig zu erotischen Übertragungen. Die Sehnsucht der überwiegend weiblichen Patientinnen Freuds richtete sich unbewusst auf die Liebe des Vaters und wurde dann mit dem (überwiegend männlichen) Analytiker verknüpft. Heute wissen wir, dass zum einen erotische Übertragungen in allen geschlechtlichen Kombinationen von therapeutischen Paaren auftauchen, und zum anderen, dass sie keineswegs auf ödipale Konfliktthemen und hysterische Pathologien beschränkt sind, sondern bei allen Störungsbildern in verschiedener Form und mehr oder weniger häufig auftreten können.

Zum Zweiten wissen wir, dass die erotische Übertragung nur einen Sonderfall der Übertragung darstellt und dass andere Übertragungsformen wesentlich häufiger sind. Die sogenannten negativen Übertragungen gehen mit Gefühlen von Wut und Hass, Angst, Ablehnung oder Ekel der Analytiker:in gegenüber einher.

Darüber hinaus wissen wir, dass Übertragungsphänomene nicht auf die psychoanalytische Situation beschränkt sind, sondern ubiquitär auftreten. Man könnte in Abwandlung von Watzlawick et al. (1969, S. 53) sagen: Man kann nicht nicht übertragen! Jede Beziehung ist geprägt von unseren früheren Beziehungserfahrungen, und immer werden wir Erwartungen, Wünsche oder Ängste an ein menschliches Gegenüber knüpfen, die aus unseren Beziehungen in der Vergangenheit gespeist werden. In diesem Sinne definiert Goldberg (1992):

> »Übertragung ist ein universaler Modus menschlichen Beziehungsverhaltens, in dem frühere Erfahrungen mit wichtigen anderen Menschen und deren intrapsychische Verarbeitung in Kombination mit archaischen Modi des Denkens und Fühlens erhalten bleiben, transformiert und in die Interaktion aktueller Beziehungen eingebracht werden« (S. 66; Übers. S. D.).

Wie Goldberg deutlich macht, ist Übertragung auch niemals ausschließlich ein alter Hut: Natürlich spielen die aktuelle Situation und die Person des Gegenübers eine entscheidende Rolle, nur dürfte es keine übertragungsfreie Zone geben, denn niemand kann seine früheren Beziehungserfahrungen löschen oder ungeschehen machen.

Auch ist nicht jede Übertragung pathologisch bzw. nicht jede erschwert einem das Leben – im Gegenteil, positive Übertragungen können ein Kapital sein, von dem man ein Leben lang zehren kann. Nehmen wir an, ein junger Mann hatte liebevolle Eltern, die ihn mit Zuneigung, Respekt und Wärme, mit Verständnis, aber auch in Freiheit erzogen haben. Wenn dieser junge Mann sein Medizinstudium abgeschlossen hat und in seinem ersten Vorstellungsgespräch seinem potenziellen zukünftigen Chef gegenübersitzt, kann seine Übertragung dazu führen, dass er den Klinikleiter als liebevolle, fürsorgliche Person erlebt, Sympathie verspürt und diese Haltung auch verbal und nonverbal auszudrücken versteht. Der Chef wird sich gemocht und wertgeschätzt fühlen und diesen Bewerber möglicherweise gern einstellen. Hätte der junge Mann strenge, anspruchsvolle, stark leistungsorientierte Eltern gehabt, bei denen nur im Falle eines »sehr gut« in der Schule oder einer Goldmedaille im Sport Zuwendung zu erwarten war, hätte er sich möglicherweise in der Vorstellungssituation ganz anders verhalten. Er hätte entweder angstvoll und unterwürfig auf Anerkennung vom Klinikleiter gehofft oder aber aufmüpfig und provokant seine eigene Autonomie betont: (mit angsterfüllter Miene und zitternder Stimme) »Ich bin bereit, alles für Sie zu tun. Ich weiß, dass ich viel zu lernen habe, und will alles geben« versus (mit trotzigem Blick und provokativer Betonung) »Ich gehe doch davon aus, dass bei Ihnen die Überstunden bezahlt werden. Meine Work-Life-Balance ist mir nämlich wirklich wichtig.« In beiden Fällen von Übertragung wird sich der Klinikleiter als jemand wahrgenommen fühlen, der streng und ausbeuterisch ist, und eventuell anderen Bewerber:innen den Vorzug geben.

Die allerwichtigste Entwicklung, die uns im Weiteren auch viel beschäftigen wird, liegt aber darin, dass wir heute nicht mehr versuchen, uns aus dem Übertragungsgeschehen herauszuhalten und eine ausschließlich objektive Beobachterposition einzunehmen. Nach dem bisher Gesagten stellt sich ja sehr unmittelbar die Frage: Was ist eigentlich mit der Übertragung der Psychoanalytiker:in? Wenn wahr ist, dass man nicht nicht übertragen kann, dann muss es sie geben, dann ist die Objektivität aus der Perspektive der dritten Person perdu.

Als logische Konsequenz sieht die moderne Psychoanalyse jede Begegnung mit einer Patient:in als ein Zwei-Personen-Stück an, wo beide Beteiligten in ein Miteinander-Agieren, Aufeinander-Übertragen verwoben sind. Diese unausweichliche Komplexität und Reziprozität der analytischen Situation werden wir in den folgenden Abschnitten ausleuchten.

KAPITEL 6

Die Gegenübertragung

6.1 Die frühe Zeit

Die Erkenntnis, dass eine außenstehende und objektive Position innerhalb der therapeutischen Beziehung nicht möglich ist, kam Freud und der frühen Psychoanalyse auf recht unliebsame Weise. Carl Gustav Jung (1875–1961), damals noch einer der engsten Vertrauten Freuds, hatte sich in eine erotische Übertragung mit seiner Patientin Sabina Spielrein (1885–1942) verstrickt. Auch wenn dies nicht vollkommen eindeutig nachzuweisen ist, dürfte es sich zumindest nach Abschluss der Behandlung um eine erotische, wenn nicht sogar sexuelle Beziehung gehandelt haben, die die beiden ca. zwei Jahre nach Abschluss der Psychoanalyse eingegangen waren (siehe hierzu Lothane 2006). Unter anderem handeln zwei Filme von dieser »Affäre«: Das Dokudrama *Ich hiess Sabina Spielrein* aus dem Jahr 2002 von Elisabeth Márton und der sehr viel reißerischere Hollywood-Film *A Dangerous Method (Eine dunkle Begierde)* von David Cronenberg (2011). Letztlich ist es zwar nicht moralisch, aber doch »politisch« weniger bedeutend, ob es tatsächlich zum Beischlaf zwischen den beiden gekommen ist – entscheidend ist, dass auf dem Boden einer erotischen Übertragung eine reale persönliche und erotische Beziehung entstanden ist, die Patientin, Analytiker und der Psychoanalyse im öffentlichen Ansehen geschadet hat oder hätte schaden können. Dies erklärt den doch recht dramatischen Briefwechsel zwischen Jung und Freud in dieser Angelegenheit. Zunächst teilt sich Jung nach längerem Zögern Freud mit, nachdem es zwischen ihm und Spielrein offenbar zu Verstrickungen gekommen war, von denen Jung sich unter Druck gesetzt fühlte. Jung schrieb am 7. März 1909 an Freud:

> »[...] eine Patientin, die ich vor Jahren mit größter Hingabe aus schwerster Neurose herausgerissen habe, hat mein Vertrauen und meine Freundschaft in denkbarst verletzender Weise enttäuscht. Sie machte mir einen wüsten Skandal ausschließlich deshalb, weil ich auf das Vergnügen verzichtete, ihr ein Kind zu zeugen. Ich bin immer in den Grenzen des Gentleman ihr gegenüber geblieben, aber vor meinem etwas zu empfindsamen Gewissen fühle ich mich doch nicht sauber, und das schmerzt am meisten, denn meine Absichten waren immer rein gewesen. Aber sie wissen es ja, daß der Teufel auch das Beste zur Schmutzfabrikation verwenden kann« (Hensch 2003, S. 226).

Freud schrieb am 7. Juni 1909 in Bezug auf dieselbe »Angelegenheit«:

> »Ich selbst bin zwar nicht ganz so hereingefallen, aber ich war einige Male sehr nahe daran und hatte a narrow escape. Ich glaube, nur die grimmigen Notwendigkeiten, unter denen mein Arbeiten stand, und das Dezennium Verspätung gegen Sie, mit dem ich zur ψA kam, haben mich vor den nämlichen Erlebnissen bewahrt. Es schadet nichts. Es wächst einem so die nötige harte Haut, man wird der ›Gegenübertragung‹ Herr, in die man doch jedesmal versetzt wird, und lernt seine eigenen Affekte verschieben und zweckmäßig plazieren. Es ist ›a blessing in disguise‹« (Hensch 2003, S. 231 f.).

Freud nimmt also Jung in Schutz und deckt ihn – tatsächlich hat er auch beruhigend auf Spielrein eingewirkt, die bald darauf Mitglied der *Wiener Psychoanalytischen Vereinigung* wurde und später eine Reihe von nicht unbedeutenden psychoanalytischen Arbeiten verfasst hat (siehe Spielrein 2008). Allerdings war Freud höchst alarmiert, hätte doch ein Publikwerden von erotischen Verhältnissen der Psychoanalytiker mit ihren Patientinnen dem öffentlichen Ansehen der Psychoanalyse beträchtlichen Schaden zugefügt. Darüber hinaus war Freud sicher klar, dass Beziehungen dieser Art dem Genesungsprozess der Patient:innen keineswegs zuträglich sein würden.

Das Verfassen der sogenannten »technischen Schriften« in der Zeit von 1910 bis 1915 dürfte nicht nur, aber auch durch den »Fall Jung/Spielrein« angestoßen worden sein. In diesen Arbeiten definiert Freud sehr viel eindeutiger als zuvor das Setting, die Haltung, die Grenzen und die Behandlungstechnik der Psychoanalyse. Dabei tauchte im Jahr 1910 zum ersten Mal der Begriff *Gegenübertragung* in einer wissenschaftlichen Arbeit auf (ein Jahr nachdem Freud ihn im zitierten Brief an Jung verwendet hatte):

> »Andere Neuerungen der Technik betreffen die Person des Arztes selbst. Wir sind auf die ›Gegenübertragung‹ aufmerksam geworden, die sich beim Arzt durch den Einfluß des Patienten auf das unbewußte Fühlen des Arztes einstellt, und sind nicht weit davon, die Forderung zu erheben, daß der Arzt diese Gegenübertragung in sich erkennen und bewältigen müsse. Wir haben, seitdem eine größere Anzahl von Personen die Psychoanalyse üben und ihre Erfahrungen untereinander austauschen, bemerkt, daß jeder Psychoanalytiker nur so weit kommt, als seine eigenen Komplexe und inneren Wünsche es gestatten, und verlangen daher, daß er seine Tätigkeit mit einer Selbstanalyse beginne, und diese, während er seine Erfahrungen an Kranken macht, fortlaufend vertiefe. Wer in einer solchen Selbstanalyse nichts zustande bringt, mag sich die Fähigkeit, Kranke analytisch zu behandeln, ohne weiteres absprechen« (Freud 1910, S. 108).

Und zwei Jahre später ergänzt er: »Der Arzt soll undurchsichtig für den Analysierten sein und wie eine Spiegelplatte nichts anderes zeigen, als was ihm gezeigt wird« (Freud 1912a, S. 384).

In Freuds frühem Verständnis der Gegenübertragung ist – wie schon bei der Übertragung – die Vorstellung enthalten, dass der ideale Übertragungsprozess in der Psychoanalyse ein einseitiger bleiben könne: Patient:in überträgt auf Analytiker:in, und sonst nichts. Allenfalls soll die Spiegelfunktion ausgeübt werden, die Gegenübertragung ist aber ausschließlich eine Störung bzw. eine Gefahr und muss daher überwunden werden. Krutzenbichler &

Essers (2010) ergreifen vehement gegen die Freud'sche Auffassung Position, wobei sie sich auf Cremerius beziehen: »Freuds Übertragungsbegriff ist ein voll und ganz endopsychischer, d.h. er steht außerhalb der realen Beziehung zwischen den Personen« (Cremerius 2003, S.23).

> »Täterin ist das Weib, die Hysterikerin, das Opfer der Arzt, der vor einer Liebesattacke, die nicht eigentlich ihm gilt, die Flucht ergreift« (Krutzenbichler & Essers 2010, S.26) und weiter: »Freud fasst die Liebesbeziehung zwischen Jung und Sabina Spielrein in dem Begriff der Gegenübertragung und verschleiert so das eigentlich Skandalöse daran. Eigentlich müsste er in diesem Zusammenhang von der Übertragungsliebe des Analytikers sprechen, denn der Terminus Gegenübertragung exkulpiert den Täter – den Analytiker, der seine Patientin liebt – und erklärt das Opfer, die Patientin, zur Schuldigen; erst die Verführung durch die Patientin soll beim Arzt unbewusste Übertragungsmomente hervorrufen, die dann in der Folge den Arzt zum Verführten machten« (S.40).

Zwar stimmt es, dass der so einseitig verwendete frühe Gegenübertragungsbegriff angetan ist, alle eigenen (psychoanalytisch und ethisch fragwürdigen) Anteile auf die Patient:innen abzuwälzen, allerdings sollten wir nicht verkennen, dass Freud ja noch nicht über das Wissen verfügte, das wir heute haben. Viele – für alle Beteiligten – schmerzhafte Erfahrungen waren in 100 Jahren Psychoanalyse nötig, um unsere heutigen Erkenntnisse zu generieren. Allerdings ist es bis heute ein beliebtes Manöver unter Psychotherapeut:innen – und ebenso häufig in Supervisionen –, eigene Schwächen und eigenes Versagen den Patient:innen in die Schuhe zu schieben: Weil die Patientin dies oder das überträgt (= unbewusst will!), konnte der Therapeut nicht anders, als dies oder jenes zu tun. Die Verführungskraft dieser »Verführungshypothese« ist im Grunde ungebrochen, seit Freud und Jung sie genutzt haben, um zu exkulpieren, was im Grunde eine Verstrickung Jungs in seine Gegenübertragung war – genährt durch eine sehr eigene Auffassung von

»Polygamie«.[2] Aus heutiger Sicht – und wahrscheinlich doch auch schon 1909 – wäre es wohl angemessen gewesen, den Wunsch der erotischen Annäherung an eine (frühere) Patientin zu reflektieren, ihn in die »Selbstanalyse« oder aber eine Supervision einzubringen, nicht aber, ihn in die Tat umzusetzen. Von Seiten Freuds wäre auch damals schon ein klares Wort Jung gegenüber angebracht gewesen, was jedoch den Bruch zwischen den beiden, den Freud 1909 noch verhindern wollte, vermutlich beschleunigt hätte.

Stattdessen formulierte Freud in seinen »Bemerkungen über die Übertragungsliebe« von 1915 den vielzitierten Satz: »Die Kur muß in der Abstinenz durchgeführt werden« (1915b, S. 313). Aus heutiger Sicht reagiert man abwechselnd mit einem Lächeln und einem Stirnrunzeln, wenn man den Text weiterliest, in dem Freud Verständnis für die armen (männlichen) Analytiker äußert, die sich der erotischen Annäherungsversuche ihrer (weiblichen) Patientinnen erwehren müssen, was ja bei einem eher abstoßenden »grobsinnlichen Verlangen« noch gelingen möge, jedoch bei Wirksamwerden des »unvergleichlichen Zaubers«, den die »feineren und zielgehemmten Wunschregungen des Weibes« ausüben, wirklich gefährlich werden könne (S. 319).

Diesen Regungen muss wohl Freud ausgeliefert gewesen sein, als er am 17. August 1904 an seine Patientin Anna v. Vest schrieb:

> »Ich glaube, wenn ich jetzt grob würde und einfach schriebe: Lassen Sie mich in Ruhe, beschleunigte ich den Ablauf Ihres Sehnsuchtszustandes mehr. Aber ich bringe die Taktik nicht zustande, denn Sie wissen zu genau, wie ich in Freundschaft und Achtung an Ihnen Anteil nehme« (zit. nach Goldmann 1985, S. 282). Und dann vier Jahre später: »Grausame! Als ob Sie nicht wüßten, längst wüßten, daß ich von 8–8 h zu tun habe

2 Sabina Spielrein schrieb mit Datum vom 11. Juni 1909 an Freud: »Dr. Jung war vor 4½ Jahren mein Arzt, dann wurde er Freund, und zum Schlusse ›Dichter‹ d. h. Geliebter. Er kam zuletzt zu mir und so gings wie's gewöhnlich bei der ›Poesie‹ zugeht. Er predigte Poligamie [sic!], seine Frau sollte einverstanden sein etc. etc. Nun kriegt meine Mutter einen anonymen Brief, schön deutsch geschrieben, sie solle ihre Tochter retten, da sie sonst durch Dr. Jung zu Grunde gerichtet wird« (Hensch 2003, S. 85 f.).

> und ganz unmöglich zu den 12 Personen, mit denen ich gegen Ende besonders fieberhaft arbeiten muß, eine neue hinzunehmen kann! Da Sie diese ›neue‹ sind, werde ich Sie ein-, höchstens zweimal abends 9 h empfangen, oder einmal am Abend, einmal werde ich einem Patienten eine Tagesstunde entreißen« (S. 284).

Es ist recht gut belegt, dass Freud sich nie in erotische Verstrickungen mit Patientinnen eingelassen hat, doch zeigen die Briefe an Anna v. Vest, dass seine Vorstellung von Abstinenz deutlich von der heute vorherrschenden abwich.

Zurück zur »Selbstanalyse«: Hatte Freud wie bereits oben zitiert 1910 noch eine Selbstanalyse als Voraussetzung zur erfolgreichen Tätigkeit als Psychoanalytiker:in erklärt, so spezifizierte er zwei Jahre später:

> »Ich rechne es zu den vielen Verdiensten der Züricher analytischen Schule, daß sie die Bedingung verschärft und in der Forderung niedergelegt hat, es solle sich jeder, der Analysen an anderen ausführen will, vorher selbst einer Analyse bei einem Sachkundigen unterziehen« (1912a, S. 382).[3]

Diese Analyse solle dann später als Selbstanalyse fortgesetzt werden – wer Eigen- und Selbstanalyse verschmähe, werde leicht zu einer Gefahr für andere und könne zudem die Psychoanalyse in Misskredit bringen. Falzeder (2004) weist darauf hin, dass die Diskussion zum Thema Lehranalyse beim Budapester Kongress 1918 geführt wurde (Eitingon 1937) und die Lehranalyse bald darauf fester Bestandteil der psychoanalytischen Ausbildung nach dem sogenannten *Eitingon-Modell* wurde.

Erstaunlicherweise taucht der Begriff Gegenübertragung in Freuds Werken außerhalb der beiden zitierten Arbeiten »Die zukünftigen Chancen der psychoanalytischen Therapie« (1910) und »Bemerkun-

3 Interessant, dass gerade aus Jungs Gesellschaft, vermutlich sogar von ihm selbst der erste Anstoß zur Verpflichtung zur Lehranalyse kam.

gen über die Übertragungsliebe« (1915b) nicht auf. Es war offenbar wirklich so, dass Freud darin eine Gefahr für die Psychoanalyse sah, der er durch das Desiderat der Selbst-, Eigen- oder Lehranalyse ausreichend entgegengetreten zu sein hoffte. Krutzenbichler & Essers (2010) verorten hier eine Tabuisierung insbesondere der erotischen Gegenübertragung (S. 101). Der Anspruch, infolge einer gelungenen Lehranalyse frei von Gegenübertragungen zu sein, dürfte in der Tat dazu geführt haben, dass Analytiker:innen es kaum gewagt haben, zu ihren Lehranalytiker:innen oder Supervisor:innen über ihre Gegenübertragungen zu sprechen – hätten sie sich doch dadurch selbst disqualifiziert und sich zumindest eine weitere Tranche Lehranalyse eingehandelt. Es ist zu befürchten, dass dadurch der eine oder andere reale Übergriff stattgefunden haben könnte, der durch einen offeneren Umgang hätte verhindert werden können.

6.2 Paradigmenwechsel

Erst 35 Jahre später kam es zu einem radikalen Paradigmenwechsel, der zwar – wie so oft – in der Luft gelegen haben dürfte, aber doch eindeutig an den Namen Paula Heimann geknüpft bleibt. Paula Heimann (Abb. 7) wurde als Kind jüdisch-russischer Eltern in Danzig geboren, studierte Medizin, absolvierte ihre psychoanalytische Ausbildung in Berlin (ihr Lehranalytiker war Theodor Reik) und emigrierte 1933 nach London. Melanie Klein war dort ihre Analytikerin und Mentorin, bevor es in den 1950er Jahren zum Bruch zwischen den beiden kam. Ursache für das Zerwürfnis war eben jener Vortrag, um den es im Weiteren hier gehen soll (Nölleke 2007–2022). Im Jahr 1949 hielt Heimann beim 16. Internationalen Psychoanalytischen Kongress in Zürich einen Vortrag zur Gegenübertragung, der ein Jahr später im *International Journal of Psychoanalysis* erschien und inzwischen auch in deutscher Sprache vorliegt (Heimann 2016 [1950]). Dabei stellte sie das Konzept der Gegenübertragung quasi »vom Kopf auf die Füße«: Das, was vorher – bestenfalls als Störung – verpönt war, wurde nun zu einem wichtigen analytischen Handwerkszeug erklärt:

> »Meine These lautet, dass die emotionale Reaktion des Analytikers auf seinen Patienten in der analytischen Situation eines der wichtigsten Instrumente für seine Arbeit darstellt. Die Gegenübertragung des Analytikers ist ein Instrument, mit dessen Hilfe er das Unbewusste des Patienten erforschen kann« (S. 112). Sie fährt fort: »Unsere Grundannahme besagt, dass das Unbewusste des Analytikers das Unbewusste des Patienten versteht. Dieser Rapport auf der tiefen Ebene tritt in Gestalt von Gefühlen an die Oberfläche, die der Analytiker in Reaktion auf seinen Patienten empfindet, in seiner ›Gegenübertragung‹, welche Ausdruck einer in höchstem Maß dynamischen Rezeption der Stimme des Patienten ist« (S. 113).

Sie stellt zukunftsweisend fest, dass demnach die Lehranalyse nicht dazu diene, den Analytiker zu befähigen, mithilfe des (objektiven) Spiegelbilds eine rein intellektuelle Deutung zu geben, sondern vielmehr darin, es ihm zu ermöglichen »die Gefühle, die sich in ihm regen, auszuhalten, statt sie (wie der Patient es tut) abzuführen« (ebd.). Interessanterweise konnte (oder wollte) Melanie Klein diesen

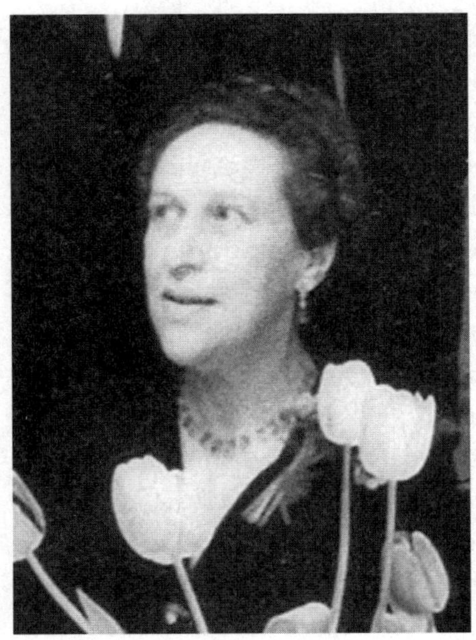

Abbildung 7:
Paula Heimann (1899–1982)

Schritt nicht mitgehen, obwohl sie – wie wir sehen werden – wesentliche Entwicklungen angestoßen hat, die auf Heimanns Überlegungen aufbauen.

Melanie Kleins Widerstand gegen Heimanns neue Ideen verwundert umso mehr, als sie im Jahr 1952 ihre Arbeit »Die Ursprünge der Übertragung« publizierte, in der sie eine wichtige und interessante Perspektive aufnahm, die Paula Heimann durchaus nahekommt: Sie rückt von der Idee der »falschen Verknüpfung« bzw. »Neuauflage« ab und erklärt, dass im Rahmen der Übertragung mit dem Analytiker in der Gegenwart etwas – wenn auch durch die frühen Beziehungserfahrungen determiniertes – Neues entsteht, was sich insbesondere in Emotionen, Konflikten und Ängsten im Hier und Jetzt dem Analytiker gegenüber spiegelt.

> »Wenn wir die Details der Übertragung aufzuklären versuchen, ist es meiner Erfahrung nach von entscheidender Bedeutung, sowohl Gefühle, Abwehrmechanismen und Objektbeziehungen als auch *Gesamtsituationen* zu erfassen, die von der Vergangenheit in die Gegenwart übertragen werden« (Klein 2000 [1952], S. 93).

Klein betont, dass alles, was der Patient vom aktuellen Leben in die Therapie einbringt, im Hinblick auf die Übertragung bedeutsam sei, überhaupt »alles, was zwischen der gegenwärtigen Situation und den allerersten Erfahrungen geschehen ist« (S. 94). Sie verortet den Ursprung der Übertragung also nicht beispielsweise in der ödipalen Situation, wo eine erotische Übertragung ihre Blaupause finden könnte, sondern bereits in sehr viel früheren Entwicklungsphasen und in primitiveren (körperlich-emotionalen) Beziehungserfahrungen, die uns später noch beschäftigen werden. Erstaunlich, dass Klein nicht noch einen Schritt weiter geht und die Gegenübertragung, nämlich die Mitgestaltung der aktualisierten Gesamtsituation durch den Analytiker einbezieht. Man könnte sagen, dass sie diesen Schritt ihren Nachfolger:innen überlassen hat. So hat Betty Joseph 1985 eine Arbeit unter dem Titel »Übertragung – die Gesamtsituation« (Joseph 1991) veröffentlicht, in der sie Kleins Begriff aufgreift und sehr entschlossen um alle Aspekte der Beziehungsdynamik im Hier und Jetzt erweitert, wie wir später noch sehen werden.

Zunächst war es Joseph Sandler (Abb. 8), der aus Südafrika stammende britische Psychoanalytiker, der Paula Heimanns Gedanken zur Gegenübertragung weiterentwickelte. Bereits in seinem gemeinsam mit Christopher Dare und Alex Holder verfassten Buch *Die Grundbegriffe der psychoanalytischen Therapie* (Sandler et al. 2001 [1973]) erklärte Sandler die Gegenübertragung zu einer »Verständnishilfe für den verborgenen Sinn der Mitteilungen des Patienten« (S. 60). Daraus geht hervor, dass eine Übertragung auch immer einen kommunikativen Aspekt besitzt: Patient:innen zeigen uns, was sie in Beziehungen erfahren haben, indem sie uns ein Angebot machen, die frühe Erfahrung mit ihnen in einer Art »Rollenspiel« zu wiederholen. Sandler spricht von einer »intrapsychischen Rollenbeziehung«, wobei der Patient in der Übertragung eine Rolle selbst übernimmt und die »*komplementäre* Rolle« dem Analytiker zuweise (Sandler 1976, S. 300). Hier bezieht sich Sandler auf das Konzept von Heinrich Racker (1982 [1957]), der die Begriffe konkordante und komplementäre Gegenübertragung geprägt hat. In der komplementären Position übernimmt der Analytiker dabei die ihm zugeschrie-

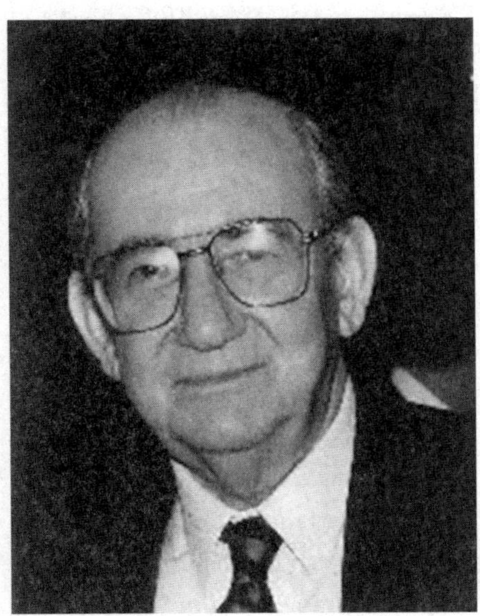

Abbildung 8:
Joseph Sandler (1927–1998)

bene Rolle des früheren Objekts und entwickelt in der Gegenübertragung die zugehörigen Emotionen und Motive. Im Gegensatz dazu wäre die konkordante Gegenübertragung eine Identifikation mit der Rolle des Patienten.

Sandler empfiehlt dem Analytiker nun eine »*kontrollierte Übernahme der Rolle, die ihm der Patient aufzwingt*« (1976, S. 302), die natürlich nicht in ungebremstem Ausagieren oder Selbstoffenbarung bestehen soll, sondern in einer Art Öffnung der eigenen inneren Bühne, auf der das »Drama«, das der Patient (re-)inszenieren will, in der Fantasie des Analytikers aufgeführt werden kann. Dazu braucht es, so Sandler, eine »gleichschwebende Rollenübernahmebereitschaft« (1976, S. 304), die Freuds Grundhaltung der freischwebenden Aufmerksamkeit ergänzt und erweitert. Im übertragenen Sinne soll die Gegenübertragung mit offenen Armen empfangen werden, soll ihr (innerer) Raum gewährt werden, damit ein tieferes Verstehen des Patienten möglich wird und – wie wir später sehen werden – sich das Verstehen auch implizit mitteilen kann.

Ein Beispiel soll diese zentrale Neuerung verdeutlichen:

Ein junger Assistenzarzt sieht eine 19-jährige Patientin zum Erstgespräch in einer psychotherapeutischen Ambulanz, von wo aus sie üblicherweise in eine passende, meist psychotherapeutische Weiterbehandlung überwiesen werden soll. Es ist ein sehr heißer Tag, eine Klimaanlage gibt es im obersten Stockwerk des Altbaus nicht. Der Arzt geht die Patientin aus dem Wartebereich abholen – kaum sieht er sie, ist er »wie vom Donner gerührt«. Er erlebt die Patientin als außerordentlich attraktiv und sexy mit ihren langen dunklen Haaren und dunklen Augen. Ihr Sommerkleid verhüllt nur das Allernötigste, so dass ihre Körperformen eindeutig erkennbar sind. Der junge Arzt nimmt hier bereits eine erotisch getönte Gegenübertragung wahr, ohne diese weiter zu reflektieren. Stattdessen wird ihm noch heißer, und er nimmt sich bewusst vor, bei der Patientin besonders korrekt und sachlich nach allen Regeln der Kunst zu verfahren. Beide nehmen im Behandlungszimmer Platz und die Patientin beginnt zu berichten. Es wird relativ schnell deutlich, dass es sich um eine schwer traumatisierte Patientin handelt: Sie arbeitet als Prostituierte auf dem Straßenstrich und wird regelmäßig von Freiern und Zuhältern misshandelt und missbraucht. Sie berichtet eine lange Vorgeschichte von Missbrauchserfahrungen. Bereits als Kind wurde sie schwer sexuell missbraucht, was sich nahezu ohne Unterbrechungen durch wechselnde Täter bis in die Gegenwart fortgesetzt hat. Dem jungen und unerfahrenen Arzt waren diese Schilderungen kaum erträglich – er hatte nur den Impuls, die Patientin schnell zu einer sehr erfahrenen Psychotherapeutin zu schicken, die ihr gewachsen sein würde. Mitten in dieser verzweifelten Stimmungslage, die den Raum zu beherrschen schien, stellt sich beim Arzt eine neue Fantasie ein: Er könnte mit der Patientin hier und jetzt auf der Couch, die im Behandlungszimmer stand, Sex haben. Er erlebte diesen sich aufdrängenden Gedanken als verstörend: Er war doch keiner, der so etwas Schreckliches jemals tun würde. Und sofort verdrängte er die Fantasie wieder, um nun ganz besonders sachlich fortzufahren und sich nach den Schulnoten in der Volksschulzeit zu erkundigen. Noch einmal nahm er sich vor, diesen »Fall« ganz besonders korrekt zu erledigen. Dies geschah dann auch, er überwies die Patientin und hörte nie wieder etwas von ihr.

Wir sehen in diesem Beispiel, wie der Arzt gerade nicht im Sinne Sandlers eine freischwebende Rollenübernahmebereitschaft entwickelt. Vielmehr zeigt er einen Gegenübertragungswiderstand, wehrt seine erotische Fantasie ab und verhält sich besonders korrekt. Diese Haltung wäre übrigens auch nicht im Sinne Freuds gewesen, der verlangte, man solle die Gegenübertragung überwinden, denn eine Verdrängung stellt eine sehr unreife Form der Überwindung dar, die gleichzeitig auf Kosten der freischwebenden Aufmerksamkeit geht. Der Arzt konnte nicht mehr offen zuhören, sondern hat aktiv bestimmte Themen vermieden. Im Grunde hat er sich nicht mehr auf eine wirkliche und hilfreiche therapeutische Beziehung einlassen können. Dadurch war er therapeutisch allenfalls insoweit effektiv, als er eine (möglichst gute) Therapeutin empfohlen hat – die nötige Motivationsarbeit vor der Psychotherapie hat er schon nicht mehr leisten können.

Im Sinne des Sandler'schen Modells wäre eine andere Haltung hilfreicher gewesen: Der Arzt hätte seine erotische Gegenübertragungsfantasie nicht abwehren, sondern sie willkommen heißen sollen, d. h. innerlich, emotional und gedanklich bei ihr verweilen, vielleicht sogar einmal kurz nicht mehr der Patientin zuhören sollen. Er hätte sich fragen sollen: Wie wäre es, wie würde es ablaufen, wie würde es sich anfühlen, wenn er tatsächlich eine erotische Begegnung mit der Patientin herstellen würde? Das, was als eine vielleicht lustvolle Fantasie begänne, würde sich dann vermutlich relativ schnell zu etwas Beklemmendem weiterentwickeln: Was, wenn es vorüber wäre, wenn man sich wieder anziehen würde? Wie würde man sich verabschieden? Würde man einen weiteren Termin vereinbaren, sich wiedersehen?

Bereits an dieser Stelle wird deutlich, was für eine quälende Arbeit eine solche Rollenübernahmebereitschaft darstellen kann. Doch noch ist die Geschichte ja nicht zu Ende: Was könnte in der Folge geschehen? Wie würde es der Patientin gehen, allein zu Hause? Sie würde sich einmal mehr missbraucht fühlen (was der Realität ja auch entsprechen würde – es wäre ein sexueller Missbrauch durch den Arzt gewesen). Sie würde eventuell eine Krise erleben, depressiv, suizidal werden, sich selbst verletzen – oder sie würde psychotische Symptome entwickeln. Sie könnte in die psychiatrische Klinik aufgenommen werden und dort von der sexuellen Erfahrung mit dem jungen Arzt berichten. Wenn sie stabiler wäre, würde sie vielleicht von sich aus den Arzt bei der Polizei, bei der Ärztekammer oder bei der Klinikleitung anzeigen bzw. melden. In jedem Fall würde dadurch die berufliche Karriere des Arztes schwer beschädigt, er würde möglicherweise mit einem Berufsverbot belegt werden. Wenn es dem Arzt gelungen wäre, eine solche Kette an Assoziationen und Fantasien zuzulassen, hätte er sich zum einen auf die von der Patientin unbewusst »angebotene« Rolle eingelassen, hätte sich selbst für den Moment mit dem bösen Objekt, dem Vergewaltiger und Schädiger identifiziert, und er hätte gleichzeitig verstehen können, dass die Patientin ihm durch die unbewusste Re-Inszenierung ihrer frühen Beziehungserfahrung etwas kommunizieren wollte.

Das Einlassen auf die angebotene Rolle wird uns im Weiteren

noch intensiv beschäftigen – hier soll nur noch eine Hypothese über die Art der Mitteilung der Patientin aufgestellt werden. Es ist gut denkbar, dass sie dem Arzt unbewusst eine Erfahrung kommunizieren wollte, die lautete: Ich stecke in einem fürchterlichen Dilemma – die einzige Form, überhaupt Zuneigung zu erhalten, ist, mit Sex dafür zu bezahlen. Wenn ich das aber tue, zerstört es am Ende zwei Menschen: mich selbst, die ich Opfer eines Missbrauchs werde, und das Gegenüber, dessen Leben (Karriere) mit zerstört ist. Für das Letztere ist in der Dynamik des Unbewussten unerheblich, ob, wann und wodurch das Gegenüber zerstört wird – entscheidend ist meist, dass die Patientin sich selbst die Schuld für die Zerstörung zuschreibt, die sie ja in Wirklichkeit am allerwenigsten zu tragen hat.

Idealerweise schafft eine gute Psychotherapeut:in es, die Rollenübernahmebereitschaft zu entwickeln, sich auf die ihr zugedachte Rolle einzulassen, die Gegenübertragungsfantasien auf der eigenen »inneren Bühne« bis zum Ende zu vollziehen und dann aus der emotionalen Affiziertheit heraus nonverbal oder auch verbal adäquat zu reagieren. Behandlungstechnische Fragen werden uns im Kapitel III.5 noch ausführlich beschäftigen – nur kurz sei an dieser Stelle angedeutet, dass es nicht die eine korrekte Deutung geben dürfte, sondern dass alle Interaktionen weiterhelfen dürften, die die Betroffenheit des Therapeuten (nonverbal durch mimischen Affektausdruck oder auch verbal) zum Ausdruck bringen. Vielleicht nicht unbedingt im Erstgespräch, aber in späteren Therapiephasen könnte die Übertragungsdynamik behutsam angesprochen werden, zum Beispiel indem das kurze Kleid thematisiert würde, was allerdings aus einer streng technisch neutralen Haltung heraus geschehen müsste, da sonst sehr schnell eine Verführungs- oder Vorwurfssituation daraus entstehen könnte.

An diesem kurzen Fallbeispiel wird deutlich, inwiefern Paula Heimann die Gegenübertragung als ein Werkzeug zum Verständnis des Unbewussten des Patienten aufgefasst hat und weshalb Joseph Sandler die freischwebende Rollenübernahmebereitschaft gefordert hat. Der nächste Schritt der Erforschung von Übertragungsprozessen war die Erkenntnis, dass Übertragungen nicht immer in symbolisierter Form auftreten – dies gilt nur für die entwicklungsgeschichtlich späteren Formen der Übertragungen, in denen zum Beispiel ödipale Themen im Vordergrund stehen. Liegt der Zeitpunkt der kindlichen Beziehungserfahrung in einer Entwicklungsphase, in der das Kind bereits Sprache, Symbole und Metaphern kennt – also eine Mentalisierungsfähigkeit besteht –, dann sind spätere Übertragungen viel eher (auch) im sprachlichen Material zu finden. Freud beschreibt immer wieder Patientinnen, die ihm direkt und sprachlich offenbart haben, dass sie in ihn verliebt seien.

Ganz anders verhält es sich mit den Übertragungen, deren Ursprung in einer vorsprachlichen Zeit (also in etwa den ersten 12–18 Lebensmonaten) liegt, oder aber eine so traumatisierende Qualität hatte, dass Symbolisierungs- und Mentalisierungsprozesse dadurch suspendiert worden waren. Dies dürfte beispielsweise auf die Patientin des vorangegangenen Fallbeispiels zutreffen: Ihre Beziehungserfahrungen – auch jenseits des 18. Lebensmonats – dürften so destruktiv gewesen sein, dass die Traumaabwehr eine Mentalisierung (Symbolisierung, Versprachlichung) verhindert hat. Diese Traumaabwehr steht natürlich im Dienste der Aufrechterhaltung der (relativen) Integration der Persönlichkeit und ihres Funktionierens. Bei diesen Patient:innen haben Übertragungsprozesse eine grundsätzlich andere Qualität: Was nicht symbolisiert, oft nicht einmal erinnert werden kann, wird durch Handlung ausgedrückt. Rolf Klüwer (1983) hat hierfür den Begriff »Handlungsdialog« geprägt, Betty Joseph (1985) hat sich sehr differenziert mit diesem Phänomen auseinandergesetzt:

> »Erfahrungen, die sich häufig nicht in Worte fassen lassen und die wir nur aufgrund der in uns geweckten Gefühle wahrnehmen, durch unsere Gegenübertragung im weiten Sinne des Begriffs« (S. 85).

Man könnte also sagen: Aus der Redekur ist eine Kur der nonverbalen, impliziten Interaktion geworden. Die Aufgabe der Psychoanalytiker:in ist immer weniger »nur« die intellektuelle Entschlüsselung der Patient:in mit der Formulierung einer intellektuell befriedigenden verbalen Deutung, sondern zunächst besteht sie darin, Handlungsdialog mithilfe der Gegenübertragung zu erfahren und zu verstehen. Danach steht die Aufgabe einer Übersetzungsleistung – aus Handlung und Gegenübertragung müssen Symbole und Worte werden, damit Unaussprechliches ausgesprochen, Unintegriertes integriert werden kann, ein Narrativ, eine Geschichte, ein Verstehen dort entstehen kann, wo zuvor nur emotionales Chaos, Leere oder unreflektiertes destruktives Handeln war.

Im Weiteren wollen wir nun die interaktiven Prozesse des Handlungsdialogs fokussieren, und zwar nicht das *Was*, sondern das *Wie* dieser Prozesse. Welche psychischen, aber auch welche Wahrnehmungsprozesse sind hier aktiv? Und welche Kommunikationskanäle werden dafür genutzt?

KAPITEL 7

Die projektive Identifikation

7.1 Melanie Klein

Der Begriff der »projektiven Identifikation« wurde erstmals von Melanie Klein (1997 [1946], S. 141) verwendet. Melanie Klein (Abb. 9) wurde in Wien geboren und kam nach Stationen in Budapest und Berlin 1926 nach London, wo sie als Psychoanalytikerin bis zu ihrem Tode lebte und arbeitete. Besonders hat sie sich mit Kinderanalyse beschäftigt und wichtige Beiträge zur frühen psychischen Entwicklung geliefert. Eine zentrale Annahme Kleins ist, dass vom Beginn des Lebens an Objektbeziehungen bestehen:

> »das erste Objekt ist die Mutterbrust, welche sich für das Kind in eine gute (befriedigende) und eine böse (versagende) Brust spaltet; diese Spaltung führt zu einer scharfen Trennung von Liebe und Haß« (Klein 1997, S. 132).

Melanie Kleins kraftvolle und konkrete Begriffsbildung ist nicht wörtlich zu verstehen, wohl aber verfügt sie in der Regel über einen wohlüberlegten Hintersinn. Natürlich ist nicht die physische (womöglich spezifisch rechte oder linke) Brust der Mutter gemeint, sehr wohl aber die für das Kind stark besetzte Brust als Manifestationsform der Mutter. Zudem drückt der Begriff aus, dass die Mutter noch nicht als Ganzes, sondern nur gespalten erfahren werden kann – in diesem Sinne sind gute und böse Brust Metaphern für die als gut erlebte und in anderen Momenten als böse erlebte Mutter zu verstehen.

In diesem Modell steckt auch die zentrale Annahme, dass das Baby die Mutter eben nur gespalten und noch nicht als ein integriertes

Objekt erleben kann: Sie ist entweder nur gut oder nur böse, jedoch noch nicht beides zugleich im Sinne einer Ambivalenz, eines Sowohl-als-auch. Vor dem Hintergrund dieser Vorstellung stellt Klein fest: »Ich glaube, daß das Ich unfähig ist, das innere und äußere Objekt zu spalten, ohne daß eine entsprechende Spaltung innerhalb des Ichs stattfindet« (1997, S. 138). Der Begriff des inneren Objekts ist hier von Bedeutung: Klein geht davon aus, dass die Mutter für das Baby nicht nur physisch, als reale Person in der äußeren Realität existiert, sondern zugleich immer auch als innere Vorstellung von der Mutter. Wenn sie physisch abwesend ist, vergisst das Kind nicht ihre Existenz, und wenn sie anwesend ist, schreibt es ihr bestimmte Eigenschaften zu, die vom inneren Objekt (mit-)bestimmt werden. Von Beginn an lebt das Kind also in einer Welt gespaltener innerer und äußerer Objekte und einem gespaltenen Selbst. (Wie wir später sehen werden, wird die Spaltung in gute und böse Selbst- und Objektanteile erst im Alter von ca. drei Jahren überwunden.)

Für das Verständnis von Kleins Modellen fehlen uns nun noch die Triebe, also die basalen Motivatoren, die natürlich eng mit den emo-

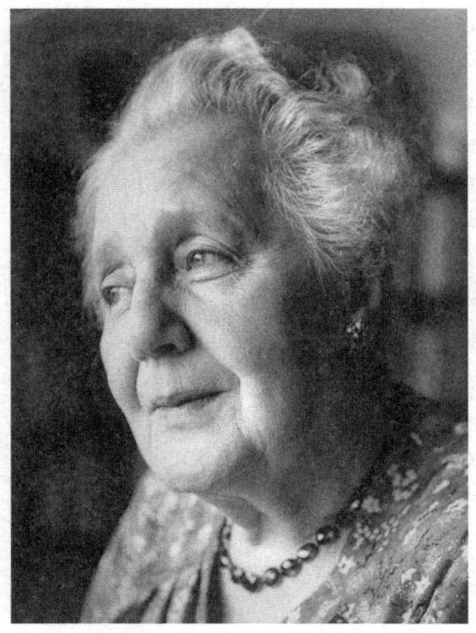

Abbildung 9:
Melanie Klein (1882–1960)

tionalen Zuständen verknüpft sind. Hier steht Klein in Freuds Tradition, der von einer Dichotomie von Libido (Lebenstrieb) und Thanatos (Todestrieb) ausging. Für Melanie Klein ist insbesondere der Todestrieb von großer Bedeutung zum Verständnis früher Beziehungen. Sie geht davon aus, dass von Beginn an ein ausgeprägter Zerstörungstrieb im Baby vorhanden ist. Diese Aktivität des Todestriebs im eigenen Inneren ist nach Klein eine Ursache für die Entstehung von Angst (1997, S. 146).

Nun fehlt nur noch ein dynamisches Moment zum Verständnis, nämlich das von Projektion und Introjektion. Diese Mechanismen dienen dazu, bestimmte Anteile des Selbst bzw. des Objekts zu verlagern. Bei der Projektion aus dem Selbst in das Objekt und umgekehrt bei der Introjektion vom Objekt in das Selbst. Dabei handelt es sich um zentrale Regulationsmechanismen, die für die psychische Entwicklung von größter Bedeutung sind. Zum Beispiel glaubt Klein,

> »daß die introjizierte gute Brust einen lebenswichtigen Teil des Ichs bildet und von Anfang an einen grundsätzlichen Einfluß auf den Prozeß der Ichentwicklung ausübt und sowohl Ichstruktur als auch Objektbeziehungen beeinflußt« (1997, S. 135).

Diese Vorstellung hat sich in der psychoanalytischen Theoriebildung (und im Grunde deutlich darüber hinaus) durchgesetzt, es wird kaum noch angezweifelt, dass verinnerlichte Beziehungserfahrungen uns prägen. Wurde ich von meinen frühen Bezugspersonen liebevoll behandelt, trage ich einen Teil in mir, der mich selbst (und andere) später auch liebevoll behandeln kann.

Nun entsteht aber aus Kleins Perspektive ein sehr ernsthaftes Problem für das Baby infolge der Anwesenheit des Todestriebes (der heftigen Aggression) im eigenen Inneren. Dieser verursacht die Angst, von innen zerstört zu werden, in Stücke zu zerfallen. Daher macht sich das Baby die Möglichkeit der Projektion zunutze und verlagert die destruktiven Selbstanteile in das frühe Objekt, also beispielsweise die Mutter: »Der Zerstörungstrieb wird teilweise nach außen projiziert (Ablenkung des Todestriebs) und heftet sich, wie ich glaube, an das erste äußere Objekt, die mütterliche Brust« (1997, S. 136). Dadurch entlastet sich das Baby von der Angst, von innen zerstört zu werden, muss nun aber fürchten, von der Mutter angegriffen und zerstört zu werden.

> »Ein großer Teil des Hasses gegen das Selbst wird nun auf die Mutter gelenkt. Das führt zu einer besonderen Art von Identifizierung, die das Urbild einer aggressiven Objektbeziehung darstellt. Ich schlage für diese Prozesse den Ausdruck ›projektive Identifikation‹ vor« (1997, S. 141).

Natürlich darf man sich all diese Prozesse nicht als ein überlegtes, intellektuell durchdachtes Vorgehen vorstellen, vielmehr sind es implizite Organisationsformen (nicht nur) des Babys, die vor allem Überlebensstrategien darstellen: Schutz vor emotionaler Überflutung und vor der Angst des Zerfalls, also des gänzlichen Verlustes der Integration des Selbst.

7.2 Wilfred Bion

Wilfred Bion (Abb. 10) wurde als Sohn britischer Eltern in Indien geboren und wuchs ab dem 8. Lebensjahr in England auf, wo er bis zu seinem Tod lebte und arbeitete. Er war in Lehranalyse bei Melanie Klein und zählte zu ihren bedeutendsten Schülern. So entwickelte Bion auch das Konzept der projektiven Identifizierung entscheidend weiter. In diesem Zusammenhang ist seine Unterscheidung von Alpha- und Beta-Elementen von Bedeutung. Als Beta-Elemente bezeichnet Bion »unverdaute Fakten«, »Dinge an sich«, also primärprozesshaftes Material, Emotionales, Körperliches, Sinneseindrücke, Erfahrungen, die noch keine fassbare Gestalt angenommen haben, noch nicht handhabbar, symbolisierbar oder verbalisierbar sind. Sie eignen sich für die projektive Identifikation und zum Ausagieren, ebenso für Traumgedanken (Bion 2016, S. 52 f.). (Hier findet sich eine Verbindung zu den oben erwähnten Inhalten des Handlungsdialogs.) Alpha-Elemente sind dagegen die verarbeitete Form der Beta-

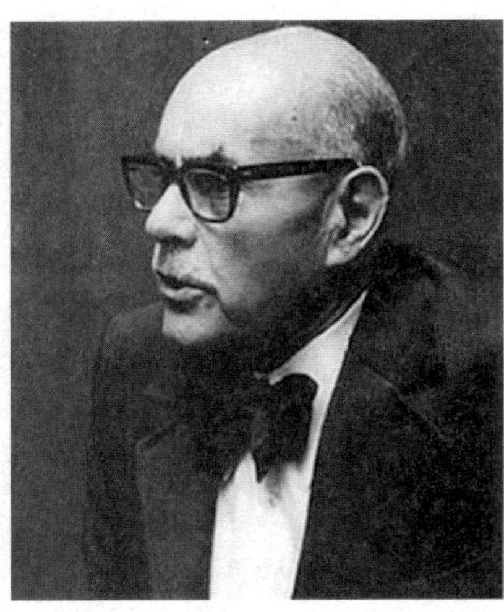

Abbildung 10:
Wilfred Bion (1897–1979)

Elemente. Sie können als gestalthafte Erscheinung erlebt werden, können symbolisiert, beschrieben und bewältigt werden. Für die Umwandlung von Beta- in Alpha-Elemente dient die Alpha-Funktion. Das reife Selbst verfügt über eine eigene Alpha-Funktion, das Baby dagegen ist auf die Metabolisierung seiner Beta-Elemente durch die frühe Bezugsperson (bei Bion die Mutter) angewiesen.

Auch im Hinblick auf die projektive Identifikation hat die Alpha-Funktion eine wichtige Bedeutung. Anders als bei Melanie Klein ist die projektive Identifikation für Bion keine Einbahnstraße, sondern ein kommunikativer Prozess, bei dem das Baby zu Beginn (wie von Klein beschrieben) einen unerträglichen Selbstanteil in die Mutter projiziert, diese metabolisiert nun aber diesen Anteil und stellt ihn dem Kind wieder zur Verfügung, das dann den attenuierten Anteil in das Selbst zurücknehmen kann (Reintrojektion). Das folgende längere Zitat ist die Originalbeschreibung der projektiven Identifikation durch Bion:

> »5. Melanie Klein hat einen Aspekt der projektiven Identifikation beschrieben, der sich auf die Modifikation infantiler Ängste bezieht; das Kind projiziert einen Teil seiner Psyche, nämlich seine schlechten Gefühle, in eine gute Brust. Von dort werden sie zum geeigneten Zeitpunkt zurückgeholt und reintrojiziert.

> Während des Aufenthaltes in der guten Brust sind sie derart verändert worden – jedenfalls erlebt das Kind sie so –, daß das Objekt, das reintrojiziert wird, für die Psyche des Kindes erträglich geworden ist.
> 6. Zum Gebrauch als Modell werde ich von der obenstehenden Theorie die Idee eines Behälters [*container*] abstrahieren, in den ein Objekt projiziert werden kann; letzteres werde ich mit dem Ausdruck ›Gehalt‹ [*contained*] bezeichnen. Die Unzulänglichkeit beider Ausdrücke weist auf den Bedarf nach weiterer Abstraktion hin.
> 7. Behälter und Gehalt können mit Emotionen verbunden oder von Emotionen durchdrungen sein. In diesem Fall ändern sie sich in einer Art, die üblicherweise als Wachstum beschrieben wird. Besteht jedoch keine Verbindung mit Emotionen oder ist sie verlorengegangen, verlieren sie an Vitalität, das heißt, sie nähern sich unbelebten Objekten an. Sowohl Behälter als auch Gehalt sind Modelle abstrakter Repräsentationen von psychoanalytischen Realisierungen« (Bion 2016, S. 146).

Man könnte also etwas salopp formuliert sagen: Was bei Klein ein atomares Endlager für unerträglichen Sondermüll des Selbst ist, wird bei Bion zu einem Zwischenlager mit Wiederaufbereitungsanlage. Nicht zu unterschätzen ist das kommunikative Element, das bei Bion hinzutritt: Das Baby teilt der Mutter qua projektiver Identifikation mit, wie es ihm gerade geht und was es braucht. Ein Beispiel zu diesem doch recht abstrakten Modell:

> Eine junge Mutter hat ihr erstes Kind, das acht Monate alt ist. Das Kind liegt in seinem Bettchen und erwacht hungrig, während die Mutter im Nebenraum am Computer sitzt und etwas schreibt. Das Kind beginnt zu schreien, weil es Hunger hat. Die Mutter hört das Schreien und denkt bei sich: »Ah, schon 10:00 – Zeit zum Stillen. Na, den Absatz schreibe ich eben noch fertig.« Das Kind wird zunehmend verzweifelt, weil die Mutter nicht kommt, sein Schreien steigert sich und wird schließlich zu einem Ausdruck existenzieller Angst, die Mutter verloren zu haben und

ohne sie nicht überleben zu können. Die Mutter hört das Schreien durch die geschlossene Tür und ärgert sich erst, dann plötzlich erschrickt sie in dramatischer Weise und denkt sich: »Oje, was ist passiert?! Das Schreien meines Kindes hört sich so anders an! Ist es vielleicht aus dem Bettchen gefallen und schwer krank? Es könnte sterben!« Unverzüglich springt sie von Angst und Schreck getrieben auf und läuft zum Kind. Kaum sieht sie das Kind – zwar mit hochrotem Kopf, aber ansonsten unauffällig und gesund in seinem Bettchen liegen, ist sie schlagartig erleichtert. Sie sagt zum Kind in markierter (übertrieben starker) Betonung: »Oh nein! Das war aber ein Schreck! Hattest du Angst, dass die Mama nicht kommt – und die Mama hatte Angst, es wäre etwas passiert! – Aber nun ist alles in Ordnung, die Mama ist ja da – und du bist ganz gesund! Jetzt bekommst du was zu essen … komm mal her.« Und sie nimmt das Kind aus dem Bettchen, umarmt es fest und innig und küsst es auf die Stirn, bevor sie sich mit ihm hinsetzt und ihre Brust zum Stillen bereitmacht. Das Kind beruhigt sich schnell und strahlt die Mutter erwartungsvoll an.

Was hier vom Kind projiziert wurde, war die unerträgliche Todesangst. Der Prozess der projektiven Identifikation als kommunikativem Akt ist insofern gelungen, als die Mutter in der Lage war, die panische Angst, die das Kind durch sein verzweifeltes Schreien in ihr induziert hatte, plötzlich in sich selbst – als etwas Eigenes – zu spüren. Sie konnte zu Hilfe eilen und dem Kind durch die nonverbalen Aspekte ihrer Kommunikation mitteilen, dass da ein Schreck war, dass die Mama ihn verspürt hat, dass sie nun aber ganz sicher ist, dass alles in Ordnung ist, und zum Stillen zur Verfügung steht. Das Kind versteht natürlich noch nicht den Wortinhalt, wird aber in Prosodie und Körpersprache sehr wohl die Entsprechung seiner eigenen Angst und Erleichterung verspüren, was schnell zur Beruhigung führt. Die Mutter konnte die Alpha-Funktion ausüben, die Todesangst des Kindes dekontaminieren und zur Reintrojektion zur Verfügung stellen. Dadurch konnte sie das Kind insoweit regulieren, dass es nun wieder ruhig und zufrieden war.

Voraussetzung für das Gelingen dieses Prozesses, der so ähnlich in jeder ausreichend stabilen Eltern-Kind-Dyade täglich viele Male stattfindet, ist die Fähigkeit der Mutter, sich affizieren zu lassen, die Todesangst des Kindes in sich zu spüren. Genau dies meint Bion, dass im gelingenden Fall der projektiven Identifikation Behälter und Gehalt »mit Emotionen verbunden oder von Emotionen durchdrungen« sind.

Stellen wir uns nun im Gegensatz dazu die gleiche Szene mit einer anderen Mutter vor, die an einer ausgeprägten Depression leidet. Auch sie merkt, dass es Zeit zum Stillen ist, aber sie spürt nicht die Todesangst in sich. Sie geht langsam zum Kind, nimmt es aus dem Bettchen, wobei sie hypomimisch und unmoduliert sagt: »Ich bin ja schon da, jetzt gibt es etwas zu essen, du brauchst nicht mehr zu weinen.« Sie ist nicht imstande, als Container zu fungieren, da sie emotional nicht affizierbar ist, demzufolge kann sie dem Kind die dekontaminierte Angst nicht zur Reintrojektion zur Verfügung stellen. Die projektive Identifikation geht ins Leere, die Verbindung mit den Emotionen ist verlorengegangen, Behälter und Gehalt haben an Vitalität verloren und sich unbelebten Objekten angenähert.

Bion hat die Fähigkeit, sich affizieren zu lassen, die Offenheit für die Signale des Babys als *Rêverie* bezeichnet, als eine Geistesverfassung der

> »träumerischen Gelöstheit […], die für die Wahrnehmung aller ›Dinge‹ von dem geliebten Objekt offen und deswegen in der Lage ist, die projektiven Identifikationen des Kindes aufzunehmen […]. Kurz gesagt, Träumerei ist ein Faktor der Alpha-Funktion der Mutter« (2016, S. 84).

Diese Durchlässigkeit, die Bereitschaft, sich affizieren zu lassen, stellt einen entscheidenden Faktor für das Gelingen jeder elterlichen, aber auch jeder therapeutischen, vermutlich sogar jeder Beziehung überhaupt dar. Was da kommuniziert wird, ist natürlich ein Aspekt des jeweiligen (meist emotionalen oder körperlichen) inneren Zustands des Senders, das Wie setzte sich in unserem Beispiel aus akustischen Qualitäten sowie dann auch Mimik, Haltung und Berührung der Mutter zusammen.

Wichtig ist es, darauf hinzuweisen, dass die projektive Identifikation keineswegs immer einen pathologischen Abwehrmechanismus darstellt, wie wir ihn als typisch für ein Borderline-Organisationsniveau der Persönlichkeit kennen. Patient:innen mit Borderline-Störungen zeigen eine sehr dramatische Form projektiver Identifikation, die sich durch ein hohes Maß an Verzerrung der Realitätswahrnehmung auszeichnet und beträchtliche Destruktivität aufweisen kann. Dies muss aber nicht der Fall sein. Auch in reifen Beziehungen werden projektive Identifikationen – ebenso wie bei der gesunden Eltern-Kind-Interaktion – häufig zur Beziehungsregulation eingesetzt. Ein Beispiel:

> Er hat eine Flasche Champagner gekauft, den er liebt, und hat nun wegen des Preises ein schlechtes Gewissen, als er nach Hause kommt. Er sagt: »Schatz, ich habe uns Champagner mitgebracht – den liebst du doch so!« Er küsst seine Partnerin. Sie denkt kurz an den Preis, findet den Kauf unnötig, spürt aber dann ihre Lust auf den Champagner, und anstatt ihren Partner zu kritisieren, sagt sie: »Danke dir, Liebster! Das ist genau, was ich heute brauche. Du bist wunderbar.« Und sie umarmt ihn.

Er hat seine Lust auf Champagner auf sie projiziert, um sich von seinem schlechten Gewissen zu befreien. Sie hat sich nach kurzem Zögern davon affizieren lassen – natürlich in vorbewusstem Wissen, dass eigentlich er sich den Champagner gewünscht hat – und kann die Lust auf den Champagner spüren und ihn durch ihre Reaktion beruhigen, so dass nun beide miteinander den Champagner genießen können.

Zum Abschluss dieses Kapitels noch ein Beispiel für eine projektive Identifikation auf einem Borderline-Organisationsniveau der Persönlichkeit:

> Ich gehe in ein Fotofachgeschäft, weil ich mir eine Kamera kaufen möchte, bin allerdings noch überhaupt nicht orientiert, was für eine es sein soll, stehe am Anfang der Beschäftigung mit dem Thema. Ein Herr, um die 60, eher klein gewachsen, tritt in einen

weißen Arbeitsmantel gekleidet auf mich zu und fragt, was ich möchte.
Ich sage: »Eine Kamera. Ich würde mir gern einige ansehen.«
Er: Kleinbild oder Mittelformat? Kompakt, Spiegelreflex?
Ich: Ich habe keine Ahnung, können Sie mir vielleicht etwas zeigen und erklären?
Er *(schon etwas gereizt)*: Ja, das müssen Sie doch wissen! Das sind ja ganz verschiedene Dinge!
Ich *(etwas naiv)*: Also, ich weiß es wirklich nicht. Da habe ich gesehen: Nikon, Leica, Hasselblad. Können Sie mir nicht mal etwas zeigen?
Er *(jetzt deutlich ärgerlich)*: Also, Sie müssen mir schon sagen, was sie wollen!
Ich *(ratlos)*: Na, wir können ja mal mit einer anfangen.
Er *(nun offen unhöflich)*: Ich kann Ihnen keine Kamera verkaufen – gehen Sie woanders hin! *(Er dreht sich um und verschwindet.)*
Ich habe meine Kamera dann tatsächlich woanders gekauft.

Rückblickend habe ich die Vermutung, dass es um die Projektion eines entwerteten Selbstanteils des Verkäufers oder Ladenbesitzers ging: Dieser zuvor bereits vorhandene Selbstanteil des Herrn wurde möglicherweise durch meine äußere Erscheinung angesprochen – ich war zwei Köpfe größer als er, noch in Dienstkleidung mit Sakko und Krawatte und sprach hochdeutsch, was in Österreich eine besondere, ambivalente Bedeutung hat (bewundernswert und/oder arrogant). Er schützte sich, indem er den entwerteten Selbstanteil auf mich projizierte – plötzlich war ich der (wohlhabende?) Trottel, der keine Ahnung hat und nicht weiß, was er will. Nun tat er alles, diese Selbstentwertung in mir zu induzieren, indem er mich entwertete und schließlich stehen ließ. Auf diese Weise hat er zwar seinen Selbstwert vor einer Krise geschützt, aber auch einen Kunden verloren, an dem er möglicherweise hätte verdienen können. Ich hätte mich leicht entwertet und gedemütigt fühlen können und mit Selbstentwertung oder aggressiver Retourkutsche reagieren können, was die Destruktivität verdeutlicht hätte, die der Preis für diese Selbstregulierung war.

Wie bereits erwähnt, hat Bion die *Rêverie* nicht nur als eine Art mütterlichen Idealzustand beschrieben, sondern sie auch als anzustrebende Haltung der Psychoanalytiker:in in der analytischen Sitzung erkannt. Berühmt geworden ist sein kurzer Text »Notes on Memory and Desire« aus dem Jahr 1967. Er erteilt hier jedem kognitiv-analytischen Vorgehen eine radikale Absage und verlangt, dass die Analytiker:in ohne Erinnerung an frühere Stunden und frühere Informationen über die Patient:in in die Sitzung geht und jede therapeutische Zielvorstellung in sich überwindet. Auch der Wunsch zu heilen führe weg von den relevanten Aspekten der psychoanalytischen Arbeit. Bion betont: »Der psychoanalytischen ›Beobachtung‹ geht es weder um das, was geschehen ist, noch um das, was geschehen wird, sondern um das, was tatsächlich *geschieht*« (Bion 2002, S. 22).

Später hat Bion sein Konzept weiter ausgebaut und verdeutlicht, dass jeder Versuch zu verstehen den analytischen Prozess im Hier und Jetzt außer Kraft setzt, eben weil der durchlässige Zustand der *Rêverie* durch Erinnerung, Wunsch und Verstehen gestört oder gar beendet wird. »Die Fähigkeit zu vergessen, die Fähigkeit, Wunsch und Verstehen hintanzustellen, muß als wesentliches Merkmal der Selbstdisziplin des Psychoanalytikers betrachtet werden« (Bion 2009, S. 64). Übrigens bezieht sich Bion in seiner Arbeit von 1967 explizit auf den bereits zitierten Brief Freuds an Lou Andreas-Salomé vom 25. Mai 1916 (siehe S. 38), in dem dieser davon spricht, sich beim Arbeiten »abzudunkeln«, was als ein ähnlicher Vorgang wie der Verzicht auf Erinnerung und Wunsch angesehen werden kann.

Diese Favorisierung impliziter Interaktionsprozesse in der Analysesitzung reduziert die Bedeutung rekonstruktiver Deutungen zugunsten einer eher intuitiv gesteuerten Benennung dessen, was ist. Dem psychodynamischen Verstehen, der Mustererkennung und Modellbildung wird ebenso eine Absage erteilt wie der Formulierung von Therapiezielen. Stattdessen kommt es – analog zur Mutter-Baby-Dyade – zu einem emotional-körperlichen Teilen der Situation, einem Aufeinander-Einschwingen. Mit diesen Konzepten schafft Bion ein Bindeglied zwischen den frühen Vorstellungen der Telepathie in der analytischen Beziehung und den modernen Konzepten vom interpersonalen Raum sowie den Ergebnissen der neurobiologischen und psychologischen Forschung zur impliziten Kommunikation.

KAPITEL 8

Donald W. Winnicott

Donald Winnicott (Abb. 11), der britische Kinderarzt und Psychoanalytiker, hat außerordentlich einflussreiche und vielschichtige Beiträge zur psychoanalytischen Entwicklungspsychologie geleistet, wobei seine pädiatrische Ausbildung ihn mit einem enormen Erfahrungsschatz ausgestattet haben dürfte. Nahezu gleich alt wie Bion, hat er doch die Akzente in seinen Modellen etwas anders gesetzt; man könnte sagen, dass bei Bion die Dyade in gewisser Weise wie zwei kommunizierende Gefäße verstanden werden kann, zwischen denen interpersonale Signale und Bedeutungen hin- und herfließen, vorausgesetzt, es gelingt (insbesondere auf Seiten der Mutter/Therapeut:in) eine ausreichend große Offenheit herzustellen. Winnicott dagegen gibt der Mutter einen aktiveren Part: Sie soll ein ausreichend gutes Einfühlungsvermögen entwickeln und dem Säugling eine Fürsorge zuteilwerden lassen. Winnicotts Satz »Es gibt den Säugling gar nicht« (2020 [1960], S. 50) ist in seiner Prägnanz berühmt geworden. Er hat ausdrücken wollen, dass ein Baby nur dann existieren kann, wenn es eine ausreichende Fürsorge vom mütterlichen Objekt erfährt – insofern könne das Baby nicht ohne die Mutter gedacht werden, existiere also quasi nur in der Dyade, jeder monadische Blick auf ein Baby greife zu kurz. Winnicott fokussiert die frühe Entwicklungsphase des ersten Lebensjahres, in der Sprache und Wortsymbolik noch nicht zur Verfügung stehen. Demzufolge muss sich das mütterliche Einfühlungsvermögen auf nonverbale Ausdrucksformen beziehen.

Von zentraler Bedeutung in Winnicotts Konzept ist die Funktion des »Haltens«, die die Mutter in ihrer einfühlenden Fürsorge für das Baby leistet. Beim Säugling sei Psychisches noch nicht von Physischem getrennt, das Baby erlebe als psychophysische Einheit. Daher

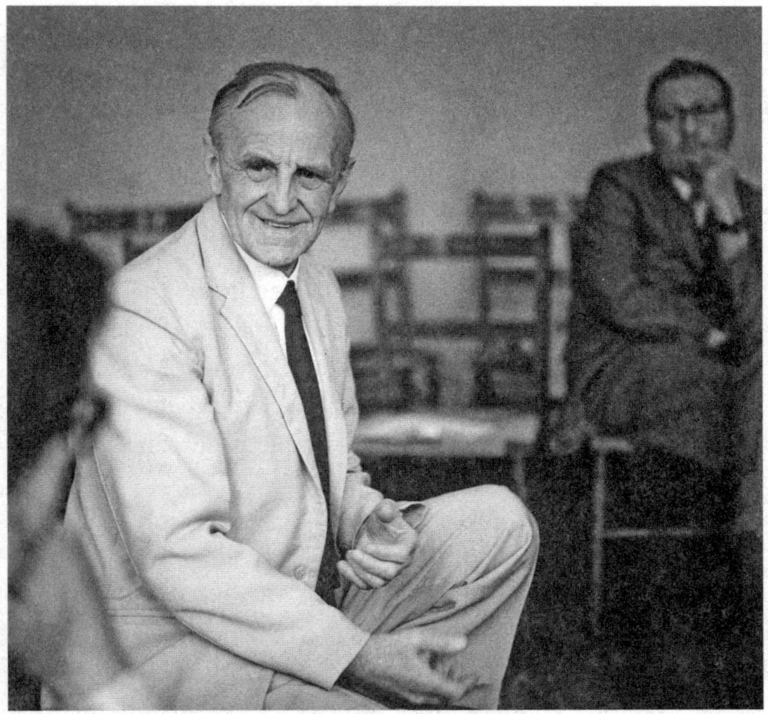

Abbildung 11: Donald W. Winnicott (1896–1971)

kommt auch vorwiegend physischem Haltgeben zentrale Beziehungsbedeutung zu:

> »*Halten:*
> Schützt vor physischer Beschädigung.
> Berücksichtigt die Hautempfindlichkeit des Säuglings – Empfindlichkeit gegen Berührung, Temperatur, des Gehörs, des Gesichtssinnes, Empfindlichkeit gegen das Fallen (Wirkung der Schwerkraft) und den Umstand, dass der Säugling nichts von der Existenz irgendeiner anderen Sache als des Selbst weiß.
> Es umfaßt die ganze Pflegeroutine während des Tages und der Nacht, und sie ist bei jedem Säugling anders, weil sie Teil des Säuglings ist und weil kein Säugling dem anderen gleicht.
> Es folgt ebenfalls den winzigen Veränderungen, die von Tag zu Tag eintreten und zum psychischen und physischen Wachstum

> und zur psychischen und physischen Entwicklung des Säuglings gehören« (Winnicott 2020, S. 62 f.).

Noch mehr als andere vor ihm – selbst konsequenter und akribischer als Theodor Reik – nimmt Winnicott den vorsprachlichen Bereich ins Visier, betont, dass Entwicklung und Beziehung überhaupt nur dyadisch verstanden werden können, und macht deutlich, dass fürsorgendes Verstehen einen psychophysischen Prozess von wechselseitigem Affizieren und Affiziertwerden darstellt. An dieser Stelle entfernt sich Winnicott von Bion, der doch wesentlich stärker auf der psychischen Ebene bleibt – möglicherweise liegt dies daran, dass Winnicott als Kinderarzt das wirkliche Berühren der Kinder vertraut war.

Wie später noch zu zeigen sein wird, hat Winnicott selbst sein Modell auf die psychoanalytische Situation übertragen und das mütterliche Halten als eine Funktion der Analytiker:in benannt. Durch diese Parallelführung dürfte die ungeheure Popularität des Konzepts vom *Halten* zu erklären sein. Die Fähigkeit zur Ausübung einer haltenden Funktion ist nicht selten zu einem Qualitätskriterium für Psychotherapeut:innen geworden. Wie das Halten mit einer analytischen Haltung vereinbart werden kann und wo die Gefahr einer »Bemutterung« der Patient:in beginnt, wird im letzten Abschnitt dieses Buches zu diskutieren sein.

KAPITEL 9

Das interpersonale Feld

Der logische nächste Schritt der Entwicklung eines Modells der interpersonalen Prozesse in Beziehungen im Allgemeinen und in der therapeutischen Beziehung im Besonderen war der weg von einer Eine-Person-Psychologie hin zu einer Zwei-Personen-Psychologie. Vereinfacht lässt sich sagen, dass am Beginn der Psychoanalyse ein medizinisches Modell stand, in dem der Analytiker ähnlich einem Chirurgen die eigenen Gefühle, die eigene Persönlichkeit außen vor ließ, um den Patienten so gut wie möglich zu verstehen:

> »Ich kann den Kollegen nicht dringend genug empfehlen, sich während der psychoanalytischen Behandlung den Chirurgen zum Vorbild zu nehmen, der alle seine Affekte und selbst sein menschliches Mitleid beiseite drängt und seinen geistigen Kräften ein einziges Ziel setzt: die Operation so kunstgerecht als möglich zu vollziehen« (Freud 1912a, S. 380 f.).

Der Blick war also ausschließlich auf die Psyche der Patient:in gerichtet, was beispielweise auch dazu beitrug, dass es in der Causa Jung–Spielrein durch Freud selbst zu einer Täter-Opfer-Umkehr kommen konnte (siehe S. 52 f.), denn der Psychoanalytiker (Jung) kam ja in der Konzeption der therapeutischen Beziehung noch nicht als eigene Person vor. Allenfalls hätte ein moralisches Versagen vorliegen können, das durch Selbstanalyse bzw. Lehranalyse hätte überwunden werden müssen. Diese monadische Sicht der Dinge wurde wie oben ausgeführt mehr und mehr in Frage gestellt. Die Analytiker:in wurde zu einem Gegenüber, das das eigene Empfinden (Gegenübertragung) zumindest als Instrument nutzen sollte, um die Patient:in besser zu verstehen (Heimann 2016, aber im Grunde auch schon bei Reik

1948). Übrigens sprach zeitgleich auch Balint von einer »Two-Body Situation«. Klein, Bion und Winnicott haben der Analytiker:in immer mehr Aufgaben und Funktionen übertragen: Container für projektive Identifikationen zu sein oder haltende mütterliche Fürsorge zu leisten. Das Grundmuster bis hierher war jedoch ungebrochen das eines Analytikers, der versteht und behandelt (allenfalls zu diesem Zweck sein Selbst als Instrumentarium nutzt), und das einer Patient:in, die verstanden und behandelt wird.

Die Zwei-Personen-Psychologie (u. U. sogar systemisches Denken) hat seit der Mitte des 20. Jahrhunderts mehr und mehr in die Psychoanalyse im Besonderen und die Psychotherapien im Allgemeinen Einzug gehalten. Als der frühe Vorläufer der sogenannten relationalen Wende wird regelmäßig Sándor Ferenczi angeführt, der mit seinem Konzept der »mutuellen Analyse« (Ferenczi 2013, S. 50 ff.; siehe auch Bass 2015) die Auffassung vertrat, dass nicht nur der Psychoanalytiker die Patientin analysiert, sondern ebenso umgekehrt.

1953 war es dann der US-amerikanische Psychiater Harry Stack Sullivan, der mit seinem Buch *The Interpersonal Theory of Psychiatry* den Startschuss zu neuen Entwicklungen innerhalb der Psychoanalyse gab. Sullivan wies darauf hin, dass der Psychiater nie ein reiner Beobachter sein könne, sondern immer auch an der Gestaltung des »interpersonalen Feldes« mit dem Patienten beteiligt sei (S. 13 ff.). Er leitet den Begriff des Feldes aus der Physik ab und bezieht sich explizit auf Einsteins Gravitationsfeld, das das Licht zu beugen vermag (S. 367 ff.). Unter den vielen Autor:innen, die in der Folge Sullivans »Feldtheorie« aufgriffen, gehören die Barangers (Abb. 12) sicher zu den Wichtigsten. Besonders einflussreich wurde eine Arbeit des in Argentinien und Uruguay lebenden Ehepaares aus dem Jahr 1961, die zunächst nur in spanischer Sprache rezipiert werden konnte (Baranger & Baranger 2018). Dabei geben sie in der Originalversion Ihrer Arbeit die Gestaltpsychologie und Kurt Lewin als Referenzen für ihre Adaptation des Feldbegriffs an, während sie später auf Maurice Merleau-Ponty verweisen. Will (2018) spezifiziert in seiner Einführung zur deutschen Übersetzung der Baranger'schen Arbeit, dass es sich um Merleau-Pontys *Phänomenologie der Wahrnehmung* (1974 [1945]) handeln dürfte.

Madeleine & Willy Baranger (2018) beschrieben die »analytische Situation« als ein »bi-personales Feld« (S. 753). Die Kernthese der Arbeit lautet:

> »Die analytische Situation sollte daher nicht als Situation einer Person angesichts einer undefinierten und neutralen Figur – letzten Endes als Situation einer Person, die sich selbst gegenübersteht – formuliert werden, sondern als Situation von zwei unausweichlich verbundenen und komplementären Personen, die, solange die Situation besteht, an ein und demselben dynamischen Prozess beteiligt sind. Kein Teil dieses Paares kann innerhalb der Situation ohne den anderen verstanden werden« (S. 739).

In dieser »bipersonalen psychotherapeutischen Beziehung« (S. 743) operiert »der Analytiker – trotz seiner notwendigen ›Neutralität‹ und ›Passivität‹ – als vollwertiger Teilnehmer« (S. 739). Dabei hänge der Effekt der Deutung

> »von der Einbeziehung des Analytikers in das Feld ab, von seiner Möglichkeit, die introjektiven und projektiven Prozesse des Patienten zu regulieren, in dem Maße wie ihm dieser die Rolle des Bewahrers von Teilen seines Selbst überträgt, die er als gefährlich bzw. beschädigt ausstoßen oder aber an einem sicheren Ort verwahren will« (S. 776).

Madeleine & Willy Baranger weisen darauf hin, dass das bipersonale analytische Feld sowohl räumliche als auch zeitliche Strukturen aufweist. Als räumlich werden zunächst Settingvariablen, wie z. B. die Möblierung des analytischen Praxisraums, aber auch die Einbettung der therapeutischen Dyade in familiäre bzw. soziale Systeme – »tri- oder multipersonale Strukturen« (S. 750) – aufgefasst. Auf der zeitlichen Ebene findet sich die bipersonale therapeutische Beziehung sowohl in einer Kontinuität mit früheren Beziehungserfahrungen als auch in einer eigenen dynamischen Entwicklung im Rahmen des analytischen Prozesses. Baranger & Baranger geben dem Konzept der

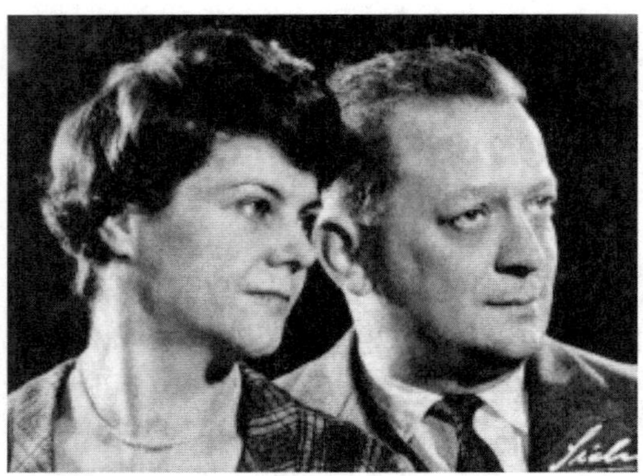

Abbildung 12: Madeleine Baranger (1920–2017) und Willy Baranger (1922–1994)

»unbewussten Phantasie« zentrale Bedeutung in ihrem Modell (S. 750 ff.), wobei diese explizit nicht als ein allein intrapsychisches Phänomen des Patienten verstanden wird, sondern vielmehr als ein sich ständig veränderndes dynamisches Konstrukt im bipersonalen Feld:

> »Sie kann auch nicht als *Summe* der beiden inneren Situationen betrachtet werden. Sie ist etwas, das *zwischen* beiden entsteht, innerhalb der Einheit, die sie im Moment der Sitzung bilden, etwas von Grund auf Verschiedenes als das, was jeder in getrenntem Zustand ist« (S. 755).

Spezielle Aufmerksamkeit wird in der Baranger'schen Arbeit dem Körper – genauer gesagt: den Körpern – zuteil, was für unsere weiteren Überlegungen von Bedeutung sein wird. Die Körper, nämlich der der Patient:in als auch der der Analytiker:in, werden als Teile des bipersonalen Feldes aufgefasst, die zu einer »essentiellen Mehrdeutigkeit der analytischen Situation« (S. 744) beitragen:

> »Der Körper des Patienten wird von der Notwendigkeit des Handelns entbunden, womit das Auftauchen von körperlichen Erlebnissen ermöglicht wird, die wegen der Notwendigkeit der aktiven Anpassung an das gewöhnliche Leben abgespalten oder

> verdrängt waren« (S. 747). Sie fahren fort: »Die Mitwirkung des Körpers in der analytischen Situation ist in keiner Weise auf den Patienten beschränkt. Jeder Analytiker hat an der körperlichen Mehrdeutigkeit teil und antwortet mit seinem eigenen Körper auf die unbewusste Kommunikation des Patienten. Er selbst entwickelt auch eine Körpersprache, um auf bestimmte Veränderungen des Feldes zu reagieren. Um die Beobachtungen Léon Grinbergs (1956) aufzugreifen, könnten wir dies Phänomen ›körperliche projektive Gegenidentifizierung‹ nennen« (S. 748).

In einer späteren Arbeit präzisiert Madeleine Baranger (1993) ihr Feldkonzept, indem sie es von der Vorstellung des Analytikers als »Resonanzkörper« ebenso abgrenzt wie von den Konzepten der »projektiven Identifizierung und möglicherweise Gegenidentifizierung«. Sie betont:

> »Beide Konzepte versuchen die aktive Beteiligung der bewußten und unbewußten Lebensgeschichte des Analytikers zu umgehen, die ihn befähigt, etwas zu verstehen und auszudrücken, was *er* im Laufe seines Lebens und in seiner Phantasie erfahren hat« (S. 28).

Mit den Arbeiten von Sullivan (1953) und Baranger & Baranger (2018 [1961]) war der Grundstein für den Übergang der Psychoanalyse von einer Eine-Person- zur Zwei-Personen-Psychologie gelegt. Heute sind diese fundamentalen Konzeptionen längst Common Sense und viele Anwender:innen sind sich der Quellen nicht einmal mehr bewusst. Es gab und gibt im Grunde zwei wesentliche Strömungen, die das Feldkonzept weiterentwickelt haben: die relationale Psychoanalyse und die mehr auf der Kleinianischen Tradition aufbauenden Positionen von Thomas Ogden und Antonino Ferro.

Aus der Entwicklung zur Zwei-Personen-Psychologie und den Feldkonzepten ging etwa in den 1980er Jahren die relationale Psychoanalyse hervor, die einen bis heute anhaltenden beträchtlichen Einfluss gewonnen hat. Als Ausgangspunkt wird oft das Buch *Object Relations in Psychoanalytic Theory* von Jay R. Greenberg und

Stephen A. Mitchell angesehen, das 1983 erschien. Die Autoren setzten sich differenziert mit den bis dato existierenden psychoanalytischen Objektbeziehungstheorien auseinander, um am Ende ein »relationales Modell« gegenüber einem triebtheoretischen zu favorisieren:

> »Das relationale Modell versteht die analytische Situation von Beginn an als eine dyadische; nichts, was in der Analyse geschieht, wird nur als eine vorprogrammierte Manifestation der neurotischen Dynamik des Patienten verstanden. Im Gegenteil: Alles wird erst in der Interaktion zwischen Patient und Analytiker erschaffen« (Greenberg & Mitchell 1983, S. 389).

Im Sinne Fairbairns, eines Pioniers der Objektbeziehungstheorie, entstehe ein »genuiner emotionaler Kontakt« zwischen Patient und Analytiker, und Widerstand werde nicht als ein intrapsychisches Phänomen des Patienten verstanden, der sich gegen ein aufkommendes Bewusstsein von bestimmten psychischen Inhalten wehre, sondern als eine Reaktion auf die Person des Analytikers. Der Analytiker solle also gar nicht erst versuchen, in diesem Prozess ein außenstehender, neutraler Beobachter zu sein – die »klassischen« Ideale von »Neutralität, Anonymität und Abstinenz« (Mitchell 2005, S. 9) seien ohnehin nicht aufrechtzuerhalten –, sondern sich vielmehr als Person aktiv in die therapeutische Dyade einbringen. Eine Konsequenz aus dieser Position ist die Anwendung von Selbstoffenbarungen (die natürlich einen gewissen Rahmen nicht überschreiten sollen). Daran hat sich ein anhaltender Streit um die psychoanalytische Behandlungstechnik entzündet, der an dieser Stelle nicht weiterverfolgt werden soll.

Aufbauend auf dieser Grundidee des Relationalismus wurde Stephen A. Mitchell in den folgenden Jahrzehnten bis zu seinem Tod im Jahr 2000 zur zentralen Figur der relationalen Psychoanalyse. Es ist unter anderem dieser Strömung zu verdanken, dass es heute nicht mehr gut möglich ist, sich als Therapeut:in aus dem Zentrum des therapeutischen Geschehens herauszuhalten. Das Eisen kann nur geschmiedet werden, wenn es heiß ist, und es ist nun klar, dass sowohl Patient:in als auch Therapeut:in die Temperatur erfahren müssen.

Unter der Vielzahl von Autor:innen, die auf der Baranger'schen Feldtheorie aufbauen, gehört Antonino Ferro zu den Bedeutendsten. Er hat die Komplexität des analytischen Feldes als eine Art eigenes kleines Universum beschrieben, das sich in jeder Sitzung neu konstelliert. Er hat von einer »kontinuierlichen Baselineaktivität der projektiven Identifikation« gesprochen, die zwischen Analytiker und Patient besteht und im Analytiker eine »kontinuierliche Baseline-Rêverie« induziert (Ferro 2009, S. 1; Übers. S. D.). Unter dem sprechenden Titel »The universe field and its inhabitants« formuliert er:

> »Das analytische Feld wird von unzähligen realen und virtuellen, in einem Prozess der Aggregation befindlichen Erscheinungsformen [presences] bevölkert, die den Vergleich mit dem Universum, wie wir es heute verstehen, rechtfertigt. Im analytischen Feld entsteht am Beginn jeder Sitzung ein einzigartiges ›Universum‹, das dann zeitweise erlischt, wenn die Sitzung endet« (Ferro & Basile 2009, S. 5; Übers. S. D.).

In diesem Universum haben nur die Hauptdarsteller anthropomorphen Charakter – sie repräsentieren die reifsten Anteile des Feldes. Zu allem Überfluss verändern all diese Bewohner – Haupt- und Nebendarsteller, (teil-)integrierte und fragmentierte Repräsentanzen, Internalisierungen und Projektionen – fortwährend ihr Erscheinungsbild, indem sie ihre Rollen wechseln.

Auch Thomas Ogden (Abb. 13) hat die Zwei-Personen-Psychologie radikal und hochkomplex weiterentwickelt. In einer Arbeit von 1997 paraphrasiert er Winnicotts berühmtes Zitat: »ohne Analytiker gibt es keinen Analysanden« (2001 [1997], S. 112). Ogden hat von dem, was in der Analyse im bipersonalen Feld geschieht bzw. von beiden Akteuren geschaffen wird, als das »intersubjektive analytische Dritte« (ebd.) gesprochen. Es handelt sich bei ihm um ein primär vorsprachliches Geschehen und Interagieren, bei dem die Haltung der Rêverie, wie Bion sie beschrieb (siehe S. 73), auf Seiten des Analytikers von besonderer Bedeutung ist. Bion betrachte die Psychoanalyse

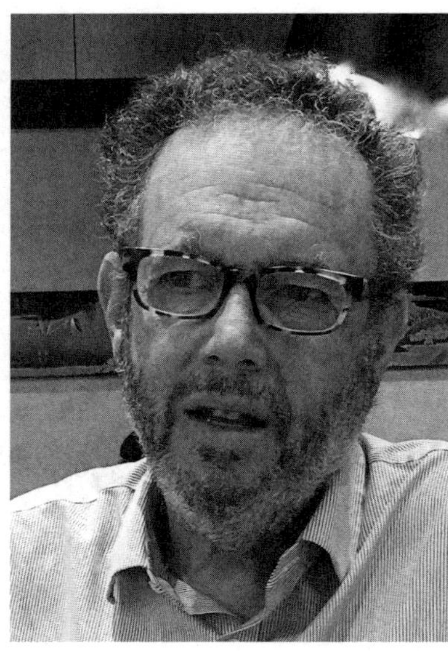

Abbildung 13:
Thomas Ogden (* 1946)

> »als eine Erfahrung, in der Patient und Analytiker sich auf ein Experiment innerhalb des analytischen Raums einlassen, das die Bedingungen schaffen soll, unter denen der Analysand (unter Mitwirkung des Analytikers) fähig werden kann, vormals nicht träumbare emotionale (seine ›ungeträumten‹ Träume) zu träumen, Ich betrachte träumerisches Sprechen als eine Improvisation in der Form eines locker strukturierten Gesprächs (das im Prinzip jedes Thema betreffen kann), wobei der Analytiker am Träumen vormals ungeträumter Träume des Pateinten beteiligt ist. Dadurch ermöglicht der Analytiker es dem Patienten, sich vollständiger in sein eigenes Dasein zu träumen« (Ogden 2006, S. 201).

Ogdens Idee von der geträumten Analysestunde (Ogden 2017) versteht das Träumen – unter Berufung auf Bion – genau umgekehrt als Freud: Durch das Träumen wird Bewusstes bei Ogden zu Unbewusstem und erlangt dadurch eine tiefere, unmittelbarere Bedeutung, wird quasi emotional-körperlich erfahrbar. Wenn er beschreibt, wie er mit seinen Patienten spricht (Ogden 2018), wird klar, wie sehr Ogden dem gesprochenen Wort und dem kognitiven Wortsinn misstraut. In einer Passage, in der er sich einmal mehr auf Bion beruft und dessen persönliche Mitteilung an Grotstein zitiert, wird dies besonders deutlich:

> »Grotstein sagte, ›Ich verstehe‹. Bion antwortete ungeduldig, ›Bitte versuche, nicht zu verstehen. Wenn es sein muss, meta-stehe, para-stehe, circum-stehe, aber *bitte*, versuche nicht zu verstehen‹«. Ogden fährt fort: »Aus diesem Blickwinkel ist das Verstehen eine eher passive psychische Aktivität, vergleicht man sie mit dem Akt des Missverstehens oder dem Tun bei ›ausgeschaltetem‹ Verstand. Der Vorgang des Verstehens trägt die Gefahr in sich, die Erfahrung ›abzutöten‹, die soeben noch lebendig in der analytischen Sitzung stattgefunden hat. Sobald eine Erfahrung ›entschlüsselt‹ ist, ist sie tot. Ein Mensch, der ›verstanden‹ ist, ist nicht mehr interessant als eine lebendige, sich verändernde und rätselhafte Person« (Ogden 2018, S. 412 f.; Übers. S. D.).

Und wieder einmal waren die Dichter eine Nasenlänge voraus – diesmal nachzulesen bei Max Frisch in seinem Tagebuch der Jahre 1946–1949:

> »Du sollst dir kein Bildnis machen
> Es ist bemerkenswert, daß wir gerade von dem Menschen, den wir lieben, am mindesten aussagen können, wie er sei. Wir lieben ihn einfach. Eben darin besteht ja die Liebe, das Wunderbare an der Liebe, daß sie uns in der Schwebe des Lebendigen hält, in der Bereitschaft, einem Menschen zu folgen in allen seinen möglichen Entfaltungen. Wir wissen, daß jeder Mensch, wenn man ihn liebt, sich wie verwandelt fühlt, wie entfaltet, und daß auch dem Liebenden sich alles entfaltet, das Nächste, das lange Bekannte. Vieles sieht er wie zum ersten Male. Die Liebe befreit es aus jeglichem Bildnis. Das ist das Erregende, das Abenteuerliche, das eigentlich Spannende, daß wir mit den Menschen, die wir lieben, nicht fertigwerden: weil wir sie lieben; solang wir sie lieben. Man höre bloß die Dichter, wenn sie

lieben; sie tappen nach Vergleichen, als wären sie betrunken, sie greifen nach allen Dingen im All, nach Blumen und Tieren, nach Wolken, nach Sternen und Meeren. Warum? So wie das All, wie Gottes unerschöpfliche Geräumigkeit, schrankenlos, alles Möglichen voll, aller Geheimnisse voll, unfaßbar ist der Mensch, den man liebt –
Nur die Liebe erträgt ihn so. […]
Unsere Meinung, daß wir das andere kennen, ist das Ende der Liebe, jedesmal, aber Ursache und Wirkung liegen vielleicht anders, als wir anzunehmen versucht sind – nicht weil wir das andere kennen, geht unsere Liebe zu Ende, sondern umgekehrt: weil unsere Liebe zu Ende geht, weil ihre Kraft sich erschöpft hat, darum ist der Mensch fertig für uns. Er muß es sein. Wir können nicht mehr! Wir künden [sic!] ihm die Bereitschaft, auf weitere Verwandlungen einzugehen. Wir verweigern ihm den Anspruch alles Lebendigen, das unfaßbar bleibt, und zugleich sind wir verwundert und enttäuscht, daß unser Verhältnis nicht mehr lebendig sei.
›Du bist nicht‹, sagt der Enttäuschte oder die Enttäuschte: ›wofür ich dich gehalten habe.‹
Und wofür hat man sich denn gehalten?
Für ein Geheimnis, das der Mensch ja immerhin ist, ein erregendes Rätsel, das auszuhalten wir müde geworden sind. Man macht sich ein Bildnis. Das ist das Lieblose, der Verrat« (Frisch 1950, S. 31 f.).

KAPITEL 10

Resümee

Wir haben in diesem Kapitel einen Schnelldurchgang durch gut 100 Jahre psychoanalytischer Konzeption interpersonaler Prozesse (nicht nur) im Rahmen der therapeutischen Beziehung Revue passieren lassen. Freud hatte die Konzepte von Übertragung und Gegenübertragung entwickelt. Die Übertragung wurde schnell vom Störfeuer zu einem Fokus der psychoanalytischen Arbeit. Die Gegenübertragung hatte es dagegen deutlich schwerer und wurde von Freud nicht rehabilitiert, nachdem er 1910 ihre Überwindung mithilfe von zunächst Selbstanalyse und später Lehranalyse gefordert hatte. Auch wenn Freud (1912a) mit seiner Telefonmetapher schon sehr kurz vor einer positiven modernen Konzeption stand, hat er sich doch zeit seines Lebens nicht mit der Gegenübertragung ausgesöhnt. Es blieb Paula Heimann (2016 [1950]) vorbehalten, den nötigen Paradigmenwechsel zu vollziehen – seither wurde die Gegenübertragung zu einem unentbehrlichen und wertvollen Instrument in der therapeutischen Arbeit. Melanie Klein und Wilfred Bion entwickelten das Konzept der projektiven Identifikation, das den scheinbar störenden interpersonalen Kreuzfeuern einen kommunikativen Sinn gab, Bion beschrieb die Alpha-Funktion und erhellte so deren entwicklungspsychologischen Zweck, den von einem anderen Blickwinkel aus Winnicott in seinen Konzeptionen von Halten, Einfühlungsfähigkeit und mütterlicher Fürsorge untersuchte. Schließlich änderte sich der Blick erneut und die therapeutische Beziehung wurde zu einem Feld, das fortan mithilfe einer Zwei-Personen-Psychologie zu betrachten ist. Beginnend mit Sullivan (1953) und den Barangers (2018 [1961]) rückte die Dyade, das Intersubjektive mehr und mehr in das Zentrum der psychoanalytischen Konzeptbildung. Der Blick einer Zwei-Personen-Psychologie auf die therapeutische

Beziehung ist heute Common Sense. Verschiedene psychoanalytische Strömungen haben die Komplexität des bipersonalen Feldes in der analytischen Situation weiterentwickelt, sei es in der relationalen Analyse mit zum Teil radikalen Umformulierungen der analytischen Behandlungstechnik oder in den Werken von beispielsweise Antonino Ferro, der ein ganzes Universum im analytischen Raum einer einzigen Sitzung findet, oder in Thomas Ogdens Arbeit, der immer weiter in die unbewussten Regionen der analytischen Beziehungsinteraktion vordringt, um uns vor einem vorschnellen und zu oberflächlichen Verstehen zu warnen.

Damit sind wir am Ende unseres ersten Abschnitts angelangt und sehen unsere Frage noch klarer vor uns: Wie funktioniert dieses Magische in der therapeutischen Dyade? Auf welchen Kanälen vollzieht sich die Intersubjektivität jenseits des Wortes? Wie kommt die geträumte Erfahrung von einem zum anderen? Wollen wir uns nicht mit der Telepathie begnügen, so lohnt sich an dieser Stelle der Blick auf die Ergebnisse der empirischen Forschung – von der Psychologie bis zur Neurobiologie.

TEIL II

Empirische Befunde zur impliziten Interaktion

KAPITEL 1

Die frühe Interaktion

1.1 Warum Säuglingsforschung?

Waren die frühen Psychoanalytiker:innen noch der Auffassung, Wissen über die frühen Entwicklungsphasen lasse sich aus der Psychopathologie und Psychodynamik Erwachsener ableiten, so wurde dieses Paradigma inzwischen vom Kopf auf die Füße gestellt: Heute lernen wir von den ganz frühen Interaktionen ausgehend die Pathologie der Erwachsenen und ihrer Interaktionen zu verstehen. Beatrice Beebe & Frank Lachmann (2004) formulieren dies folgendermaßen:

> »Die Säuglingsforschung trägt dazu bei, sich die frühe Geschichte eines erwachsenen Patienten vorstellen zu können, und sie bietet weit mehr Metaphern und Szenarien, als bisher verfügbar waren« (S. 12). Und weiter: »Der wahre Lohn der Säuglingsforschung ist eine Überraschung: Säuglingsforschung ist für die Psychoanalyse fruchtbar, nicht weil in der Erwachsenenbehandlung frühere Zustände wiederholt werden, wie in älteren Theorien angenommen – wenngleich dies vorkommen mag –, sondern weil sich die basalen nonverbalen Interaktionsprozesse lebenslang so ähnlich bleiben« (S. 37).

Wir können uns die Ergebnisse der Säuglingsforschung zunutze machen, um die impliziten Aspekte der Interaktion zu verstehen. Der Vorteil liegt auf der Hand: Die Kommunikation zwischen Säugling und dem (elterlichen) Objekt ist ausschließlich implizit – zumindest von Seiten des Babys. Reagiert das erwachsene Gegenüber (z. B. die Mutter) explizit verbal, so kann der Säugling doch nur auf emotional-körperlichem Wege nonverbal und implizit Signale wahrnehmen. Die empathische Mutter wird sich demnach auf die Möglichkeiten des Babys einstellen und ihre wesentlichen Botschaften nonverbal senden. Die Beobachtung der Interaktion zwischen Baby und Mutter bietet uns also einen nicht durch verbale Inhalte verstellten Blick auf die implizite Kommunikation quasi unter der Lupe.

Es liegt nahe, dass sich dieses Beobachtungsfenster anbietet, wenn wir die interpersonalen Prozesse in der Psychotherapie verstehen wollen. Wie bereits festgestellt nähert sich die psychotherapeutische Interaktion in mehrfacher Hinsicht der Baby-Mutter-Interaktion an: (1) Frühe – insbesondere traumatische – Beziehungserfahrungen sind auch beim Erwachsenen nicht bewusst und nicht kognitiv zugänglich, sondern werden in Form von Beta-Elementen erfahren (Bion 2016, S. 52f.), die im Handlungsdialog implizit oder zumindest verschlüsselt kommuniziert werden. (2) Bekanntermaßen fördert (nicht nur) das psychoanalytische Setting die Regression, d.h. das Erleben und Verhalten auf einer früheren Entwicklungsstufe, wobei häufig präverbale Erfahrungen das Geschehen prägen. (3) Um die impliziten, nonverbalen Botschaften der Patient:in verstehen zu können, muss die Therapeut:in im Sinne Bions (2016, S. 84) eine Haltung der Rêverie einnehmen und in träumerischer Gelöstheit kognitive Störaktivität ausschalten. Beebe & Lachmann fassen kurz und bündig zusammen: »Die empirische Mikroanalyse der Mutter-Säugling-Interaktion vermag unser Verständnis der Analytiker-Patient-Aktivität zu vertiefen« (2004, S. 206).

Noch ein weiterer Aspekt der Säuglingsforschung vermag unser psychotherapeutisches Verstehen und Handeln zu erweitern: Die Erkenntnis nämlich, wie »kompetent« der Säugling vom ersten Tag an ist (Dornes 1993). Eine traditionelle Position könnte annehmen, dass menschliches Seelenleben erst durch die Sprache entsteht, dass psychische Entwicklung an sprachlich organisierte Erfahrungen gekoppelt ist. Alles, was jenseits oder vor der Sprachentwicklung stattfindet, wäre aus dieser Blickrichtung nicht viel mehr als ein Vegetieren: Gleich einem Kaktus west der Säugling vor sich hin, muss gewickelt und gefüttert werden, bis er schließlich zu sprechen beginnt.

Generationen von psychodynamischen Psychotherapeut:innen sind in ihrer Ausbildung mit dem Schema der Repräsentanzenentwicklung konfrontiert worden, wie es sich öffentlich zugänglich erstmals 1982 bei Ciompi findet (Abb. 14). In den ersten Lebenswochen, so die Annahme, stellt die Innenwelt des Säuglings eine »undifferenzierte Matrix« dar, bevor sich erste Repräsentanzen ausbilden. Aufgrund der im Folgenden dargestellten Befunde müssen wir diesen Zeitpunkt deutlich vorverlagern und von der Vorstellung einer undifferenzierten Innenwelt des Neugeborenen Abschied nehmen.

Es sei in diesem Zusammenhang an das Kinderexperiment von Kaiser Friedrich II. von Hohenstaufen (1194–1250) erinnert:

> »Der Kaiser wollte die ursprüngliche Sprache der Menschheit herausfinden. Deshalb ließ er einige neugeborene Kinder ihren Müttern wegnehmen und an Pflegerinnen und Ammen über-

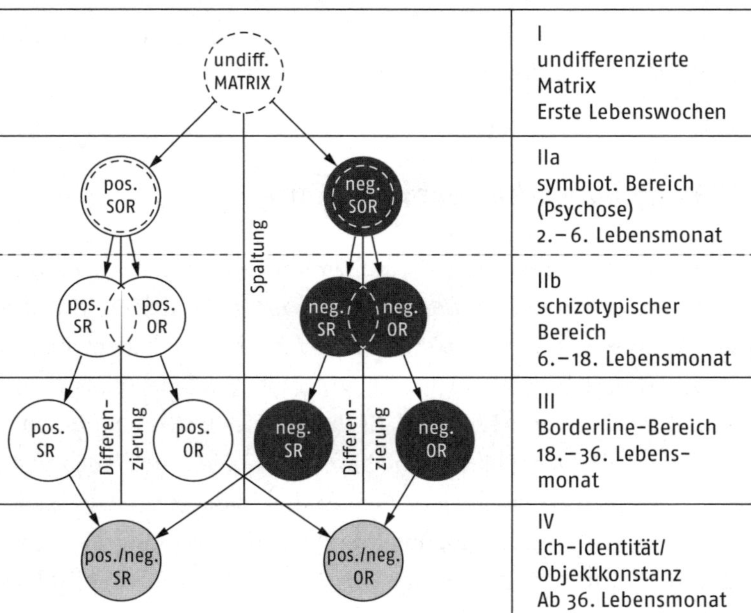

Abbildung 14: Entwicklung der Repräsentanzen in den ersten drei Lebensjahren, basierend auf der zeitgenössischen Objektbeziehungstheorie (nach Ciompi 1982, S. 185); OR: Objektrepräsentanz, SOR: Selbst-Objekt-Repräsentanz, SR: Selbstrepräsentanz.

> geben. Sie sollten den Kindern Milch geben, daß sie an den Brüsten saugen könnten, sie baden und waschen, aber keinesfalls mit ihnen kosen und zu ihnen sprechen. Er wollte nämlich untersuchen, ob sie (nach ihrem Heranwachsen) die hebräische Sprache sprächen, die älteste, oder die griechische oder die lateinische oder die arabische oder aber die Sprache ihrer Eltern, die sie hervorgebracht hätten. Aber er mühte sich umsonst, weil alle Kinder starben … Denn sie können ohne das Patschen und das fröhliche Grimassenschneiden und die Liebkosungen ihrer Ammen und Ernährerinnen nicht leben« (Eberhard 1975, zit. nach Spektrum.de 2000).

In eindrucksvoller Weise belegte dieses Experiment bereits vor 800 Jahren, dass ein vorsprachliches Seelenleben besteht und dass interpersonale Bedürfnisse jenseits der physiologischen von Geburt an lebensnotwendig sind.

Nach dieser Hervorhebung präverbaler Erlebnisformen und Bedürfnisse scheint es an der Zeit, die klassischen Befunde zu den frühen Kompetenzen des Säuglings etwas genauer anzusehen.

1.2 Präsymbolische Repräsentation

Wie wir sehen werden, sind die frühen Kompetenzen des Säuglings erstaunlich – dennoch muss man sich fragen: Handelt es sich um Reflexe, die so gut wie abgetrennt von Erfahrungen ablaufen, um das Überleben zu sichern? Dann hätten wir es nicht mit viel mehr zu tun als mit Einzellern oder Pflanzen, die ihre Blüten nach der Sonne auszurichten vermögen. Oder geschieht mehr, vollzieht sich eine Erfahrung, die ihren Niederschlag im Gehirn und in der sich entwickelnden Persönlichkeit des Säuglings findet? Voraussetzung für einen solchen Vorgang ist eine Repräsentation, d. h. ein inneres Abbild einer Erfahrung, in einem Format, das sich im Gehirn speichern lässt und später abgerufen werden kann. Das eben ist ein wichtiger Aspekt dessen, was den Säugling von der Pflanze oder dem niederen Tier unterscheidet.

> »Während ehemals repräsentationale und symbolische Fähigkeiten traditionellerweise gleichgesetzt wurden, ist inzwischen anhand von Experimenten der Nachweis erbracht worden, daß rudimentäre repräsentationale – noch nicht symbolische – Fähigkeiten im zweiten Lebensmonat in Erscheinung treten. Diese Untersuchungen verlangen nach einem anderen Repräsentationskonzept: Symbolbildung ist eine spätere Entwicklung, nachdem das System bereits über rudimentäre repräsentationale Fähigkeiten verfügt« (Beebe & Lachmann 2004, S. 83).

Dieser Gedanke, der – wie wir sehen werden – mindestens bis in die 1970er Jahre und zu Daniel Stern zurückreicht, ist fundamental für das Verständnis der frühen Entwicklung. Wenn der Säugling quasi vom ersten Tag an Repräsentanzen bilden kann, dann sind diese notwendigerweise nicht-sprachlich, nicht-metaphorisch, nicht-symbolisch – eben in keiner Weise abstrakt, sondern viel erfahrungsnäher. Es geht um Körperliches und Emotionales, das hier verhandelt wird und das als Sinneserfahrung im heute so genannten prozeduralen Gedächtnis gespeichert wird. Bekanntermaßen zeichnet sich das prozedurale Gedächtnis dadurch aus, dass es implizit, unbewusst und präsymbolisch organisiert ist. Es unterscheidet sich vom expliziten Gedächtnis, das (teilweise) bewusst und eben symbolisch bzw. sprachlich organisiert ist.

> »Während in der verbalen Repräsentation sprachliche Informationen gespeichert werden, sind in der nonverbalen Repräsentation durch Wahrnehmung – Bild, Lautäußerung oder Geruch – erhaltene Informationen gespeichert« (Beebe & Lachmann 2004, S. 96).

1.3 Die frühen Kompetenzen

Die Experimente, die den Blick auf das Baby revolutionierten, fanden im Wesentlichen ab den 1970er Jahren statt. Das Prinzip ist relativ einfach und dadurch umso findiger: Dem Neugeborenen werden verschiedene Reize präsentiert und seine Reaktion darauf wird genaustens beobachtet. Aus bestimmten Formen der Zuwendung bzw. einer Intensitätssteigerung körperlicher Reaktionen kann eine Präferenz des Babys für den einen oder anderen Reiz abgeleitet werden.

Berühmt geworden ist ein Experiment von Aidan MacFarlane (1975) aus Oxford: Er untersuchte Neugeborene am fünften Tag ihres Lebens, indem er ihnen BH-Einlagen rechts und links von ihren Köpfchen präsentierte. Die Frage war, ob die Neugeborenen ihre eigenen Mütter am Geruch erkennen würden. Mittels einer Vorrichtung aus metallischen Haltearmen (zur Vermeidung eines störenden Geruchsreizes durch die Hand der Untersuchungsperson) wurde die Stilleinlage der eigenen Mutter auf der einen Seite des Köpfchens präsentiert, die einer fremden Frau auf der anderen Seite. Es zeigte sich, dass die Babys das Köpfchen signifikant länger zur Seite der Stilleinlage ihrer eigenen Mutter wendeten. Daraus lässt sich schließen, dass Babys am fünften Tag nach ihrer Geburt die Mutter bereits am Geruch erkennen können.

Im Jahr 1980 erschien eine Arbeit von DeCasper & Fifer, die bei weniger als drei Tage alten Neugeborenen untersuchten, ob sie die Stimme der Mutter erkennen können. Die Versuchsanordnung sah vor, dass abwechselnd die vorher aufgenommene Stimme der Mutter und die einer anderen Frau vorgespielt wurde. Mithilfe der Intensität des Saugens an einem Schnuller konnten die Babys die Fortsetzung der akustischen Präsentation erwirken, bei einer längeren Pause des Saugens wurde sie unterbrochen. Die Neugeborenen bevorzugten die Stimme der Mutter und hörten sie signifikant länger an als die fremde Stimme. Dies erlaubt den Schluss, dass Babys bereits am dritten Lebenstag die Stimme ihrer Mutter erkennen können.

Auch die visuelle Erkennung des mütterlichen Gesichts wurde untersucht: Field et al. (1984) präsentierten ca. 45 Stunden alten Babys das mütterliche Gesicht und das Gesicht einer anderen Frau durch eine Falltür im Blickfeld des Babys, die geöffnet und geschlossen werden konnte. Bemerkenswert ist, dass die Babys bis zum Untersuchungszeitpunkt lediglich vier Stunden Zeit mit ihren Müttern verbracht hatten. Die Ergebnisse belegten, dass die Neugeborenen signifikant länger die Gesichter ihrer Mütter fixierten.

Nehmen wir nur diese drei bahnbrechenden Studien als Grundlage, so können wir bereits sagen, dass es eine Repräsentanz der Mutter beim wenige Tage alten Säugling gibt. Die Erinnerung ist in Form von visuellen, akustischen und olfaktorischen Eindrücken im Gedächtnis gespeichert und beeinflusst das Verhalten des neugeborenen Kindes. Natürlich ist nicht davon auszugehen, dass das Kind bereits eine kognitive Idee davon hat, was eine Mutter ist bzw. wie die persönliche Mutterbeziehung zu definieren ist. Und wir können aufgrund dieser Studien nicht behaupten, hier würden bereits Beziehungserfahrungen verinnerlicht – ebenso gut kann es sich um die Manifestation eines instinkthaften Geschehens handeln, wie es auch im Tierreich vorkommen dürfte. Allerdings bilden diese frühen Repräsentanzen die Grundlage für die spätere Ausgestaltung der inneren Welt und in der Folge der Beziehungswelt des Menschen.

Thomas Ogden hat in Ergänzung zu Melanie Kleins Konzept von der paranoid-schizoiden und der depressiven Position eine »autistisch-berührende Position« definiert:

> »Darunter verstehe ich einen sensorisch dominierten, vorsymbolischen Erlebnisbereich, in dem die primitivste Form von Bedeutung auf der Grundlage der Organisation von Sinneseindrücken, besonders auf der Hautoberfläche, erzeugt wird« (Ogden 2006, S. 4).

Ihm ging es darum zu zeigen, dass es in der Innenwelt des Säuglings sehr wohl organisierte Erfahrungen gibt, bevor so komplexe Prozesse wie ein (im kleinianischen Sinne) paranoides Erleben möglich wird – eben auf einer körpernahen Ebene.

Vor der Entwicklung der Sprache, also im ersten Lebensjahr, werden zunächst die sensorischen Erfahrungen, dann aber auch die Beziehungserfahrungen als körperlich-emotionales Geschehen repräsentiert und im prozeduralen Gedächtnis gespeichert. Die Boston Change Process Study Group um Daniel Stern hat in ihrem enorm erhellenden Buch zu den *Veränderungsprozessen* (Stern et al.

2012 [2010]) den Begriff des »impliziten Beziehungswissens« verwendet.

> »Dieses implizite Beziehungswissen wird zunächst in einer uns noch nicht näher bekannten Form repräsentiert, lange bevor dem Kind die Sprache zur Verfügung steht, und operiert lebenslang. Implizites Beziehungswissen operiert typischerweise außerhalb der Aufmerksamkeit und des bewussten Erlebens und ohne dass es in Sprache übersetzt wird« (S. 53 f.).

Dieses Wissen umfasst, so die Autor:innen, die »sogenannten internalisierten oder inneren Objektbeziehungen«.

Wir können also davon ausgehen, dass die Erfahrungen des Säuglings vom ersten Tag an im Gedächtnis gespeichert werden, dass sie allerdings erst nach dem Spracherwerb in symbolisierter und dann auch verbalisierter Form vorliegen und einem bewussten Erinnern zugänglich sind. Geht man davon aus, dass die frühen Erfahrungen des Säuglings über weite Strecken eine existenzielle Qualität haben – schließlich geht es in gewisser Weise immer um Leben und Tod –, dann ahnt man, welche Rolle dieser verborgene innere Schatz ein Leben lang für uns spielt, indem er unseren Blick auf das Selbst und die Welt kontinuierlich mit einer affektiv-körperlichen Hintergrundmusik unterlegt.

Wie bereits von Beebe & Lachmann angedeutet, besteht hier eine Verbindung zu dem, was Daniel Stern »Representations of Interactions that have been Generalized« (RIG; Stern 1992, S. 143) nennt. In der Objektbeziehungstheorie, beispielsweise bei Otto Kernberg, wird von verinnerlichten Objektbeziehungen gesprochen. Kernberg geht zunächst von sogenannten Teilobjektbeziehungsdyaden aus, bei denen eine repräsentative und emotional bedeutsame interaktive Sequenz im Gedächtnis gespeichert wird, an der ein Teil des Selbst und Objektanteile, durch einen Affekt verbunden, beteiligt sind (Kernberg 1988, S. 19). Genau genommen besteht die dyadische Gestalt dieser inneren Beziehung erst ab ca. dem 18. Lebensmonat, da zuvor noch keine sichere Trennung von Selbst- und Objektrepräsentanz möglich ist. Eher werden davor »Zustände-des-Seins-mit«

(siehe Abb. 14) verinnerlicht, wie sie von Ogden (2006) in seiner Konzeption der autistisch-berührenden Phase beschrieben werden.

1.4 Synchronisierung

Eine der vermutlich basalsten Formen der interpersonalen Interaktion besteht in der Synchronisierung. Wir werden im Weiteren immer wieder auf Synchronisierungsphänomene auf unterschiedlichsten Ebenen zu sprechen kommen, wenn es um die Spiegelneuronen geht (S. 136), das Facial Feedback (S. 127) und schließlich die physiologischen und motorischen Abstimmungsphänomene in der Psychotherapie Erwachsener (S. 162).

An dieser Stelle soll der Grundstein gelegt werden, indem wir Säuglinge hinsichtlich ihrer Fähigkeit und ihren interpersonalen Bedürfnissen nach Abstimmung mit dem Gegenüber betrachten.

Eine berühmt gewordene Studie ist die von Meltzoff & Moore (1977), die im hochrenommierten Journal *Science* erschien. Ikonisch wurde die Abbildung aus dieser Arbeit, bei der jeweils drei Fotos eines jungen Mannes denen eines zwei bis drei Wochen alten Babys gegenübergestellt sind. Der Mann mit einem eindrucksvollen schwarzen Lockenkopf der 1970er Jahre streckt die Zunge heraus, öffnet den Mund weit bzw. macht einen Kussmund – und der Säugling imitiert offenbar dieses Verhalten (S. 75). Interessanterweise erfolgte die Antwort des Säuglings nicht im Millisekundenbereich, sondern auf eine 15-sekündige Präsentationsperiode, in der der Experimentator viermal die jeweilige Mimik zeigte. Es folgte eine 20-sekündige Antwortperiode, während derer die Babys gefilmt wurden; in dieser Periode trat signifikant gehäuft das Imitationsverhalten auf. Die Autoren interpretierten ihre Ergebnisse dergestalt, dass bereits Neugeborene die Fähigkeit besitzen, visuell und propriozeptiv erhaltene Informationen in einer supramodalen Weise zu repräsentieren, um sie zu einem späteren Zeitpunkt zu replizieren, indem sie ihre eigene Gesichtsmuskulatur in entsprechender Weise innervieren (S. 78).

Nachdem wir nun die basalen Kompetenzen des Säuglings zur

Ausbildung von Repräsentanzen und zur Imitation gesehen haben, beobachten wir im nächsten Schritt, wie Babys diese für ihre Interaktion mit ihren frühen Bezugspersonen[4] einsetzen.

Heute ist Beatrice Beebe (Abb. 15) aus New York eine der wichtigsten Säuglingsforscher:innen. Kaum jemand hat empirisch so differenziert die frühen Mutter-Baby-Interaktionen beobachtet und definiert. In dem bereits mehrfach zitierten Buch *Säuglingsforschung und die Psychotherapie Erwachsener*, das sie 2002 (dt. 2004) gemeinsam mit Frank Lachmann publizierte, wird dem »Spiegeln des Gesichtsausdrucks« eine zentrale Bedeutung zuteil. Beebe & Lachmann gehen davon aus, dass innerhalb von Sekundenbruchteilen eine Art mimischer Austauschprozess zwischen Mutter und Kind stattfindet, der die Beziehung der beiden von Sekunde zu Sekunde konstituiert.

> »Das Spiegeln des Gesichtsausdrucks gehört zu jenen Interaktionsmustern, die zur präsymbolischen Interaktion der Selbst- und Objektrepräsentationen beitragen. Korreliert das interaktionelle Spiegeln der Gesichtsmimik positiv und bewegen sich die Partner affektiv in die gleiche Richtung, repräsentiert der Säugling (in affektiver Richtung) die Erwartung wechselseitiger Entsprechung. *Repräsentiert wird der sekundenbruchteilschnelle, Moment für Moment kontingente, dynamische Interaktionsprozeß, sowohl dem Anderen zu entsprechen als auch selbst entsprochen zu werden*« (Beebe & Lachmann 2004, S. 116).

Wir sehen, dass aus der bloßen Imitation ein bedeutungsvoller Interaktionsprozess wird, der bereits bei vier Monate alten Säuglingen in höchst differenzierter und komplexer Form nachweisbar ist, wie Beebe in ihren Experimenten gezeigt hat. Es geht um so etwas

4 In der Literatur wird meist von den Müttern gesprochen, auch wurden die meisten Experimente mit den Müttern durchgeführt. Das bedeutet freilich nicht, das andere Bezugspersonen, z. B. die Väter, ohne Relevanz wären oder die gleichen Phänomene nicht mit ihnen auftreten würden. Korrekterweise sollte von der primären Bezugsperson gesprochen werden, mit der die beschriebenen Interaktionen vermutlich am intensivsten sind.

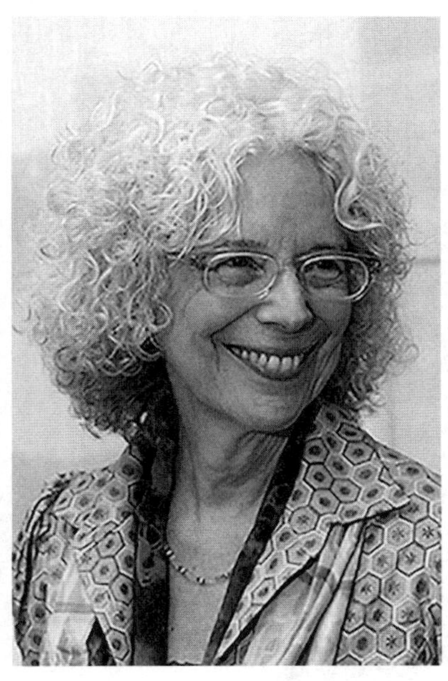

Abbildung 15:
Beatrice Beebe (* 1946)

wie eine koordinierte affektive Bewegung, die gleichgerichtet erfolgen und dann zu einer Erfahrung der Entsprechung führen kann. Dieser implizite Prozess kann zum Gefühl führen, »auf derselben Wellenlänge« zu sein: »Ich verändere mich mit Dir. Wir bewegen uns in dieselbe Richtung. Ich erlebe mich selbst als eine Person, die Dir folgt und der Du folgst« (Beebe & Lachmann 2004, S. 129 f.).

In ihrer faszinierenden Studie, die als Buch unter dem Titel *Bindung im Werden* publiziert wurde, stellen Beebe et al. (2019) ihre Methodik und die Ergebnisse ihrer Untersuchungen zur Interaktion von vier Monate alten Säuglingen mit ihren Müttern dar. Mithilfe einer Split-Screen-Technik werden Baby und Mutter mit zwei Kameras gefilmt (Abb. 16) und ihre Interaktionen können im Millisekundenbereich synchron analysiert werden (dem Buch ist eine DVD beigelegt, die diese Aufnahmen zeigt, eine verkürzte Version findet sich auch auf YouTube). Die zentrale Aussage der Arbeiten ist, dass die Mikroanalyse der Interaktionssequenzen die Voraussage der weiteren Entwicklung des Kindes hinsichtlich seines Bindungsverhaltens erlaubt. Nur zweieinhalb Minuten dieser Interaktion reichen

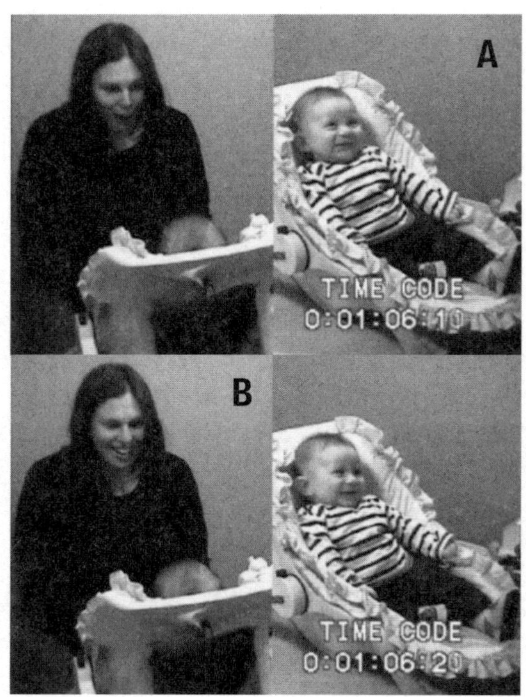

Abbildung 16: Screenshot der Split-Screen-Aufnahmen aus der Studie von Beatrice Beebe et al. (2019)

aus, um relativ zuverlässig das Bindungsmuster des Kindes im Alter von einem Jahr vorherzusagen (S. 18 f.). Dazu wurden eine Vielzahl spezifischer Ausdruckformen und Reaktionsmuster definiert, allein 21 verschiedene Formen der Berührung (S. 50). Typische Interaktionsmuster wurden herausgearbeitet, so beispielsweise das »Nachsetzen und Ausweichen«. Es wird dabei davon ausgegangen, dass die stärkste Möglichkeit des Babys, die Intensität der Interaktion zu regulieren, im Wegdrehen des Köpfchens liegt. Eine ausreichend empathische Mutter versteht implizit dieses Signal und wartet in ausreichender Distanz ab, bis das Kind wieder in die Interaktion eintritt. Interaktiv weniger sichere Mütter können das Signal missdeuten und mit einer Intensitätssteigerung des Kontaktes reagieren, indem sie sich dem Baby weiter annähern und eventuell das Kind mit ihrem Kopf und Blick verfolgen. Ein Beispiel eines Verhaltens, das eher als dysfunktional einzustufen ist und einen unsicheren Bindungsstil beim Kind prädiziert (S. 139 ff.).

Aus der Vielzahl von Befunden generiert Beebe spezifische Kombinationen von Prädiktoren für bestimmte spätere Bindungsstile des Kindes. Als Beispiel seien hier Prädiktoren eines unsicher-desorganisierten Bindungsmuster beim Kind angeführt:

Unbehagen und Fehlregulationen beim Kind:

- Äußerungen von Kummer
- Diskrepanzen von stimmlichem und mimischem Affekt
- Schwer vorhersagbare Rhythmen des mimisch-visuellen Kontaktverhaltens
- Weniger häufige Berührungen der Mutter, aber auch des eigenen Körpers

Bei den Müttern dieser Kinder zeigte sich:

- Häufigeres Abwenden des Blickes vom Gesicht des Babys
- Weniger dichtes Heranbeugen an das Gesicht des Babys
- Positiv getönte oder überraschte Mimik, wenn das Kind bekümmert wirkt
- Weniger Mitgehen mit den Emotionen des Kindes
- Abkopplung der eigenen Affektivität von der des Kindes mit einer überstarken Stabilisierung der eigenen Mimik
- Weniger enge Koordination der eigenen Berührungsmuster mit denen des Kindes (S. 189 f.)

Beebe interpretiert das Verhalten der Mutter als eine Abkoppelung vom emotionalen Geschehen beim Kind:

> »Diese Selbstregulierungsstrategie hilft der Mutter, sich gefestigter und ausgeglichener zu fühlen. Sie geht aber auf Kosten ihrer Fähigkeit, auf das bekümmerte Baby zu reagieren, und verschärft somit ihre emotionale Abkopplung von ihm« (S. 190).

Das heißt, Mütter, die selbst vielleicht psychisch labil sind, erleben das allzu intensive Sicheinlassen und Dem-Kind-Folgen als eine Gefährdung ihrer inneren Homöostase und vermeiden deswegen eine allzu große Intensität. Es ist auch denkbar, dass eigene aversive

Erfahrungen aus der frühen Kindheit an einer Reaktualisierung gehindert werden sollen. In jedem Fall ist – wenig überraschend – eine gewisse Bindungssicherheit auf Seiten der Mutter offenbar förderlich für ein Sicheinlassen auf das Baby und damit für die Entwicklung des Kindes. Dieser psychologische Allgemeinplatz erfährt durch Beebes Arbeiten eine empirische Untermauerung und kann in den zugrunde liegenden Mikromechanismen beobachtet werden.

Betrachtet man die Videos der Interaktion von Baby und Mutter, so erscheint sie im gelingenden Fall wie ein perfekt koordinierter Tanz, bei dem beide Partner intuitiv voneinander wissen und als Paar gemeinsam und synchronisiert in körperlicher, mimischer und emotionaler Bewegung sind. Wie bei einem professionellen Tanzpaar scheinen die Bewegungen von einem gemeinsamen Willen, einem gemeinsamen Körper, einem geteilten Gefühl getragen zu sein. Störungen werden schmerzlich spürbar als ein Aus-dem-Takt-Geraten, als ein Auftauchen von Unbehagen oder gar Schmerz.

1.5 Rupture und Repair

In diesem Kontext der Synchronisierung und Abstimmung ist das Konzept der »Kontingenz« von besonderer Relevanz. Der Begriff ist mehrdeutig und hat in verschiedenen wissenschaftlichen Feldern unterschiedliche Bedeutungen. Vom lateinischen contingere abgeleitet, was »berühren« bedeutet, steckt darin auch contingentia, die »Möglichkeit«. Im psychologischen Kontext bezeichnet Kontingenz die erwartbare, folgerichtige, passende Reaktion der Umwelt – meist eines Gegenübers –, also im Grunde einen Kausalzusammenhang, den das Selbst vorhersehen und damit beeinflussen kann. Beispielsweise handelt es sich um eine kontingente Reaktion, wenn die Mutter das Lächeln des Babys mit einem Lächeln beantwortet. Beebe et al. (2019) sprechen von einem »angeborenen Kontingenzdetektormodul«, das Babys Wenn-dann-Muster und zeitliche Abfolgen, Ordnung, Muster und Sequenzen in der Interaktion erkennen lässt (S. 32). Diese Fähigkeit müsse nicht erlernt werden, sondern sei als eine intrinsische Motivation bereits vorhanden.

Interessanterweise geht es offenbar nicht darum, ununterbrochen die perfekte Harmonie in der Abstimmung zu erreichen – wie wir sehen werden, kommt es auch bei stabilen und »gesunden« Baby-Mutter-Paaren immer wieder zu kleinen Störungen, sogenannten Rupturen. Der Moment der Wiederherstellung (*repair*) der kontingenten Synchronisierung dürfte von besonderer Bedeutung für das Paar und insbesondere für den Säugling sein. Daniel Stern nahm bereits 1977 an, dass das »Grenzverfehlen« eine wichtige positive Bedeutung für den Säugling hat:

> »Unter diesem Verfehlen verstehe ich, daß die Mutter hinsichtlich der Toleranzgrenzen das Babys beharrlicher als gewöhnlich zu weit oder nicht weit genug geht. Erstens: Nur wenn eine Grenze überschritten wird, ist das Kleinkind gezwungen, ein Gegen- oder Anpassungsmanöver durchzuführen, um die Situation zu korrigieren oder zu vermeiden oder um der Mutter zu signalisieren, sie möge die unmittelbare Reizumwelt ändern. [...] Solange die Mutter es nicht häufig riskiert, eine Grenze zu überschreiten, sei es absichtlich oder infolge Fehlberechnung, wird sie nicht dazu beitragen können, daß sich der wachsende Toleranzbereich des Kleinkindes für Reizung ausdehnt und erweitert« (Stern 1979 [1977], S. 94).

Im Sinne einer optimalen Frustration wird das Kind gezwungen, sich um Anpassung zu bemühen, was in Reifung und Entwicklung resultiert.

Ed Tronick (Abb. 17) hat sich besonders mit dem Phänomen der Ruptur in der Mutter-Kind-Dyade beschäftigt. Er untersuchte die Baby-Mutter-Interaktion auf der Mikroebene und fand, dass auch bei »low-risk pairs« in mehr als 70 % der Interaktionszeit keine Synchronisierung besteht, das Paar sozusagen aus dem Takt gerät, die Kontingenz nicht erfüllt wird (Tronick & Cohn 1989). Bezugnehmend u. a. auf Stern (1979) geht Tronick davon aus, dass die Interaktionsfehler die Entwicklung interaktiver Fähigkeiten beim Baby induzieren. Gelingt es dem Baby, die Kontingenz aus eigener Kraft wiederherzustellen, erlebt es sich als selbstwirksam, wogegen das Misslin-

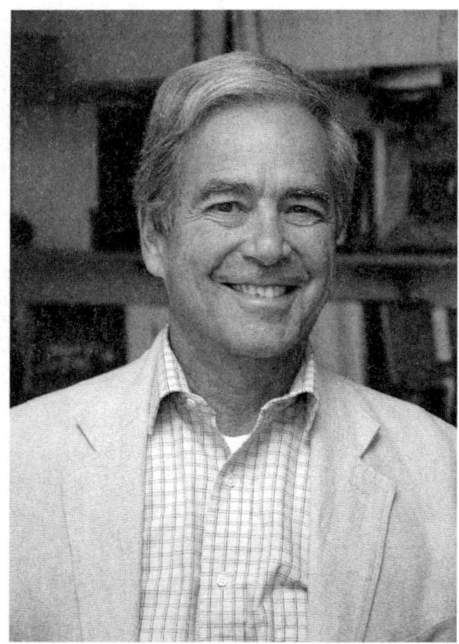

Abbildung 17: Ed Tronick

gen der Wiederherstellung Gefühle der Hilflosigkeit hervorruft (Tronick & Cohn 1989).

Berühmt geworden ist in diesem Zusammenhang das »Still Face Experiment« Ed Tronicks (Abb. 18), das er bereits 1975 erstmals publizierte (Brazelton et al. 1975). Babys im Alter von bis zu fünf Monaten sitzen ihren Müttern gegenüber und interagieren spontan; die Interaktion wird von zwei Kameras in einem Split-Screen-Verfahren aufgezeichnet. Dann beendet die Mutter die Interaktion für drei

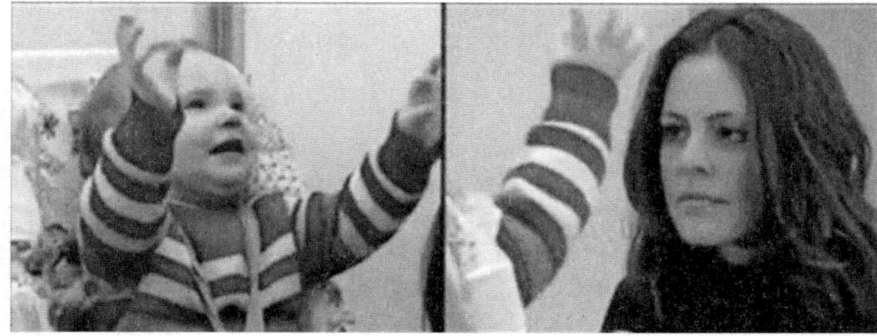

Abbildung 18: Still-Face-Experiment

Minuten und sieht das Kind mit unbewegtem Gesicht an. Dieses mütterliche Verhalten stellt eine dramatische Ruptur der Synchronisierung der Dyade dar, die in der Regel zu intensiven und schließlich verzweifelten Versuchen des Kindes führt, die Harmonie wiederherzustellen. Tronick kommentiert selbst in einem Video der University of Massachusetts Boston aus dem Jahr 2007 das Experiment:

> »Das ist ein wenig wie das Gute, das Schlechte und das Hässliche. Das *Gute*, das sind die normalen Dinge, die wir alle dauernd mit unseren Kindern machen. Das *Schlechte*, das sind die negativen Dinge, die passieren, die das Baby aber überwinden kann – wie im Still-Face-Experiment, wenn Mutter und Kind wieder beginnen, miteinander zu spielen. Das *Hässliche*, das sind die Momente, in denen das Baby keine Chance bekommt, zu den guten Dingen zurückzukehren – wenn es keine Reparation gibt, wenn das Baby in der hässlichen Situation hängenbleibt« (Tronick 2007b, Übers. S. D.).

Tronicks Experiment illustriert eindrucksvoll, dass und wie Mikrobindungstraumata entstehen, die in kumulativer Form zu unsicherem Bindungsstil und in der weiteren Folge zu psychischen Störungen führen können. Beatrice Beebe hat mit ihrer Arbeitsgruppe empirisch belegt, dass eine mittlere Kontingenz der Baby-Mutter-Interaktion mit der größten Wahrscheinlichkeit zu sicherer Bindung führt. Sowohl die zu geringe Kontingenz (»destabilisierte Rhythmen«) als auch die zu hohe Kontingenz (»hyperstabile Rhythmen«) wirkt sich eher weniger förderlich auf die kindliche Bindungsentwicklung aus (Beebe et al. 2010). Damit hat sie die bislang valideste Untermauerung von Sterns und Tronicks oben zitierten Annahmen geliefert.

Tronick hat die Wechselseitigkeit der regulatorischen Prozesse zwischen Baby und Mutter hervorgehoben. In seinem »Mutual Regulation Model« (MRM) zeigt er, wie der Säugling durch den aktiven Einsatz seiner emotionalen Signale versucht, seine Umwelt zu kontrollieren. Erneut betont er, wie der Erfolg der Kontrollbemühungen zu positiven Gefühlen von Selbstwirksamkeit beim Baby führt, wogegen das Scheitern zu Hilflosigkeit und negativen Gefühlen führt (Tronick 2007a, S. 207).

Beebe & Lachmann (2004, S. 163 ff.) fügen den beiden regulativen dyadischen Organisationsprinzipien der Baby-Mutter-Interaktion – Kontingenz (Invarianz), Rupture und Repair – ein drittes hinzu, nämlich die »Affektsteigerung«. Die Möglichkeit, in der Interaktion emotional intensive Momente zu erleben, reichert die Kontinuität der Basisregulation durch ausreichend gut gewahrte Kontingenz um gewisse denkwürdige Erfahrungen an, die konstitutiv für die Persönlichkeitsentwicklung sein dürften.

1.6 Das Visual Cliff

Eine weitere berühmt gewordene Untersuchung der Säuglingsforschung ist das sogenannte »Visual Cliff Experiment« (Abb. 19). Erstmals wurde das Experiment 1983 von Klinnert et al. vorgestellt. Die Versuchsanordnung geht zurück auf Experimente aus der Wahrnehmungspsychologie in den 1960er Jahren. Sie besteht aus einem ca. 3 × 3 Meter großen Kubus von 1,5 Meter Höhe mit festen gläsernen Wänden und Deckel. Der Boden ist mit schachbrettartig gefärbtem Stoff ausgelegt, ebenso eine Hälfte des Deckels. Die andere Hälfte des gläsernen Deckels gibt den Blick auf den 1,5 Meter tiefer liegenden karierten Boden frei. 12 Monate alte Säuglinge wurden nun auf die undurchsichtige Oberseite des Kubus gesetzt, während ihre Mutter am anderen Ende jenseits der durchsichtigen Seite stand.

Kamen die Säuglinge auf ihrem Krabbelweg zur Mutter an das Visual Cliff, d. h. eröffnete sich ihnen der Blick nach unten, so nahmen sie zunächst Blickkontakt mit der Mutter auf. Dieses »social referencing« findet immer dann statt, wenn eine Person (egal welchen Alters) in einer Situation an die Grenzen der eigenen Ambiguität bzw. Bewältigungsressourcen stößt. Die soziale Referenz ist eine wichtige andere Person, von der emotionale Information eingeholt wird, die dann genutzt wird, um die passende Entscheidung hinsichtlich des eigenen Verhaltens zu treffen (nach Campos & Stenberg 1981). In Mary Klinnerts Experiment waren die Mütter zunächst

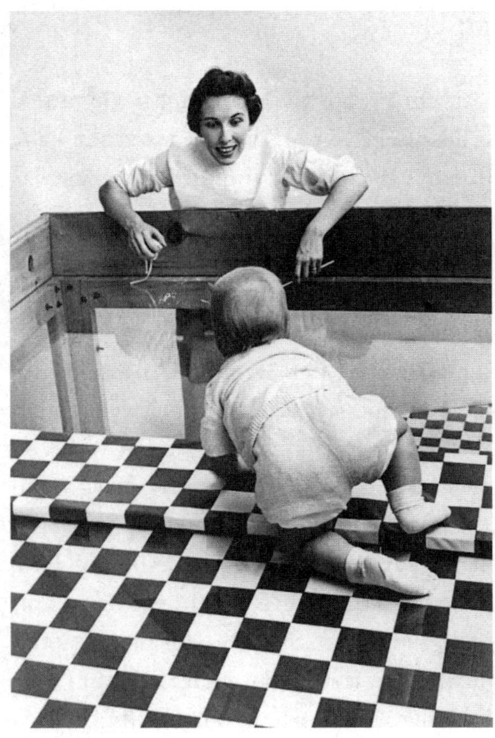

Abbildung 19:
Visual-Cliff-Experiment

aufgefordert, ihr Kind durch ein attraktives Spielzeug anzulocken, das sie lächelnd darboten. Als die Kinder das Cliff erreichten, behielten die Mütter entweder das Lächeln bei oder wechselten zu einem ängstlichen Gesichtsausdruck über. Von 19 Kindern, deren Mütter weiterlächelten, überwanden 14 das Visual Cliff, während von 17 Kindern von Müttern mit ängstlichem Gesichtsausdruck kein einziges den Weg zur Mutter wagte (Klinnert et al. 1983).

Dieses Experiment verdeutlicht, wie hochrelevant der nonverbale emotionale Austausch zwischen Mutter und Kind das Verhalten des Kindes reguliert. Es ist kaum anzunehmen, dass diese sozialen Referenzierungsprozesse im höheren Alter vollständig verschwinden und nicht auch in der psychotherapeutischen Dyade eine gewisse Rolle spielen.

1.7 Affektabstimmung

In den folgenden beiden Abschnitten wollen wir nun noch einmal tiefer in den Mikroprozess des affektiven Austauschs zwischen Baby und Mutter Einblick nehmen. Dabei geht es um die Frage, wie das Baby weiß, dass die Mutter wirklich auf seine innere Situation Bezug nimmt, dass sie wirklich empathisch mitschwingt und versteht, dass sie tatsächlich mit ihm im Austausch ist und nicht nur ihre eigene emotionale Verfasstheit zum Ausdruck bringt?

Zur Beantwortung des ersten Teils der Frage, wie nämlich das Baby sicher sein kann, dass es von der Mutter wirklich verstanden wird, benötigen wir zunächst den Aufschluss aus einem weiteren Klassiker unter den Experimenten der Säuglingsforschung. Den Nachweis eines »intermodal matching« bei Säuglingen im ersten Lebensmonat führten Meltzoff & Borton bereits 1979 (Abb. 20). Eine intermodale oder auch transmodale Entsprechung liegt dann vor, wenn Wahrnehmungsfiguren von einem Sinnes- oder Expressionskanal in einen anderen »übersetzt« werden können, also zum Beispiel Taktiles in Akustisches oder Visuelles bzw. umgekehrt.

Der Versuchsaufbau zur Demonstration der Fähigkeit von Säuglingen im ersten Lebensmonat, transmodal wahrzunehmen, gelang

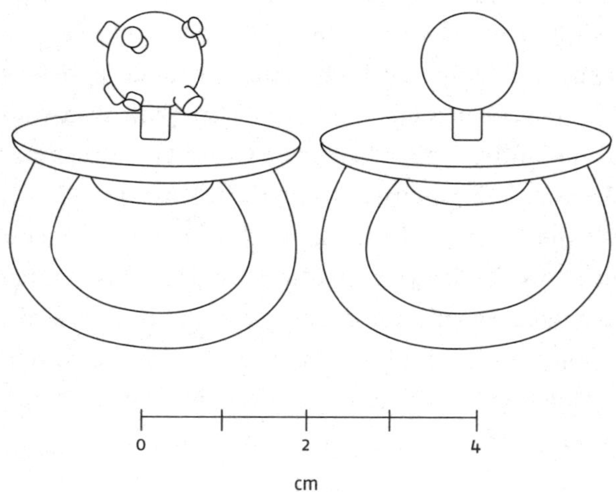

Abbildung 20: Schnuller aus dem Experiment von Meltzoff & Borton (1979)

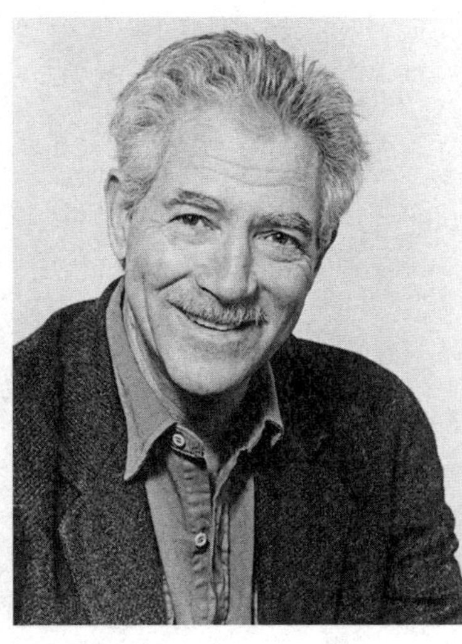

Abbildung 21:
Daniel Stern (1934–2012)

auf erstaunlich einfache Weise: Die Babys erhielten einen Schnuller, dessen Oberfläche entweder glatt oder genoppt war. Zudem war der Schnuller mit einem Sensor ausgestattet, der die Saugintensität des Säuglings erfasst. Nun wurden dem Baby Fotos gezeigt, die entweder einen glatten oder einen genoppten Schnuller zeigten. Es zeigte sich, dass die Babys signifikant länger auf den Schnuller sahen, den sie gerade im Mund hatten. Daraus lässt sich schließen, dass die Säuglinge implizit eine Verbindung zwischen der Haptik und der Optik des jeweiligen Schnullers herstellen konnten.

Aufbauend auf diesen Ergebnissen entwickelte Daniel Stern (Abb. 21) sein Konzept der Vitalitätsaffekte, die für die interpersonale Affektabstimmung von zentraler Bedeutung sind. Stern geht davon aus, dass Säuglinge über eine angeborene Fähigkeit zu einer »amodalen Wahrnehmung« verfügen (Stern 1992, S. 79 f.). Sinneswahrnehmungen, so Stern, können bereits vom Baby enkodiert und in eine supramodale Form gebracht werden. Diese amodalen Repräsentationen können dann »in jedem Sinnesmodus wiedererkannt werden« bzw. in jeden Sinnesmodus übersetzt werden (S. 80). Die mit dieser supramodalen Repräsentation verknüpften Erlebnisformen nennt Stern »Vitalitätsaffekte«. Sie zeichnen sich durch charakteristische »Veränderungen des Ablaufmusters oder der Aktivierungskontu-

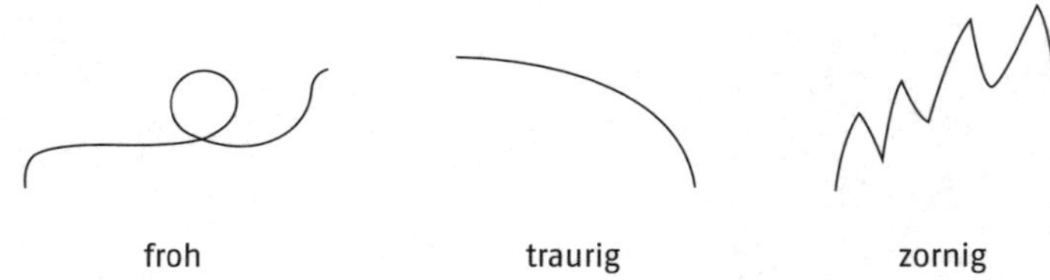

Abbildung 22: Beispiele für die Aktivierungskonturen von Vitalitätsaffekten (Stern 1992, S. 82)

ren« aus (S. 87 f.). Diese Abläufe und Aktivierungen entsprechen einander in ihren verschiedenen Expressionsformen, beispielsweise als Linien, Farben, Töne oder Bewegungen (Abb. 22).

Stern erkennt in den Vitalitätsaffekten eine »supramodale ›Währung‹« (S. 82), die ab etwa dem 9. Lebensmonat des Säuglings in der Baby-Mutter-Interaktion verwendet wird: »Sie beginnt, ihr Verhalten über die Imitation im eigentlichen Sinn hinaus um eine neue Kategorie des Verhaltens zu erweitern, die wir als *Affektabstimmung* bezeichnen wollen« (S. 200). Bei der Affektabstimmung komme es auf drei Aspekte ganz wesentlich an:

> »1. Sie erwecken den Eindruck, daß eine Art Nachahmung stattgefunden hat. Das Verhalten des Säuglings wird nicht exakt wiedergegeben, aber es liegt eine gewisse Entsprechung vor.
> 2. Die Entsprechung hat ganz überwiegend transmodalen Charakter. […]
> 3. Die Entsprechung wird nicht zu dem Verhalten an sich hergestellt, das die andere Person zeigt, sondern zu einem bestimmten Aspekt des Verhaltens, in dem sich der Gefühlszustand dieses Menschen widerspiegelt. Den eigentlichen Bezug der Entsprechung stellt der (vermutete oder unmittelbar wahrgenommene) Gefühlszustand dar, nicht das äußere Verhaltensgeschehen« (S. 202 f.).

Der Beweis, dass die Mutter das Kind wirklich versteht, sich in dessen Innenwelt einfühlen kann, gelingt dadurch, dass sie das beobachtete Verhalten und das (emotionale) Erleben des Kindes nicht einfach imitiert, sondern zunächst in die supramodale Währung und dann in einen anderen Expressionsmodus übersetzt, bevor sie die Figur wieder in die Interaktion einbringt. Jedes sogenannte Spiegeln, das über bloßes Imitieren hinausgeht, bedient sich dieses Prinzips – sobald die Sprache hinzutritt, natürlich auch in Form der Verbalisierung, nicht jedoch nicht ohne vitalitätsaffektive Tönung.

Ein Beispiel ist das Fort-da-Spiel, das vermutlich die meisten Eltern mit ihren Babys in einem gewissen Alter spielen:

> Die Mutter des acht Monate alten Babys versteckt sich hinter dem Kopfteil des Bettchens, sodass das Baby sie nicht mehr sehen kann und sich neugierig umzusehen versucht. Die Mutter spricht mit relativ tiefer und ein wenig gedämpfter Stimme fragend: »Wo ist die Mama? Wo ist die Mama? Ja, wo ist sie denn?« Nun steigert sie die Intensität, Lautstärke und langsam auch die Tonhöhe, wenn sie wiederholt: »Ja, wo ist sie denn, die Mama? Ja wo? Wo?« Als sie schon relativ laut und schneller und höher geworden ist, bewegt sie ihren Kopf seitlich neben das Bettchen, sodass das Baby sie sehen kann. Sie ruft aus: »Daaaaaaaaa ist die Mama!« Dabei beginnt sie unvermittelt laut und mit hoher Stimme, um dann in einem schnellen Glissando wieder in die Altlage zu gleiten. Das Kind begleitet diesen Moment mit höchster lustvoller Erregung, lacht laut und bewegt die Ärmchen. Dann versteckt sich die Mutter wieder und das Spiel beginnt von Neuem.

Charakteristisch für die Kontur des Vitalitätsaffektes ist ein langsamer Anstieg, ein Höhepunkt und ein rapider Spannungsabfall (siehe Abb. 23). Man könnte vermuten, dass es sich um eine quasi univer-

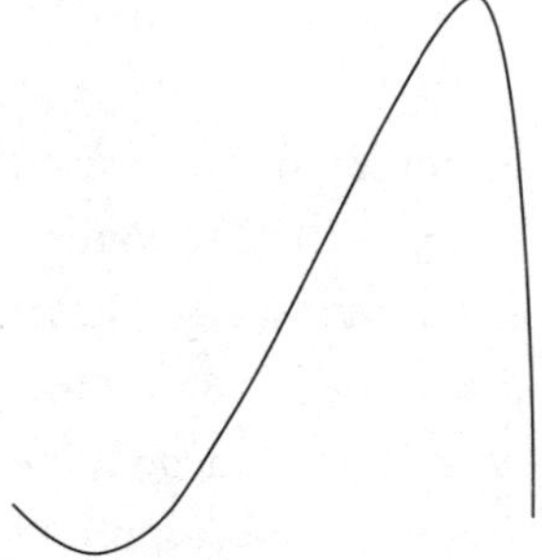

Abbildung 23:
Erregungskurve des Vitalitätsaffektes beim Fort-da-Spiel

selle Kontur lustvoller Erregung handelt, die der eines Orgasmus ähnelt – vielleicht ist dies der Grund, warum Babys in einem gewissen Alter von diesem Spiel nicht genug bekommen können und auf ständige Wiederholung drängen. Das lustvolle Moment, die Erregung, dürfte auch hier ganz besonders dadurch vermehrt werden, dass es sich eben um eine im eigentlichen Sinne geteilte Lust handelt.

Aber nicht nur für Babys ist die (implizite) Affektabstimmung von höchster interaktiver Bedeutung – auch lebenslang bleibt sie der Kern der Empathie, der Wellenlänge, des Verstehens zwischen zwei Menschen. Ein weiteres Beispiel soll dies verdeutlichen:

> Eine junge Frau holt ihre beste Freundin, die zu Besuch kommt, vom Zug ab. Zuvor hatte sie sich unter Tränen angekündigt, ihre Beziehung war zerbrochen, ihr Partner hatte sie auf sehr verletzende Weise verlassen. Als die junge Frau ihre Freundin auf dem Bahnsteig entdeckt und ihr entgegengeht, schaut sie ernst, geht zügig, aber nicht zu schnell. Als die beiden sich näherkommen, breitet sie die Arme aus und zeigt ein melancholisches Lächeln. Dann nimmt sie die Freundin in den Arm, schließt langsam die Arme um sie und stellt sanft einen Köperkontakt her. Ihre Hand streicht langsam auf dem Rücken der Freundin auf und ab während sie die Freundin hält, ohne allzu viel Druck auszuüben. Sehr langsam »schaukeln« die Körper nach rechts und links. Mit gedämpfter Stimme summt sie der Freundin ins Ohr: »Mmmmmhhhhhh – komm mal her«, wobei das Summen von mittlerer Tonhöhe ohne Intensitätsveränderung in 3–4 Sekunden in tiefere Lagen absinkt. Das Halten dauert 15–20 Sekunden an, ohne dass es von einer heftigeren Bewegung unterbrochen würde.

Hier wird empathisches Verstehen mithilfe von Vitalitätsaffekten vermittelt. Die Vitalitätsaffekte der verlassenen Freundin werden von der jungen Frau haptisch, motorisch und akustisch ausgedrückt. Zunächst wird durch die eher langsamen und gebremsten Bewegungen bei der Annäherung die traurige Stimmungslage gespiegelt, die sich dann auch im akustischen, langsam abwärtsweisenden Summen findet (Abb. 22). Das langsame Schwingen der Körper bei der Umarmung und die Auf-und-ab-Bewegung der Hand auf dem Rücken gleichen langsamen Sinuskurven, die zum einen den verlangsamten, depressiven Grundrhythmus ausdrücken, zum anderen aber auch in gewisser Weise komplementär die Sehnsucht nach einer haltenden, mütterlichen und tröstenden Zuwendung der Freundin enthalten: »Ich spüre, wie traurig du bist; ich halte dich, ich bin für dich da.«

Die Affektabstimmung auf dem Weg der Vitalitätsaffekte dürfte alle Sprachgrenzen überwinden, wenn Menschen sich »mit Händen und Füßen« verständigen, weil sie keine gemeinsame verbale Sprache sprechen. Und natürlich stellt sie einen – wenn nicht den – zentralen Interaktionskanal in der Psychotherapie dar.

1.8 Die Markierungshypothese

Peter Fonagy (Abb. 24) und seine Gruppe stellten sich in ihrem höchst relevanten Buch *Affektregulierung, Mentalisierung und die Entwicklung des Selbst* (2004) die Frage:

> »Woher weiß das Baby, daß der dispositionelle Zustand, den der offensichtlich von ihm kontrollierte äußere Emotionsausdruck signalisiert, zu ihm selbst gehört und nicht zu der Mutter, die ihn doch schließlich zeigt? Anders gefragt: Wieso begreift das Baby, daß der affektspiegelnde Ausdruck der Mutter insofern durch eine *spezifische referentielle Eigenschaft* charakterisiert ist, als er eine Widerspiegelung seines eigenen Zustands und nicht eines Zustands der Mutter ist?« Die Antwort folgt auf dem Fuße: »Wir behaupten, daß dieses Zuschreibungsproblem durch ein spezielles Wahrnehmungsmerkmal der affektiven Äußerung der Mutter gelöst wird, das wir als ›Markierung‹ bezeichnen« (Fonagy et al. 2004, S. 183).

Bei dieser spezifischen referenziellen Eigenschaft handelt es sich schlicht um »*eine übertriebene Version* ihres realistischen Gefühlsausdrucks« (S. 184), die deutlich macht, dass die Mutter nicht 1:1 ihre

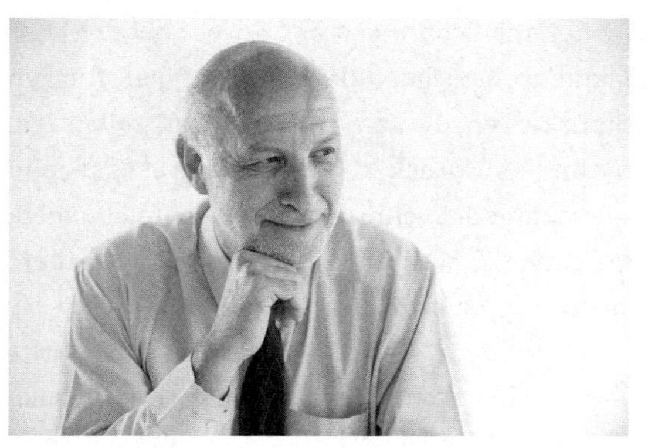

Abbildung 24:
Peter Fonagy (* 1952)

eigenen Gefühle äußert, sondern eine Aussage über die Innenwelt des Babys tätigt. Dieser »Als-ob«-Charakter der Gefühlsausdrücke führt zu einer »referentiellen Entkoppelung« (S. 185), er bedingt also, dass das Baby den Gefühlszustand nicht der Mutter zuschreibt, die ihn ja ausdrückt, sondern als eine Aussage der Mutter über es selbst versteht. Ab etwa einem Alter von 18 Monaten hilft die Markierung dem Kind, im Als-ob-Modus der Mentalisierung zu verbleiben und nicht in den Äquivalenzmodus zu geraten. Beim Äquivalenzmodus können innere und äußere Realität nicht unterschieden werden, wogegen der Als-ob-Modus bereits gestattet, innere Erfahrung bzw. Spiel von der Realität zu trennen, d. h., es besteht ein Bewusstsein von der eigenen Welt, in die das Kind im Spiel gerät.

Zwei Beispiele sollen die Bedeutung der Markierung veranschaulichen:

> Ein dreieinhalbjähriges Mädchen klettert auf dem Spielplatz auf ein Stelzenhaus, während die Mutter ihr dabei zusieht. Auch das oberste Stockwerk will sie noch erklimmen, wobei sie schon eine gewisse Fallhöhe erreicht, ohne sich bei dem sandigen Untergrund jedoch dramatisch zu gefährden. Die Mutter sieht zu ihr hin, während sie im Rahmen ihres »social referencing« einen vergewissernden Blick sendet. Die Mutter lächelt sie bewundernd an und sagt mit dramatischer Stimme: »Uuuuuiiiiii! Kannst du toll klettern!!! Ist das gefährlich! So hoch hinauf – und sooo mutig bist du! Da bekommt die Mama richtig Angst! Mein tolles muti-

> ges Mädchen!!! « Das Mädchen fühlt sich groß und stark, während sie mit stolzgeschwellter Brust ganz oben sitzt.

Die Mutter hat durch ihren markierten Ausdruck keinen Zweifel daran gelassen, dass sie von der Angst und dem Mut der Tochter spricht und nicht von ihrer eigenen. Hätte sie anders reagiert und beispielsweise mit angsterfüllter Miene und voller Ernst gerufen: »Oh nein, komm schnell da runter – Mama hat solche Angst, dass du dich verletzt! Schnell, komm runter, komm runter!«, hätte die Tochter vermutlich völlig anders reagiert. Ihr unmarkiertes Feedback hätte einerseits ein negatives »social referencing« gegeben: Nicht hochklettern, das ist zu gefährlich. Andererseits hätte das Mädchen wohl kein Gefühl von Stolz und Mut erfahren, sondern sich als inkompetent und zugleich vielleicht auch als schuldig an der mütterlichen Angst erlebt. Die Angst der Mutter hätte sie in doppelter Weise erfasst und möglicherweise einen wichtigen Entwicklungsschritt verhindert.

Ein weiteres Beispiel:

> Ein dreijähriger Junge ist in sein Cowboy-Spiel versunken, als der Vater nach Hause kommt. In der Situation legt er seine Spielzeugpistole auf den Vater an und ruft: »Bumm!!! Bumm!!! Bumm!!!« Der Vater ruft übertrieben dramatisch: »Aaaaahhhhh! Ich bin getroffen! Der beste Schütze des wilden Westens hat mich erwischt! Aaaahhhhh – ich sterbe!« Er sinkt hochdramatisch zu Boden und sagt matt: »Ich bin getroffen!«, als der Sohn stolz an ihn herantritt, um seinen Fuß mit einer triumphalen Überlegenheitsgeste auf ihn zu stellen.

Die markierte Reaktion des Vaters hat dem Sohn erlaubt, sich im Als-ob-Modus als Triumphator über den Vater zu fühlen – stolz und überlegen. Dabei konnte er die ganze Zeit über sicher sein, dass der Vater nicht wirklich tot ist, sondern in der anderen Realität sehr wohl noch am Leben ist.

Ein alternatives Szenario hätte so aussehen können:

> Wieder schießt der Sohn im Spiel auf den heimkommenden Vater. Dieser ruft nur kurz: »Aaaahhh!« und lässt sich mit schmerzerfüllter Geste zu Boden fallen, wo er regungslos liegenbleibt. Der Sohn tritt zum Vater, um seinen Sieg zu feiern. Er sieht ihn an, während der Vater die Luft anhält und regungslos am Boden liegt. Der Sohn ist verunsichert, stößt den Vater sanft an und fragt: »Papa?!« Der Vater stellt sich weiter tot. Nun wird der Sohn von großer Unruhe und Angst erfasst. Er gleitet in den Äquivalenzmodus und fürchtet, den Vater tatsächlich getötet zu haben. Er kniet sich neben den Vater, als wollte er ihn retten, schüttelt ihn voller Angst und ruft: »Papa! Papa!« Als der Vater sich weiterhin nicht rührt, beginnt er verzweifelt zu weinen.

Das möglicherweise aus neurotischer Angst vor Aggression in pädagogischer Absicht gegebene unmarkierte Feedback des Vaters erscheint geradezu sadistisch, nimmt es dem Sohn nicht nur jedes Gefühl eigener Potenz, sondern verursacht ihm auch schreckliche Angst und Schuldgefühle, da er nun fürchtet, den Vater getötet zu haben.

In der Psychotherapie findet die Markierung oft auf verbalem Wege statt. Eine unmarkierte Selbstoffenbarung dürfte in vielen Fällen ähnliche Folgen haben wie in den beiden vorangegangenen Fallbeispielen, was durch eine Markierung verhindert werden kann. In manchen therapeutischen Herangehensweisen werden markierte, sogenannte selektive Selbstoffenbarungen eingesetzt. Auf die wiederholte Verspätung des Patienten könnte der Therapeut sagen: »Also, ein wenig kann ich Ihre Freunde schon verstehen, die sich über Sie ärgern und sie als unzuverlässig bezeichnen. Jetzt sind sie ja auch bei mir das dritte Mal hintereinander etwa eine Viertelstunde zu spät.« Die psychoanalytische Alternative dazu wäre die therapeutenzentrierte Deutung: »Ich frage mich, ob Sie mich jetzt als jemanden erleben, der sie gleich heftig kritisieren wird, nachdem Sie zu spät gekommen sind. Ihr Blick erscheint mir ein wenig ängstlich.«

1.9 Resümee

Die Säuglingsforschung und die psychoanalytische Entwicklungspsychologie mit ihren Konzepten erlauben uns einen aufschlussreichen Einblick in die implizite Interaktion zwischen Baby und Eltern. Die sensorisch-affektiven Interaktionen, die im gelingenden Fall zur Synchronisierung und Affektabstimmung führen, lassen eine sichere Bindung und ein implizites Beziehungswissen entstehen. Dabei kommt es weniger auf die perfekte und ungestörte Harmonie an als vielmehr auf die Möglichkeit, Grenzverfehlungen zur Reifung zu nutzen. Spiegeln im Sinne von »social referencing« und Affektabstimmung in Verbindung mit den Synchronisierungsprozessen führen zum Reiten auf derselben Wellenlänge, wobei die beständige wechselseitige Regulation Reifungsprozesse entstehen lässt.

Die kreuzmodale Translationskompetenz lässt die Nutzung der supramodalen Währung der Vitalitätsaffekte zu, und das markierte Feedback verhindert Missverständnisse und zu häufiges Abgleiten in den Äquivalenzmodus.

All diese Prozesse sind für das Verständnis der impliziten Aspekte der therapeutischen Beziehung von allergrößter Bedeutung, da sie das interpersonale Erleben und Verhalten in jeder Altersstufe bestimmen und in der Psychotherapie frühe, nur implizit vorhandene Beziehungserfahrungen reaktiviert und bearbeitet werden, die sprachlich zunächst nicht zugänglich sind.

In den folgenden Kapiteln werden wir uns noch mehr auf das Wie der Interaktion über die verschiedenen nonverbalen Sinnes- und Kommunikationskanäle fokussieren.

KAPITEL 2

Embodied Communication

2.1 Freuds »körperliches Ich«

In seiner Arbeit *Das Ich und das Es* (1923) formuliert Freud einen vielzitierten, aber im Grunde recht kryptischen Satz: »Das Ich ist vor allem ein körperliches, es ist nicht nur ein Oberflächenwesen, sondern selbst die Projektion einer Oberfläche« (Freud 1923, S. 253).

Will man sich diesem Satz annähern, so muss man andernorts in Freuds Schriften Unterstützung suchen. Wie viele andere hat sich Freud mit der Dichotomie von Leib und Seele immer wieder herumgeschlagen. Der »rätselhafte Sprung aus dem Seelischen ins Körperliche« (1917, S. 265) taucht wiederholt auf, wobei Freud schließlich recht klar das Ich als eine Art Transformator versteht, der an seiner äußeren oder inneren Oberfläche eintreffende Reize, die zunächst sinnlicher, also körperlicher (»substanzieller«) Natur sind, in Psychisches umwandelt. Zunächst stellt er fest:

> »Von vornherein *bw* [bewusst] sind alle Wahrnehmungen, die von außen herkommen (Sinneswahrnehmungen), und von innen her, was wir Empfindungen und Gefühle heißen« (1923, S. 246).

Diese Umwandlung erfolgt durch das Ich mithilfe von »Wortresten« (1923, S. 250), d. h. durch Symbolisierung bzw. Verbalisierung. Er spricht von »Modifikation der Substanz und des Erregungsvorganges, der in ihr besteht« (1920, S. 26), und weiter:

> »Wir haben es als eine der frühesten und wichtigsten Funktionen des seelischen Apparates erkannt, die anlangenden Trieb-

regungen zu ›binden‹, den in ihnen herrschenden Primärvorgang durch den Sekundärvorgang zu ersetzen, ihre frei bewegliche Besetzungsenergie in vorwiegend ruhende (tonische) Besetzung umzuwandeln« (Freud 1920, S. 67).

Aus physiologischer Energie wird also psychologische Besetzung. Eine Ausnahme macht Freud für die Empfindungen: »Auch wenn sie an Wortvorstellungen gebunden werden, danken sie nicht diesen ihr Bewußtwerden, sondern sie werden es direkt« (1920, S. 250). Affekte, könnte man zeitgemäß sagen, gelangen zunächst ohne Mentalisierung ins Bewusstsein, werden erfahren und erst sekundär u. U. verwörtert.

Freuds Vorstellung des Körpers ist zunächst eine stark vereinfachende:

»Stellen wir uns den lebenden Organismus in seiner größtmöglichen Vereinfachung als undifferenziertes Bläschen reizbarer Substanz vor; dann ist seine der Außenwelt zugekehrte Oberfläche durch ihre Lage selbst differenziert und dient als reizaufnehmendes Organ« (Freud 1920, S. 25).

Zur Beschreibung der weiteren Verarbeitung der Reize durch das Ich bedient sich Freud der Analogie des Homunculus:

»Wenn man eine anatomische Analogie für dasselbe sucht, kann man es am ehesten mit dem ›Gehirnmännchen‹ der Anatomen identifizieren, das in der Hirnrinde auf dem Kopf steht, die Fersen nach oben streckt, nach hinten schaut und wie bekannt, links die Sprachzone trägt« (1923, S. 253 f.).

Freud proklamiert also eine Repräsentanz des Körperselbst auf einer Art mentaler Projektionsfläche – insofern ist das Ich »selbst die Projektion einer Oberfläche« (1923, S. 253) und zugleich die physische, »der Außenwelt zugekehrte Oberfläche« (1920, S. 25).

In seinem Strukturmodell trägt das Ich auf der linken Seite, als Teil des psychischen Apparates eine Hörkappe, durch die die »Wort-

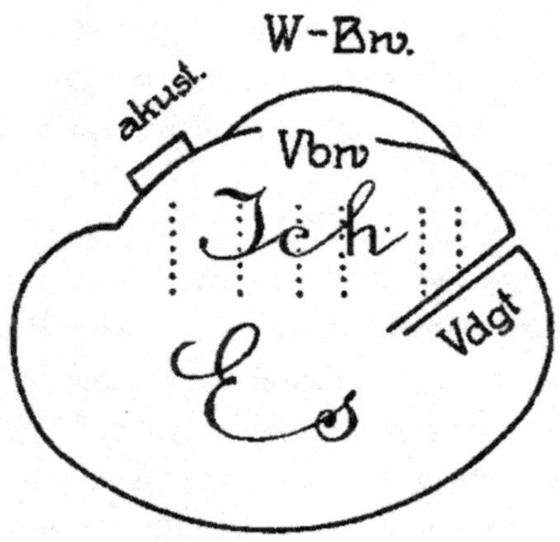

Abbildung 25:
Freuds zweites Strukturmodell (Freud 1923, S. 252)

reste« auf dem Wege der akustischen Sinneswahrnehmung in das Bewusstsein geraten. Links deshalb, weil die Anatomie bereits zu Freuds Zeit das Sprachzentrum in den meisten Fällen in der linken Hirnhälfte fand (Abb. 25).

In Freuds Vorstellung gibt es eine Durchdringung von Ich und Es und auch von bewusst und unbewusst an der Unterseite des Ich:

> »Streben wir nach graphischer Darstellung, so werden wir hinzufügen, das Ich umhüllt das Es nicht ganz, sondern nur insoweit das System *W* [bewusstes Wissen] dessen Oberfläche bildet, also etwa so wie die Keimscheibe dem Ei aufsitzt. Das Ich ist vom Es nicht scharf getrennt, es fließt nach unten hin mit ihm zusammen« (1923, S. 251).

Übrigens nimmt Freud in *Das Ich und das Es* explizit Bezug auf den Satz »alles Wissen stammt aus der äußeren Wahrnehmung« (1923, S. 250), dem das Kapitel I.2 dieses Buches gewidmet ist.

Zuletzt sei noch hervorgehoben, dass es bei Freud eine Hierarchisierung gibt, bei der Psychisches und Moralisches höher stehen als Triebhaftes und Körperliches. Sein Erstaunen gilt im Zusammenhang seiner Erörterung des Über-Ichs und der unbewussten Schuldgefühle der Tatsache, dass

> »nicht nur das Tiefste, sondern auch das Höchste am Ich unbewußt sein kann. Es ist, als würde uns auf diese Weise demonstriert, was wir vorhin vom bewußten Ich gesagt haben, es sei vor allem ein Körper-Ich« (1923, S. 255).

Hier klingt bereits an, was Freud 1939 ausdrückt, wenn er vom »Triumph der Geistigkeit über die Sinnlichkeit« als einer »Entscheidung für das Höherwertige« (1939, S. 220) spricht (siehe hierzu die Eingangsdiskussion in diesem Buch, S. 20 f.). Nicht nur in seiner graphischen Darstellung (Abb. 25) stellt das Es die Unterseite des psychischen Apparates und damit wohl auch des Menschlichen dar. Gleichzeitig war ihm natürlich völlig klar, dass wir uns keineswegs als »Herr im eigenen Hause« (1917, S. 295) ansehen können.

2.2 Die Facial-Feedback-Hypothese

In der Erzählung Edgar Allen Poes mit dem Titel *Der entwendete Brief* (2015 [1845]) tritt ein Held auf, der trotz seines jugendlichen Alters bereits als Kartenspieler enorm erfolgreich ist. Auf die Frage nach dem Geheimnis seines Erfolges sagt er, dass er sich schlicht und einfach mit seinem Mitspieler identifiziere, um dessen Absichten zu erkennen und entsprechend entgegnen zu können. Wie ihm diese Identifizierung genau gelinge, wird er gefragt, und er antwortet:

> »Wenn ich herausbekommen will, wie klug oder wie dumm, wie gut oder wie böse jemand ist oder was für Gedanken er gerade hat, so suche ich den Ausdruck meines Gesichtes so viel als möglich dem seinigen anzupassen, und dann warte ich ab, was für Gedanken oder Gefühle in mir aufsteigen und dem Gesichtsausdruck entsprechen« (Poe 2015, S. 83).

Was hier so lapidar beschrieben wird, nimmt 150 Jahre wissenschaftlicher Entwicklung vorweg: Poe formuliert die Annahme, dass die Imitation des Gesichtsausdrucks eines anderen Menschen Gedanken und Gefühle erzeugt, die – wenn man sie in Beziehung zu set-

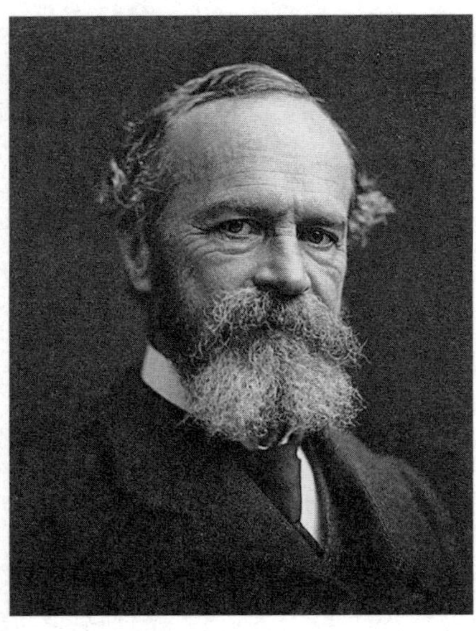

Abbildung 26:
William James (1842–1910)

zen weiß – mit dem inneren Erleben des Gegenübers korrespondieren.

William James (Abb. 26) hat in seiner berühmt gewordenen Arbeit *What is an Emotion?* bereits 1884 den Grundstein für die später so genannte Facial-Feedback-Hypothese gelegt. Unter der Überschrift »Die Emotionen folgen der körperlichen Expression – zumindest bei den basalen Emotionen« führt James aus:

> »Unsere logische Annahme hinsichtlich der basalen Emotionen liegt darin, dass die Wahrnehmung von etwas eine psychische Affektion erzeugt, die wir Emotion nennen, und dass dieser psychische Zustand dann einen körperlichen Ausdruck erzeugt. Im Gegensatz dazu gehe ich davon aus, dass *die körperlichen Veränderungen unmittelbar auf die* WAHRNEHMUNG *der auslösenden Ursache hin entstehen und dass unsere Emotion genau das Erfühlen dieser Veränderung* IST. […] Ohne die körperlichen Zustände, die der Wahrnehmung folgen, wäre diese rein kognitiv, blass, farblos und ohne jegliche emotionale Wärme« (James 1884, S. 189 f.; Übers. S. D.).

Die Auffassung, die das Affektgeschehen vom Kopf auf die Füße stellte, war unerhört, ging man doch damals mit Sicherheit davon aus, Herr im eigenen Hause zu sein, und sah die Körpersensationen allenfalls als bedeutungsloses Epiphänomen einer – natürlich vollständig bewussten – kognitiven Prozedur an, bei der äußere Reize ordnungsgemäß verarbeitet wurden, bevor sich ein Gefühl zu regen vermochte. James räumte mit dieser Vorstellung – bereits einige Zeit vor Freud – auf. Die Emotion ist körperlich und tritt vor der Kognition auf – das Kognitive ist das Epiphänomen des Körperlichen:

> »Der gesunde Menschenverstand sagt uns: Wir verlieren unser Vermögen, sind traurig und weinen; wir treffen auf einen Bären, haben Angst und laufen; wir werden von einem Rivalen angegriffen, werden wütend und schlagen zu. Ich stelle die Hypothese auf, dass diese Reihenfolge unzutreffend ist, dass ein mentaler Zustand nicht durch einen anderen mentalen Zustand induziert wird, sondern dass es dazwischen einen körperlichen Zustand braucht und dass es viel eher so ist, dass wir traurig sind, weil wir weinen, wütend, weil wir schlagen, ängstlich, weil wir zittern« und nicht umgekehrt (S. 190; Übers. S. D.).

Wie Recht James haben sollte, hat erst die Forschung der letzten Jahrzehnte bewiesen. Es ist hervorzuheben, dass James auch einen Sachverhalt andeutet, der für den gedanklichen Bogen unserer Überlegungen von zentraler Bedeutung ist: Ein psychischer Zustand (*mental state*) wird nicht durch einen anderen induziert, sondern auf dem Umweg über einen körperlichen Zustand. Übertragen wir diese Aussage auf die Dyade, so enthält dieser Gedanke bereits die Annahme, die wir im ersten Teil dieses Buches diskutiert haben, nämlich, dass es die Körper zweier Individuen sind, die kommunizieren, weder existiert die Telepathie unter Umgehung des Sinnlich-Körperlichen noch eine rein verbale Kommunikation. Wir kommen später zu dieser Überlegung zurück.

Nina Bull hat in ihrem Buch zur *Attitude Theory of Emotion* präzisiert, dass es nicht wie bei James die tatsächlich ausgeführte motorische Handlung sein muss, die die Emotion erzeugt, sondern dass die

Handlungsbereitschaft (*attitude*) bereits ausreicht (Bull 1951). Nicht der ausgeführte Schlag gegen den Rivalen induziert den Ärger, sondern die Bereitschaft zum Schlag, die – wie wir heute wissen und unten diskutieren werden – durch Spiegelsysteme induziert zu messbaren motorischen Bereitschaftspotenzialen führt.

Silvan Tomkins (1962) war der erste, der eine Facial-Feedback-Theorie ausformulierte. Allerdings besteht für Tomkins ein Primat des mimischen Affektausdrucks, wenn es um Feedback nach innen geht. Er begründet dies mit der längeren Reaktionszeit vegetativ innervierter Organe und er nimmt infolgedessen an, dass ein direktes Feedback der Gesichtsmuskulatur an das psychische Erleben gesendet wird, das die inneren Organe umgeht:

> »Das Gesicht drückt Affekte aus, und zwar sowohl nach außen an andere als auch nach innen zum Selbst, als Feedback, das schneller und komplexer ist als das der viel langsameren viszeralen Organe. […] Kurz gesagt, Affekt ist zuallererst ein mimisches Verhalten« (S. 205).

Es war Paul Ekman (Abb. 27), der große US-amerikanische Affektforscher, der schon früh begann, sich für Affekte und deren Expression im Gesicht zu interessieren. Gemeinsam mit seinem Kollegen Wallace Friesen entwickelte er ein System, dass jeden einzelnen Gesichtsmuskel berücksichtigte und die Innervationsmuster, die zu verschiedenen Gesichtsausdrücken führen, definierte. Das soge-

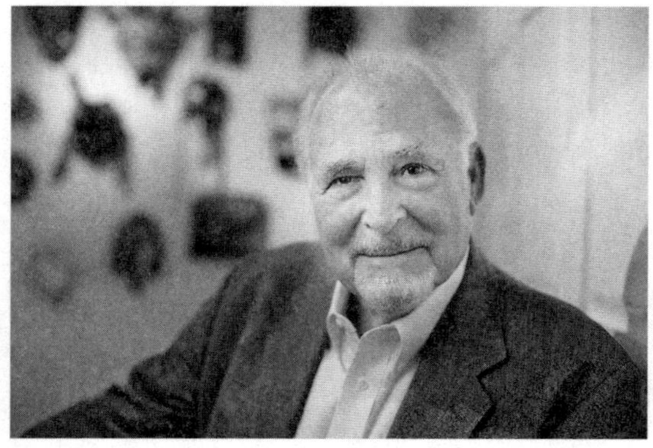

Abbildung 27: Paul Ekman (* 1934)

nannte *Facial Action Coding System* (FACS) wurde 1978 erstmals publiziert (Ekman & Friesen 1978). Während der Entwicklung des FACS, also in den 1960er und frühen 1970er Jahren, so beschreibt Ekman (2007) in seinem Buch *Gefühle lesen*, versuchten Ekman und Friesen alle Gesichtsausdrücke auch selbst willentlich zu erzeugen, wobei sie sich gegenseitig filmten (S. 50 f.). (Es gibt einer Reihe von kommerziellen und online frei verfügbaren Videos, die Paul Ekman in seiner eindrucksvollen Fähigkeit zeigen, seine Gesichtsmuskeln weitgehend unabhängig voneinander willentlich zu aktivieren.) Beim Üben einzelner Gesichtsausdrücke erlebte Ekman, dass er plötzlich intensive, teils sehr unangenehme Körpersensationen erfuhr. Dies beschränkte sich, so Friesen, auf Gesichtsausdrücke von Emotionen, die »universal allen Menschen eigen sind« (zit. nach Ekman, S. 51). Seinem Kollegen Friesen ging es ebenso. Ekman leitete daraus die Hypothese ab, dass »schon das Aufsetzen eines bestimmten Gesichtsausdrucks Veränderungen im vegetativen Nervensystem eines Menschen produzieren kann« (ebd.). Damit war Ekman exakt dem gleichen Phänomen begegnet wie William James ca. 80 Jahre zuvor und wie es Edgar Allen Poe 1845 beschrieben hatte. Ebenso wie James stellte Ekman fest, dass das Phänomen nur bei den basalen oder Primäraffekten auftritt, denen nämlich, die bei jedem Menschen in der gleichen Weise und mit einem ganz spezifischen mimischen Innervationsmuster verbunden sind (Freude, Trauer, Angst, Ärger, Ekel und vermutlich auch Überraschung und Verachtung; siehe Abb. 31). Komplexere, sekundäre Affekte wie Eifersucht, Neid oder Verliebtheit setzen sich aus verschiedenen Mustern zusammen und sind kulturspezifisch überformt, also nicht universal. Ein bestimmter Gesichtsausdruck kann in der einen Kultur für eine spezifische Befindlichkeit stehen und in einer anderen Kultur etwas ganz anderes indizieren.

Ekman war aber nicht nur Theoretiker, er hat selbst auch in großem Umfang experimentelle Forschung betrieben. So hat er beispielsweise Versuchspersonen (Schauspieler und Laien) trainiert und dann angewiesen, bestimmte emotionale Gesichtsausdrücke aufzusetzen (Ärger, Ekel, Angst, Freude, Trauer, Überraschung). Die mimische Aktivität wurde gefilmt und es wurden physiologische

Parameter wie Herzfrequenz, Körpertemperatur, Hautleitwert und Muskelaktivität gemessen (Levenson et al. 1990). Die Anweisung für die mimische Innervation wurde neutral gegeben, also ohne Nennung oder Umschreibung der betreffenden Emotion, z. B.

> »(a) Ziehen Sie die Augenbrauen herunter und zusammen.
> (b) Heben Sie die Oberlider.
> (c) Pressen Sie die Lippen zusammen und schieben Sie dabei die Oberlippe hoch« (S. 365, Übers. S. D.).

Mithilfe der Videoaufnahme wurde überprüft, ob die Aufgabe regelrecht erfüllt und die Mimik für mindestens 10 Sekunden gehalten wurde.

In einer Vielzahl der Experimente wurden subjektiv Emotionen von den Versuchspersonen berichtet, die signifikant gehäuft dem mimischen Innervationsmuster entsprachen, d. h., das Aufsetzen eines ängstlichen Gesichts erzeugte subjektiv die Emotion Angst.

Auch die physiologischen Parameter zeigten spezifische Muster. So hatten die Versuchspersonen beim Aufsetzen des ängstlichen Gesichts die höchste Zunahme der Herzfrequenz und des Hautleitwertes sowie eine Abnahme der Körpertemperatur, gemessen am Finger. Dieses physiologische Muster entspricht der Erwartung vom Herzklopfen und kalten Schweiß des ängstlichen Menschen.

Inzwischen wurden eine Vielzahl ähnlicher Studien publiziert, die das Facial Feedback belegen. In einer eindrucksvollen metaanalytischen Übersichtsarbeit fassen Coles et al. (2019) den aktuellen Forschungsstand zusammen. Sie identifizieren eindeutige Belege für das Facial Feedback, schränken aber ein, dass die Effekte eher klein sind und dass viele Störvariablen existieren dürften, denn natürlich hängt das Feedback von der Art des Stimulus und der situativen Variablen ab: Werden z. B. Cartoons oder Sätze präsentiert?

In jedem Fall kann festgehalten werden, dass es Efferenz der mimischen Muskulatur gibt, die Gefühle zu induzieren vermag – sowohl was physiologische Emotionskorrelate betrifft, als auch, was subjektives Erleben angeht. Im Weiteren wird uns interessieren, welche Rolle diese Prozesse im interpersonalen Austausch einnehmen.

2.3 Maurice Merleau-Ponty

Der französische Philosoph Maurice Merleau-Ponty (Abb. 28) hat sich aus phänomenologischer Sicht immer wieder mit körperlichen Prozessen beschäftigt. In seiner *Phänomenologie der Wahrnehmung* führt er aus:

> »[…] und eben mein Leib ist es, der den Leib des Anderen wahrnimmt, und er findet in ihm so etwas wie eine wunderbare Fortsetzung seiner eigenen Intentionen, eine vertraute Weise des Umgangs mit der Welt; und wie die Teile meines Leibes ein zusammenhängendes System bilden, bilden somit auch der fremde Leib und der meinige ein einziges Ganzes, zwei Seiten eines einzigen Phänomens, und die anonyme Existenz, deren Spur mein Leib in jedem Augenblicke ist, bewohnt nunmehr die beiden Leiber in eins« (Merleau-Ponty 1974 [1945], S. 405).

Merleau-Ponty hat also beschäftigt, wie in der Begegnung zweier Menschen deren Körper nicht nur in Kontakt, sondern in eine Art

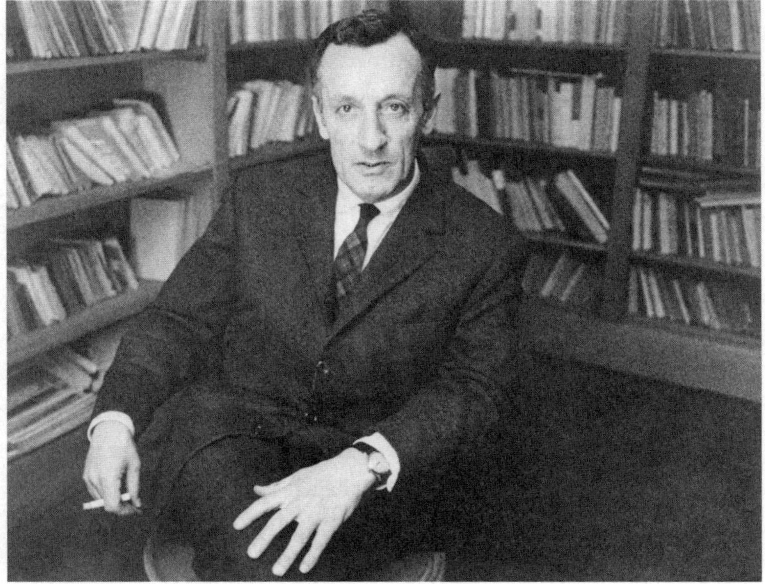

Abbildung 28: Maurice Merleau-Ponty (1908–1961)

bedeutungsvoller Verbindung miteinander geraten. Mehr noch: Durch den Leib des Anderen erfahre ich eine Art von Selbstvergewisserung in der Welt. Später verwendet Merleau-Ponty in einem ähnlichen Zusammenhang den Begriff der *Zwischenleiblichkeit* (*intercorporéité*) (2003 [1959], S. 256) und führt dazu aus:

> »Niemals werde ich in aller Strenge das Denken des Anderen denken können: Ich kann denken, *daß* er denkt, kann hinter jener Gliederpuppe eine Selbstgegenwart nach dem Modell der meinen konstruieren; aber wieder bin ich es, der ich mich in ihn hineinversetze, und es kommt dann tatsächlich zu einer ›Introjektion‹. Demgegenüber weiß ich unzweifelhaft, daß jener Mensch dort *sieht*, daß meine wahrnehmbare Welt auch die seine ist, denn *ich wohne seinem Sehen bei*, es ereignet sich in dem auf das Schauspiel gerichteten Blick seiner Augen, und wenn ich sage: ›Ich sehe, *daß* er sieht‹ […]« (S. 257).

Immer wieder haben sich spätere Autoren auf Merleau-Pontys Begrifflichkeit bezogen, mit der er nicht nur die Interaktion zweier Körper beschreibt, sondern darüber hinaus eine Art Transfer von Intentionalität. Durch die nun geteilte Intentionalität entsteht eine Verbindung, die ein einziges Phänomen entstehen lässt. Durch eine körperliche Perspektivübernahme erfolgt ein körperlich vermitteltes Verstehen einer geteilten Realität.

2.4 Andrew Meltzoff und Alison Gopnik

1993 legten Andrew Meltzoff und Alison Gopnik eine Theorie vor, die eine der ersten aus empirischen Befunden hergeleitete Simulationstheorie darstellt. Sie gingen der Frage nach, wie es möglich ist, andere Menschen zu verstehen und eine Theory of Mind zu entwickeln. Im Kern kamen sie zu dem Schluss, dass die Imitation eines sichtbaren Verhaltens über die Afferenzen des beobachtenden Subjekts in diesem einen Zustand erzeugt, anhand dessen der Zustand des beobachteten Objekts erschlossen wird:

> »So könnte die Imitation beobachtbaren Verhaltens der Weg sein, auf dem unsichtbare emotionale Zustände vermittelt werden. Mit anderen Worten, die Imitation des Verhaltens stellt eine Verbindung dar, über die der innere Zustand des Gegenübers auf mich übergeht und zu meinem eigenen wird« (Meltzoff & Gopnik 1993, S. 358; Übers. S. D.).

Später hat Meltzoff seine Simulationstheorie immer weiter ausgearbeitet und das »So wie ich« (*Like me*) zu einem zentralen Aspekt der sozialen Kognition gemacht. Die Simulation innerer Zustände eines anderen Menschen über die Körper-Körper-Achse wurde die Via regia zum zwischenmenschlichen Verstehen. Man fühlt sich an Freuds Telefonmetapher erinnert, die ebenfalls einen doppelten Umwandlungsprozess beinhaltet: Mentales wird in Körperliches umgewandelt und gesendet, es wird vom Empfänger körperlich empfangen und via Simulation in Mentales rückverwandelt. Auf diese Weise entsteht im Empfänger ein innerer Zustand, der eine Blaupause des inneren Zustands des Senders darstellt.

> »Säuglinge […] können das Selbst nutzten, um die Handlungen, Ziele und mentalen Zustände anderer zu verstehen, und umgekehrt lernen sie ihre eigenen Kräfte und Möglichkeiten ihrer eigenen Handlungen dadurch kennen, dass sie die Reaktionen anderer beobachten. Das Fundament, auf dem die soziale Kognition steht, ist die Wahrnehmung der anderen als ›so wie ich‹« (Meltzoff 2007, S. 126).

Eine von vielen empirischen Studien demonstrierte die Überlegenheit der Simulation über die bloßen kognitiven Verstehensmechanismen und zeigte gleichzeitig, wie labil dieses Simulationssystem sein kann, wenn psychosoziale Einflüsse ihm entgegenstehen. Marc Archinard untersuchte mit seiner Arbeitsgruppe die Interaktion von 59 Patient:innen, die nach einem Suizidversuch in eine Notaufnahme eingeliefert wurden, und den Ärzt:innen, die sie dort betreuten (Archinard et al. 2000). Die mimische Aktivität der Ärzte wurde mithilfe des bereits erwähnten *Facial Action Coding Systems* (FACS) erfasst. Zusätzlich wurden die Ärzt:innen um eine schriftliche Stellungnahme hinsichtlich der Gefahr eines wiederholten Suizidversuchs ihrer Patient:innen gebeten. Nach zwei Jahren wurde erhoben, ob es bei den 59 Patient:innen weitere Suizidversuche gegeben hatte. Es stellte sich heraus, dass die schriftliche Prognose der Ärzt:innen in 22,7 % das Auftreten eines erneuten Suizidversuchs korrekt voraussagte. Im Gegensatz dazu ließ sich aus der Mimik der Ärzt:innen ein spezifisches Muster ablesen (eine periokuläre Aktivierung mit Stirnrunzeln sowie längeres Ansehen), das zu gut 80 % einen wiederholten Suizidversuch des Patient:innen voraussagte. Auf der Seite der Patient:innen zeigte sich, dass diejenigen, die einen weiteren Suizidversuch begingen, eine stärkere Aktivität des Mundes in Sprechpausen sowie häufiger einen gesenkten Blick zeigten – auch hier lag die Vorhersagekraft bei über 80 %. Es lässt sich also sagen, dass die Körper-zu-Körper-Kommunikation in der Arzt-Patient-Beziehung der rationalen klinischen Abwägung um Längen voraus gewesen ist.

Und wieder einmal haben die Dichter – Friedrich Schiller (S. 42) und Edgar Allen Poe (S. 127) – schon 200 Jahre früher »gewusst«, was die psychologische Theoriebildung (William James) 100 Jahre später und die empirisch basierte Forschung erst heute wissenschaftlich erkannt hat.

2.5 Das Spiegelsystem

Das jüngste faszinierende Kapitel in der Erforschung der Grundlagen impliziter Kommunikation stellt die Entdeckung und Untersuchung der Spiegelneurone bzw. des Spiegelsystems dar. Vittorio Gallese und Giacomo Rizzolatti, Neurowissenschaftler aus dem italienischen Parma, publizierten Anfang bis Mitte der 1990er Jahre ihre ersten Arbeiten, die eine neue Ära des neurobiologischen Verständnisses der Körper-zu-Körper-Interaktion einläuten sollten. Zunächst zeigten sie an Makaken mithilfe von elektrischen Ableitungen einzelner Zellen in den Hirngebieten, die die Ausführung von Bewegungen steuern, dass ein Teil der Nervenzellen nicht nur aktiv wird, wenn die Affen eine Bewegung ausführen, sondern auch dann, wenn

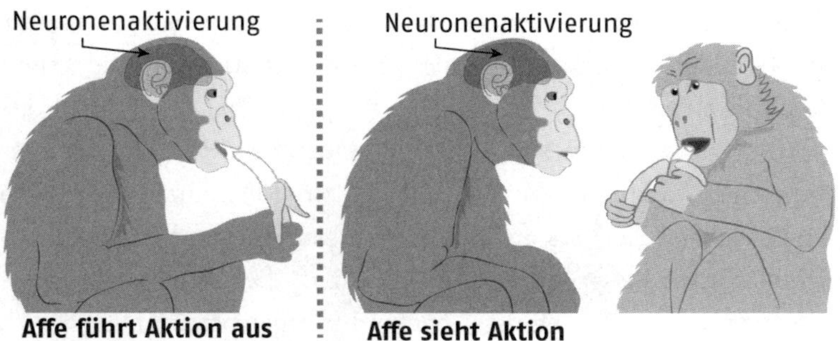

Abbildung 29: Spiegelneurone: Nervenzellen, die bei der Durchführung einer Aktivität aktiviert werden, sind auch beim Beobachten dieser Handlung bei einem Artgenossen aktiv.

sie diese Bewegung bei anderen Affen oder auch Menschen beobachten (Abb. 29). Während einzelne Zellen ausschließlich für die motorische Aktivierung zuständig zu sein scheinen, sind andere sowohl beim Ausführen als auch beim Beobachten der Bewegung aktiv (di Pellegrino et al. 1992; Gallese et al. 1996; Rizzolatti et al. 1996).

Aufgrund der komplizierten Versuchsanordnung konnten diese Experimente erst 2010 am Menschen repliziert werden. Mukamel et al. (2010) untersuchten Patient:innen, die unter einer schweren Epilepsie litten und für einen hirnchirurgischen Eingriff vorbereitet wurden, indem am offenen Gehirn Ableitungen vorgenommen wurden. Das Besondere dabei ist, dass Menschen, denen die Schädelkalotte für diesen Eingriff vorübergehend abgenommen wurde, schmerzfrei aufgeweckt werden können, um aktiv und bewusst an den Untersuchungen teilzunehmen. Ebenso wie bei den Affen zeigte sich, dass es bestimmte, sogenannte motorische Neurone gibt, die nur bei der tatsächlichen Ausführung der entsprechenden Bewegung aktiv sind, während andere benachbarte Nervenzellen sowohl beim Beobachten als auch bei der Ausführung aktiviert sind, wogegen eine dritte Gruppe neben der Aktivierung beim Beobachten eine hemmende Wirkung auf die Ausführung ausübt.

Diejenigen Nervenzellen, die beim Beobachten der Bewegung eines anderen Menschen (bzw. Artgenossen) im korrespondierenden Hirnbereich des Beobachters aktiv werden, nennt man Spiegelneurone, da sie ein inneres Abbild der Bewegung des Anderen im

Gehirn des Empfängers liefern (Abb. 29). Es handelt sich also um die neurobiologische Grundlage der Simulationstheorie, die zuvor beschrieben wurde.

Ausgestattet mit diesen basalen Erkenntnissen und Versuchsanordnungen, wurden eine Vielzahl von Studien durchgeführt, die einen eigenen Kosmos an Befunden erbrachten und immer deutlicher werden ließen, in welchem Ausmaß die Körper-zu-Körper-Interaktion unser Beziehungsleben und -erleben bestimmen.

Gallese (Abb. 30) prägte den Begriff der »motorischen Kognition« (Gallese & Cuccio 2015), wobei er zunächst beschrieb, dass die Spiegelmechanismen nicht nur beim bloßen Beobachten, sondern auch bei der Vorstellung einer Bewegung vor dem inneren Auge ablaufen und dass sie auch sensibel für transmodale Wahrnehmungen sind: Auch Motorik, die über andere sensorische Kanäle als visuelle Beobachtung wahrgenommen wird, löst Spiegelaktivität aus. Wenn der Empfänger beispielsweise eine andere Person mit festen Schritten an einer geschlossenen Tür vorbeigehen hört, dann setzt im motorischen Kortex des Hörers/Empfängers das Spiegelprogramm für die Gangbewegung ein.

Die motorische Kognition erlaubt es uns, so Gallese, die Handlung anderer Menschen unter Umgehung des bewussten Verarbeitens und Interpretierens zu antizipieren. Wir schreiben also anderen Menschen nicht explizit Intentionen zu, wir erkennen sie einfach:

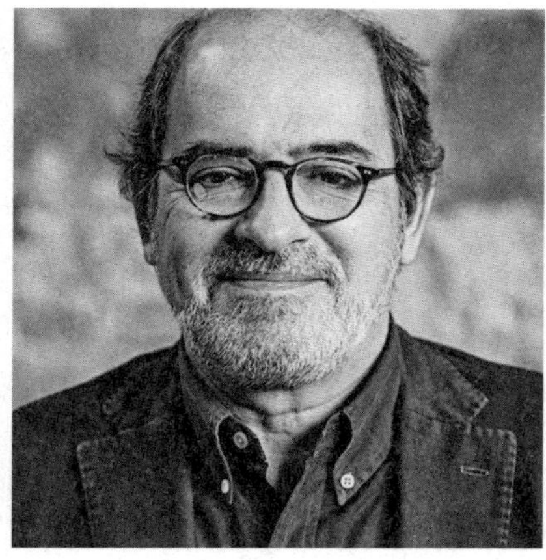

Abbildung 30:
Vittorio Gallese (* 1959)

»Wir benötigen keine aussagelogische Metarepräsentation der Intentionen anderer – wir verstehen sie einfach« (Gallese & Cuccio 2015, S. 8; Übers. S. D.). Wir finden von Körper zu Körper einen direkten impliziten Zugang zur Bedeutung des Verhaltens anderer. Gallese greift Merlau-Pontys Begriff der Zwischenleiblichkeit auf, wobei aus intercorporeity *intercorporeality* (Gallese & Cuccio 2015, S. 9) wird, die, so Gallese, der wichtigste Zugang zu unserem Wissen über andere wird. Zwischenmenschliche Beziehung konstituiert sich, so könnte man sagen, zuallererst zwischen zwei Körpern.

Es wurde recht bald deutlich, dass sich die Spiegelneurone nicht nur in den motorischen Arealen der Hirnrinde finden, sondern auch alle sensorischen Systeme betreffen. Wenn beispielsweise beobachtet wird, wie eine Person eine dritte berührt, etwa streichelt, dann werden im Beobachter Regionen aktiviert, die bei entsprechender Berührung des eigenen Körpers ebenfalls im Einsatz wären (Linkovski et al. 2016). Gleiches wurde mehrfach für das Schmerzempfinden belegt: Wenn wir eine Person beobachten, die einen schmerzhaften Reiz erfährt, werden in unserem Gehirn die gleichen Areale aktiviert, die betroffen wären, wenn wir selbst den entsprechenden Schmerz erleiden würden (Lamm et al. 2011).

Von ganz besonderer Bedeutung für das menschliche Miteinander ist natürlich die emotionale Kommunikation. Auch hier gibt es reichhaltige Belege für ein Spiegelsystem, das Simulationsprozesse ermöglicht. Diesen ist der nächste Abschnitt gewidmet.

Schon recht früh entwirft Gallese auf dem Boden dieser Entdeckungen seine eigene Simulationstheorie, nämlich die der *Embodied Simulation* (Gallese 2003, 2014). Er geht davon aus, dass jede Interaktion, die Empathie, ein Verstehen der sozialen Umgebung verlangt, sich der von ihm so genannten Spiegelsysteme bedient. Gallese betont, dass es sich um Gehirn-Körper- (intrasubjektiv) bzw. Körper-Körper-Verbindungen (intersubjektiv) handelt, die ohne explizites, kognitives Verstehen funktionieren. Erst wenn wir bereits verstanden haben, setzt die Reflexion ein, die zu einem bewussten, symbolischen Erkennen führt – als Theory of Mind oder Mentalisierung.

> »Dieser Mechanismus funktioniert automatisch, prä-reflexiv und unbewusst. Embodied Simulation ist in meinem Verständnis eine Funktion des Gehirn-Körper-Systems, die die Aufgabe erfüllt, die Interaktionen des Organismus mit seiner Umwelt zu modellieren. Im Sinne dieser Konzeption von Simulation basiert unser Verständnis von zwischenmenschlichen Beziehungen auf unserer Fähigkeit, eine Vorstellung vom Verhalten des Anderen zu entwickeln, indem wir die gleichen Ressourcen nutzen, die wir verwenden, um eine Vorstellung unseres eigenen Verhaltens zu entwickeln« (Gallese 2003, S. 525; Übers. S. D.).

Mit anderen Worten: Mithilfe unserer Spiegelsysteme lassen wir uns vom Verhalten des Gegenübers affizieren, wodurch in uns ein analoger Zustand entsteht, den wir dann dem Gegenüber als dessen inneren Zustand zuschreiben: »Wenn du in mir diesen Zustand erzeugst, dann muss es in dir genau so aussehen, wie ich mich jetzt fühle.«

Auf diese Weise entsteht in uns zunächst ein implizites Beziehungswissen, dass in ein explizites Wissen, ein Narrativ umgewandelt werden kann, was aber vermutlich nur in Ausnahmefällen des alltäglichen Lebens geschieht. Hier deutet sich bereits an, worin die Aufgabe der Psychotherapie liegen könnte – nämlich implizites Beziehungswissen aus der Übertragungsbeziehung in explizites, narratives Material umzuwandeln. Dies wird das Thema des III. Teils in diesem Buch sein.

2.6 Emotionaler Gesichtsausdruck

Aus den bereits mehrfach erwähnten Forschungen von Paul Ekman ist eine Vielzahl von Forschungsparadigmen hervorgegangen. Eines davon ist das der Emotionsinduktion durch »emotionale Gesichter« (siehe Abb. 31). Fotoserien von Gesichtern, die die Innervationsmuster der Basisaffekte zeigen, werden genutzt, um bei Versuchspersonen spezifische Emotionen hervorzurufen. Die Website von Paul Ekman (www.paulekman.com) stellt reichhaltige Beispiele bereit und bietet Materialien für Forschungszwecke zum Kauf an.

Diese inzwischen routinemäßig in Studien eingesetzte Methode beruht auf der Beobachtung, dass im Beobachter eines emotionalen Gesichts der nämliche Affekt erzeugt wird, und zwar sowohl physiologisch als auch emotional.

Blickt man auf das Foto eines Gesichts, das Freude oder Ärger zeigt, so lassen sich in der Elektromyografie (der elektrischen Ableitung des Reizes, der mit der Muskelaktivität einhergeht) Aktivierungen genau der Muskeln nachweisen, die zum mimischen Ausdruck des beobachteten Affekts nötig wären. Dabei bleiben diese Reize unter Umständen unterschwellig, d. h., die Versuchsperson lächelt nicht unbedingt sichtbar, es wird jedoch eine Lächelbereitschaft erzeugt. Eine der ersten Studien, die dies belegt hat, stammte von der schwedischen Gruppe um Ulf Dimberg (Dimberg et al. 2000).

Darüber hinaus konnte gezeigt werden, dass emotionale Gesichtsausdrücke zu spezifischen Aktivierungen genau der Hirnareale

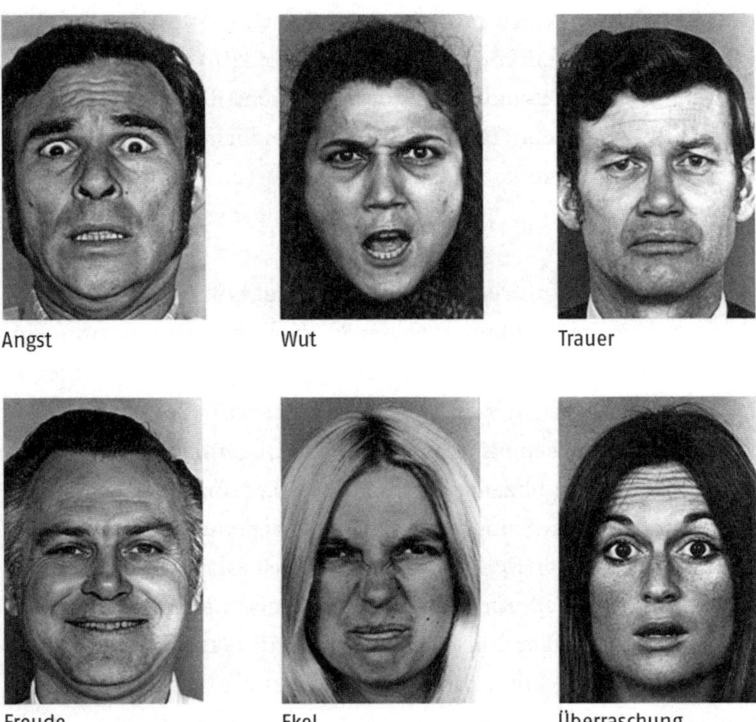

Abbildung 31: Emotionale Gesichtsausdrücke der basalen Affekte

führen, die aktiv sind, wenn eine Person den dargestellten Affekt selbst empfindet. Bereits 1997 wurde dies beispielsweise mithilfe funktioneller Magnetresonanztomografie von der Arbeitsgruppe um Mary Philipps, damals noch in London, gezeigt. Sie präsentierte Gesichter mit Ekel- und Angstausdruck und fand in den Gehirnen der Versuchspersonen die erwarteten Aktivierungen, die dem jeweiligen Affekterleben entsprachen. Laurie Carr und Kolleg:innen präsentierten sechs verschiedene Affekte (Freude, Trauer, Ärger, Überraschung, Ekel, Angst) und ließen im zweiten Teil der Studie ihre Versuchspersonen diese Affekte imitieren (Carr et al. 2003). In der funktionellen Kernspintomografie fanden sich jeweils die affekttypischen Aktivierungsmuster, und zwar sowohl beim Ansehen der Fotos als auch beim Imitieren des affektiven Gesichtsausdrucks.

Wir finden in diesen Studien zum einen Paul Ekmans frühe Beobachtungen bestätigt, dass nämlich »emotionale Innervationsmuster« der Gesichtsmuskulatur das entsprechende subjektive Gefühlserleben hervorrufen können und dass es eine passende neurobiologische Basis der Simulationstheorie im Gehirn gibt. Diese Befunde lassen sich als ein Hinweis auf die körperliche Vermittlung von Empathie verstehen.

Mimischer Affektausdruck in der Psychotherapie

Zu den aufregendsten Befunden der Psychotherapieforschung gehören m. E. die zur mimischen Affektabstimmung in der Psychotherapie. Pionier auf diesem Gebiet war Rainer Krause (Abb. 32), der in den 1990er Jahren mit seinem Team die ersten Arbeiten mit einer spezifischen Methodik publizierte. Sowohl Therapeut:in als auch Patient:in wurden mit je einer Kamera während der Therapiesitzungen gefilmt. Mit der sogenannten Split-Screen-Technik ist es möglich, die beiden Bilder auf Sekundenbruchteile genau nebeneinander zu montieren, sodass man auf einem Bildschirm beide Gesichter zeitgleich in hoher Auflösung sehen kann. Nun werden mithilfe des *Facial Action Coding Systems* (FACS) von Paul Ekman die Affekte in den Gesichtern codiert, sodass bestimmt werden kann, wie häufig, in welcher

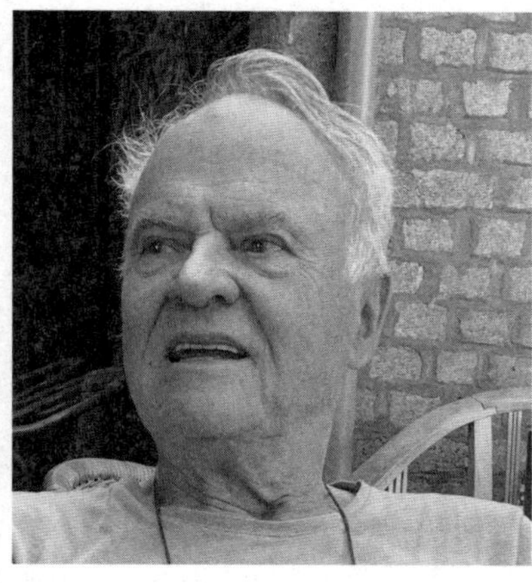

Abbildung 32:
Rainer Krause (* 1942)

zeitlichen Abfolge und in welcher Beziehung zum gesprochenen Inhalt der Sitzung bestimmte Affekte auftreten.

In ihrer ersten Arbeit untersuchten Krause & Merten (1996) eine 15-stündige Psychotherapie im Hinblick auf die von Patientin und Therapeut gezeigten Affekte. Es stellte sich heraus, dass sich im Verlauf der 15 Sitzungen der Freudeausdruck (das Lächeln) in den Gesichtern von Patientin und Therapeut in ihrem Ausmaß innerhalb von einminütigen Segmenten mehr und mehr anglichen. Die Autoren sprachen von einer »reziprok-hedonischen Freudyade« (S. 271); später bezeichnete Krause (2016, S. 64) dieses Muster als »reziprozitätsgesteuerten Misserfolg«, denn die Therapie nahm keinen positiven Ausgang. Sie stellten die Hypothese auf, dass eine zu starke Angleichung der Affektmuster nicht förderlich für die Therapie sei. Dieser Befund wurde mit erstaunlicher Konsistenz mehrfach auch an größeren Gruppen repliziert. Cord Benecke & Rainer Krause untersuchten eine Gruppe von 20 Patientinnen mit Panikstörung, deren Behandlungsergebnis umso besser war, je weniger ihre Therapeuten in der ersten Stunde gelächelt hatten (Benecke & Krause 2005). Auch Manfred Beutel hat mit seinem Team eine ähnliche Studie durchgeführt (Beutel et al. 2005), bei der das Auftreten von mimischem Affektausdruck der Patient:in mit dem der Therapeut:in in der ersten Stunde (!) mit dem Behandlungsergebnis in Beziehung gesetzt wurde. Das Ergebnis war faszinierend: Die Patient:innen lächelten in der ersten Stunde viel und zeigten auch einige Traueraffekte. Wenn die Therapeut:in in der ersten Stunde ebenfalls viel lächelte und wenig Trauer zeigte, gingen die Therapien schief. Wenn aber die Therapeut:in in der ersten Stunde anstatt zu lächeln vermehrt Trauer ausdrückte, dann war die Therapie erfolgreich (Abb. 33).

Wir können uns diese Ergebnisse folgendermaßen erklären: Patient:innen lächeln häufig gerade dann, wenn sie ihre schmerzlichen und beschämenden Beziehungserfahrungen berichten. Man kann

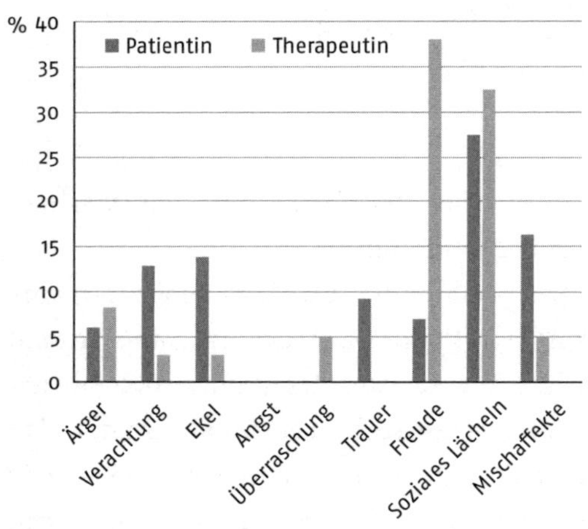

oben ◀ Primäraffekte von Patientin (Frau A.) und Therapeutin. Dargestellt werden die prozentualen Anteile der Affektäußerungen der Patientin und der Therapeutin an den gesamten Affektäußerungen (Patientin $n = 56$; Therapeut $n = 20$) in der untersuchten Zeitstichprobe (15 min)

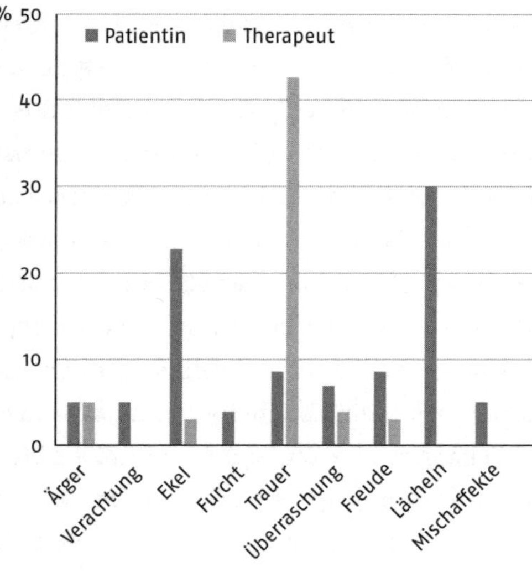

unten ◀ Primäraffekte von Patientin (Frau B.) und Therapeut. Dargestellt werden die prozentualen Anteile der Affektäußerungen der Patientin und des Therapeuten an den gesamten Affektäußerungen (Patientin $n = 63$; Therapeut $n = 21$) in der untersuchten Zeitstichprobe (insgesamt 15 min)

Abbildung 33: Affektausdruck in der ersten Stunde. Das obere Bild zeigt eine erfolglose Therapie, das untere eine erfolgreiche (Beutel et al. 2005, S. 103).

dieses Lächeln als einen Schutz vor den negativen Affekten verstehen, die verdrängt werden und nicht wahrgenommen bzw. ausgedrückt werden können. Schafft es die Therapeut:in nun, das verdrängte Gefühl in ihrem Gesicht auszudrücken, stellt sie damit der Patient:in das fehlende Moment zur Verfügung und kann so Empathie vermitteln – »Ich fühle, was in dir ist, auch wenn du selbst es nicht spüren kannst oder möchtest.«

Wenn die Therapeut:in aber stattdessen mitlächelt, wenn die Patient:in von traumatisierenden Kindheitserfahrungen berichtet, entsteht eine Kollusion mit dem Ziel, die schlimmen Dinge nicht spürbar werden zu lassen. Auf diese Weise wird ein Durcharbeiten der negativen Inhalte vermieden und die Therapie »bleibt stecken«.

Diese empirischen Befunde machen deutlich, was die Theorie des Containment bedeutet: Die Therapeut:in nimmt das unerträgliche Gefühl der Patient:in in sich auf, lässt sich davon affizieren und gibt es in aufbereiteter Form wieder an die Patient:in zurück – eben in Form des zum Inhalt passenden traurigen Gesichtsausdrucks. Ganz nebenbei wird hier auch die transmodale Entsprechung sichtbar (siehe S. 116): Verbal Mitgeteiltes wird in seinem emotionalen Gehalt verstanden und im Gesicht affektiv ausgedrückt.

2.7 Embodied Memories

Es ist schon mehrfach angeklungen: Erinnerungen werden in der frühen Lebensphase ausschließlich und lebenslang weiterhin in einer körperlich-emotionalen Form gespeichert. Sie weisen Aktivitätskonturen auf, wie Daniel Stern sie im Zusammenhang mit seinen Vitalitätsaffekten beschreibt, und verknüpfen so individuell relevante Erfahrungen mit der transmodalen Speicherwährung (siehe Kapitel II.1.7).

Das wohl berühmteste Beispiel der Weltliteratur für eine solchermaßen gespeicherte Erinnerung stammt von Marcel Proust (Abb. 34). Der Ich-Erzähler der *Suche nach der verlorenen Zeit* beschreibt im ersten Band, *In Swanns Welt*, sein Erleben beim Genuss einer Madeleine, die er in seinen Tee tunkt:

»Gleich darauf führte ich, bedrückt durch den trüben Tag und die Aussicht auf den traurigen folgenden, einen Löffel mit dem aufgeweichten kleinen Stück Madeleine darin an die Lippen. In der Sekunde nun, als dieser mit dem Kuchengeschmack gemischte Schluck Tee meinen Gaumen berührte, zuckte ich zusammen und war wie gebannt durch etwas Ungewöhnliches, das sich in mir vollzog. Ein unerhörtes Glücksgefühl, das ganz für sich allein bestand und dessen Grund mir unbekannt blieb, hatte mich durchströmt« (Proust 1979 [1913], S. 63).

Wir hören hier, wie ein Geschmacks- bzw. Geruchserlebnis eine intensive Gefühlserfahrung auslöst, die zunächst ohne Bewusstsein ihres Ursprungs bleibt. So, als gäbe es einen Kurzschluss zwischen Geruch und Emotion, rätselt der Erzähler selbst drei Seiten lang, worin das beglückende Gefühl begründet sein könnte. Dann plötzlich eröffnet sich ihm die bewusste, als Narrativ gespeicherte Erinnerung:

»Und dann mit einem Male war die Erinnerung da. Der Geschmack war der jener Madeleine, die mir am Sonntagmorgen in Combray (weil ich an diesem Tage vor dem Hochamt nicht aus dem Haus ging) sobald ich ihr in ihrem Zimmer guten Morgen sagte, meine Tante Léonie anbot, nachdem sie sie in ihren schwarzen oder Lindenblütentee getaucht hatte« (S. 66).

Nach der Auflösung des Rätsels sinniert Proust in seiner unvergleichlichen Art der wundersamen Qualität seiner eigenen Erfahrung nach:

»Der Anblick jener Madeleine hatte mir nichts gesagt, bevor ich davon gekostet hatte; vielleicht kam das daher, daß ich dies Gebäck, ohne davon zu essen, oft auf den Tischen der Bäcker gesehen hatte und daß dadurch sein Bild sich von jenen Tagen in Combray losgelöst und mit anderen, späteren verbunden hatte; vielleicht auch daher, daß von jenen so lange aus dem Gedächtnis entschwundenen Erinnerungen nichts mehr da war, alles sich in nichts aufgelöst hatte: die Formen – darunter

> auch die dieser kleinen Muschel aus Kuchenteig, die so behäbig und sinnenfroh wirkt unter ihrem strengen, frommen Faltenkleid – waren versunken oder sie hatten, in tiefen Schlummer versenkt, jenen Auftrieb verloren, durch den sie ins Bewußtsein hätten emporsteigen können. Aber wenn von einer früheren Vergangenheit nichts existiert nach dem Ableben der Personen, dem Untergang der Dinge, so werden allein, zerbrechlicher aber lebendiger, immateriell und doch haltbar, beständig und treu Geruch und Geschmack noch lange wie irrende Seelen ihr Leben weiterführen, sich erinnern, warten, hoffen, auf den Trümmern alles übrigen und in einem beinahe unwirklich winzigen Tröpfchen das unermeßliche Gebäude der Erinnerung unfehlbar in sich tragen« (S. 66 f.).

Im Weiteren nun beschreibt der Erzähler seine Erinnerung an das Dörfchen Combray, in dem seine Tante Léonie wohnte und die Familie regelmäßig in den Sommerferien beherbergte. Ein Kindheitsparadies, in dem der Erzähler seine kindlichen Glücks- und Schmerzerfahrungen gemacht hat, die die ersten Bände des Romans füllen.

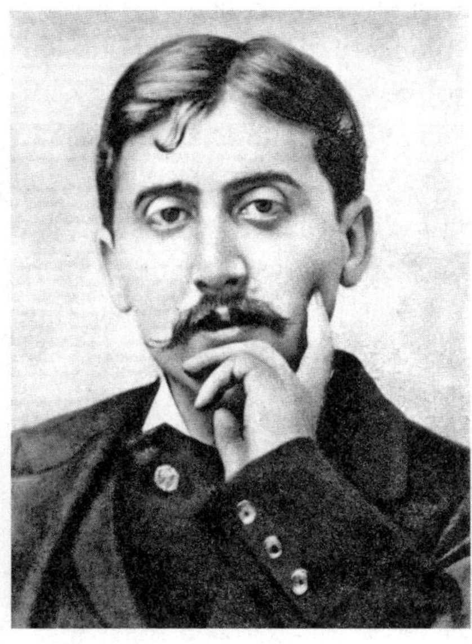

Abbildung 34:
Marcel Proust (1871–1922)

Es ist hervorzuheben, dass Proust hier den Fall der gustatorisch-olfaktorisch gespeicherten Erfahrung beschreibt, die bereits vom Erzähler als Kind bewusst erlebt und im expliziten Gedächtnis in narrativer Form gespeichert war, bevor sie von ihm vergessen worden war. Die erneute Geschmackserfahrung triggert nun das zugehörige Gefühlserlebnis, das nach einiger Zeit der gedanklichen Rekonstruktionsbemühung die verschüttete Erinnerung wiedererstehen lässt. Diese Form der Erinnerung unterscheidet sich beträchtlich von der aus noch früherer Lebenszeit, wo noch keine Sprache existierte und keine Symbolisierung vollzogen werden konnte. Auf den sensorischen Trigger folgt in solchen Fällen zwar das intensive Gefühlserlebnis, ein Narrativ lässt sich jedoch nicht wiederherstellen.

Ich erinnere an die bereits zitierten Überlegungen von Beebe & Lachmann (2004), die betonen, dass schon im zweiten Lebensmonat »rudimentäre repräsentationale – noch nicht symbolische – Fähigkeiten« (S. 83) bestehen, die es erlauben, Informationen nonverbal in Form von »Bild, Lautäußerung oder Geruch« (S. 86) zu speichern. Mit solcherart primär unbewussten Inhalten (die eben nicht sekundär verdrängt oder vergessen wurden) haben wir es häufig in der Psychotherapie sogenannter »früh gestörter« Patient:innen zu tun, wobei die Aufgabe eben nicht in der »archäologischen« Rekonstruktion, sondern in der erstmaligen Konstruktion einer identitätsstiftenden Symbolisierung und Verbalisierung besteht. Mit dieser Kernaufgabe der Psychotherapie werden wir uns im letzten Abschnitt dieses Buches beschäftigen.

Inzwischen ist der sogenannte Proust-Effekt auch empirisch untersucht. Willander & Larsson (2006) verwendeten eine Reihe von Stimuli, wie zum Beispiel Whiskey, Tabak, Veilchen oder Zimt, die sie entweder als Wort, als Bild oder als Geruch präsentierten. Danach wurde erhoben, welche Erinnerungen bei den Versuchspersonen im Alter von 65–80 Jahren evoziert wurden. Es zeigte sich, dass die geruchsbezogenen Erinnerungen signifikant früher (ganz überwiegend in den ersten zehn Lebensjahren) verortet waren und mit intensiveren Emotionen einhergingen als Erinnerungen, die durch Worte oder Bilder ausgelöst worden waren.

Es ist weithin bekannt, dass Gerüche häufig als Trigger für Flashbacks und Intrusionen bei Menschen mit einer posttraumatischen Belastungsstörung fungieren. Auch hier konnte experimentell gezeigt werden, dass eine besondere Verbindung zwischen Geruch und (emotionaler) Erinnerung besteht. Cortese et al. (2015) verglichen traumatisierte Kriegsveteranen mit gesunden Kontrollpersonen und fanden, dass Gerüche von Benzin, Blut, Schießpulver und verbranntem Haar bei den Veteranen signifikant mehr Distress auslösten und die anschließende Entspannung signifikant schwerer fiel. Die Autoren diskutieren, dass eine Hypersensitivität für Gerüche, die bereits einmal in Verbindung mit Lebensgefahr aufgetreten waren, das Überleben sicherstellen könnten. In jedem Fall wird auch an dieser Studie die enge Verknüpfung von Geruch und Emotionen deutlich. Auf diese Verbindung wird im folgenden Abschnitt vertieft eingegangen.

2.8 Olfaktion

Geruch und soziale Präferenz

Seit Beginn der 2000er Jahre hat die psychobiologische Erforschung des Geruchssinns durch neue methodische Entwicklungen einen enormen Aufschwung erfahren. Die Ergebnisse der Studien, von denen im Folgenden ein Ausschnitt referiert wird, erlauben einen faszinierenden Einblick in eine noch weitgehend verschlossene Welt.

Die zentrale Erkenntnis ist die, dass es beim Menschen eine unbewusste Geruchswahrnehmung gibt, die in verblüffender Weise unser soziales Zusammenleben beeinflussen dürfte. Es hat den Anschein, dass unser Geruchssinn zwar verkümmert ist und zugunsten kognitiver Fähigkeiten an Relevanz verloren hat, dass wir aber doch noch viel mehr im Tierreich verhaftet sein dürften als gedacht und manchmal vielleicht auch gewünscht. Offenbar können wir auf chemosensorischem Weg Informationen austauschen, die beim Gegenüber ein implizites Wissen über uns entstehen lassen, das unser Sozialverhalten maßgeblich beeinflusst.

Bekanntlich geht Liebe durch die Nase. Diese Volksweisheit hat in den letzten Jahren vielfache empirisch-wissenschaftliche Bestätigung erfahren. In einer aktuellen Übersichtsarbeit haben Mehmet K. Mahmut & Ilona Croy (2019) die Studienlage zu der Frage zusammengefasst, inwieweit Körpergerüche zur Entstehung bzw. zum Scheitern von Liebesbeziehungen beitragen. Sie kommen zu dem Schluss, dass die (oft unbewusste) olfaktorische Wahrnehmung von Körpergerüchen intime Beziehungen in hohem Ausmaß steuern. Ganz allgemein können wir körperliche Krankheit und auch die Ernährungsform des Anderen riechen. Wir können das optimale Maß an genetischer Verschiedenheit (und damit Passform) olfaktorisch wahrnehmen. Wir riechen die Gefühle des Anderen (darauf wird unten noch detaillierter eingegangen) und wir können bestimmte Persönlichkeitseigenschaften erschnuppern: Extraversion, Neurotizismus und Dominanz können ebenso wie Unfreundlichkeit oder Unbeliebtheit erkannt werden.

Auch auf der bewussten Ebene wollen wir unsere Partner:in riechen können – möglicherweise auch das ein Grund dafür, warum wir zu Beginn der Verliebtheit so intensiv die körperliche Nähe suchen. Dies stellt übrigens im Zeitalter des Online-Datings ein beträchtliches Problem dar, das sich in der vermutlich eher begrenzten Trefferquote online initiierter erster Dates widerspiegeln dürfte. Mehr noch als Männer nutzen Frauen bewusst ihre Geruchswahrnehmung bei der Partnerwahl, was anthropologisch darauf zurückgeführt wurde, dass für sie die richtige Partnerwahl folgenschwerer sei als für Männer. Bei diesem Riechen der Gene spielt der sogenannte Haupthistokompatibilitätskomplex (MHC), der die immunologische Ähnlichkeit von Gewebebestandteilen bezeichnet, die zentrale Rolle. Dies ist zum Beispiel bei der Verträglichkeit von Transplantaten von großer Bedeutung. Bei der Partnerwahl entsteht auf chemosensorischem Weg eine Bevorzugung möglichst verschiedener MHC, was Inzucht zu verhindern hilft. Insbesondere Frauen verfügen über diese Fähigkeit und scheinen so den genetisch optimalen Partner zu wählen. Interessanterweise ist die Bevorzugung des unterschiedlichen Partners am stärksten bei Frauen in festen Beziehungen, während Singles durchaus positiv auf MHC-ähnliche Männer reagieren. Auch die Einnahme der Pille vermindert die Präferenz für die genetische Verschiedenheit (siehe Roberts et al. 2008). Möglicherweise spielt also der Wunsch bzw. die Möglichkeit, schwanger zu werden, eine Rolle beim Einsatz dieser olfaktorischen Protektion.

In ähnlichem Sinne lassen sich folgende Ergebnisse verstehen: Frauen in der empfängnisbereiten Zyklusphase bevorzugen den Geruch von dominanten Männern – insbesondere dann, wenn sie sich in stabilen Beziehungen befinden (Havlicek et al. 2005). Darüber hinaus korreliert die Wahrscheinlichkeit, dass Frauen schwanger werden, mit ihrer Präferenz für den Körpergeruch von Männern mit höheren Testosteronwerten und größerer Symmetrie in ihrer körperlichen Erscheinung (Thornhill et al. 2013). Es scheint also ein naturgegebenes Motiv zu existieren, das in einem darwinistischen Sinne wirkt, sobald die Zeugung eines Kindes ernsthaft im Raum steht. Auch die männliche Geruchswahrnehmung ist nicht ohne Einfluss; so konnte gezeigt werden, dass Männer den Geruch von Frauen bevorzugen, wenn sich diese in der empfängnisbereiten Zyklusphase befinden (Singh & Bronstad 2001).

Diese Ergebnisse werfen ein Licht auf die Art, wie wir uns einander olfaktorisch präsentieren. Offenbar ist der pure Körpergeruch vielfach nicht das Präferierte, zumindest dürfte es der Partnerwahl zuträglich sein, nicht allzu intensiv nach sich selbst zu riechen. Mahmut & Croy (2019) weisen darauf hin, dass Körperhygiene und Parfum dazu dienen, einen positiveren Körpergeruch zu erzeugen. Die weitverbreitete Annahme, dass Parfums sich mit dem individuellen Körpergeruch vermischen und so – unabhängig vom bloßen Parfumgeruch eine neue Komposition ergeben, wurde ebenfalls empirisch belegt (Lenochová et al. 2012). Und zwar scheint auch hier der MHC Einfluss auszuüben: Bestimmte Parfums matchen mit bestimmten MHC-Ausstattungen (Hämmerli et al. 2012).

Ein weiterer interessanter Aspekt: Menschen mit Hyposmie bzw. Anosmie haben deutlich weniger Sexualpartner und weniger sexuelles Interesse (Mahmut & Croy 2019) – inwieweit dies durch eine zugrunde liegende Depression vermittelt sein könnte, bleibt zu klären, allerdings weist der Befund noch einmal auf die Relevanz des Geruchssinns in unserem Sozialleben hin.

Um noch einmal auf das Online-Dating zurückzukommen: Ein

Versuch, den Geruch in das fremdvermittelte Kennenlernen einzubeziehen, findet sich auf der Dating-Plattform *Smell Dating* (https://smell.dating/). Es handelt sich um eine wissenschaftlich motivierte – oder zumindest begleitete – Initiative, bei der die Teilnehmer:innen T-Shirts erhalten, die sie drei Tage und Nächte lang tragen, ohne Deo oder Parfum zu benutzen, bevor sie sie zurückschicken. Dann werden die T-Shirts in kleine Stücke geschnitten und es werden jeweils zehn solcher »Geruchsproben« an die Interessierten geschickt. Bei einem wechselseitigen olfaktorischen Interesse erhalten beide Protagonisten die Telefonnummern des jeweils anderen und müssen von da an selbst weiterkommen. Die Erfolgsquoten dieses »Experiments« sind nicht bekannt, es finden sich jedoch online ein paar Einzelfallberichte aus Selbstversuchen (meist) journalistischer Natur.

Die olfaktorische Übertragung

Eine junge Kollegin berichtet:

> Nach der Geburt meiner jüngeren Tochter hatte ich einen sehr turbulenten Flug und fühlte mich deswegen beim Fliegen ziemlich unwohl.
> Wenig später war ich auf dem Heimweg von einer Tagung und wartete im Flugzeug auf den Start. Ich fühlte mich unwohl und etwas ängstlich. In diesem Moment nahm ich einen Geruch wahr – nicht sehr intensiv –, aber ich fühlte mich sofort ruhiger, sicher und beschützt. Plötzlich dachte ich: »Meine Analytikerin!« – Ich wusste nicht, warum. Mir war nicht bewusst, dass meine Analytikerin überhaupt einen »Geruch« hat, aber irgendetwas in mir hatte ihn unbewusst erkannt. Und tatsächlich: Ich drehte mich um, sah hinter mich – und dort saß sie!

Das Bemerkenswerte an dieser Episode liegt darin, dass eine olfaktorische Wahrnehmung ein Gefühl der Beruhigung auslöst, bevor ein bewusstes Erkennen und dann der Versuch eines Verstehens erfolgt. Darin gleicht diese Erfahrung der Marcel Prousts, der seine Madeleine in den Tee taucht. Allerdings ist das Erlebnis der jungen Analytikerin verbunden mit einer (positiven) Übertragung: Kongruent mit der emotionalen Erfahrung stellt sich die Assoziation »Meine Analytikerin« ein. Natürlich kann eingewendet werden, dass die junge Frau ihre Analytikerin unbewusst beim Boarden wahrgenommen hat oder sie auf der Konferenz getroffen hatte. Trotzdem bliebe der Geruchsreiz als Auslöser der Assoziations-Emotions-Kette bestehen.

Es gibt verhältnismäßig wenig Arbeiten zur Olfaktion in der Psychotherapie, eine Ausnahme stellt die Falldarstellung Didier Anzieus (Abb. 35) in seinem Buch *Das Haut-Ich* (1996) dar. Unter der Überschrift »Die Geruchshülle« mit dem erklärenden Subtitel »Die Absonderung von Aggressivität durch die Hautporen« (S. 232–243) berichtet Anzieu von einem jungen Mann, der phasenweise in den Sitzungen intensiv schwitzt und dabei einen so unangenehmen Geruch absondert, dass sich sogar die nachfolgende Patientin bei ihrem Analytiker beschwert und den Aufenthalt in seinem Behandlungszimmer verweigern wollte. Anzieu versteht das Stinken des Patienten als eine primärprozesshafte Form der Äußerung seiner Aggression, die von ihm nicht bewusst erlebt, mentalisiert und verbalisiert oder symbolisiert werden kann. Er stellt die Analogie zwischen der Geruchshülle und der Hauthülle her, der er in seinem Buch eine zentrale Rolle als Grenz-, Kontakt- und Ausdrucksfläche des Ichs zuweist.

> »Dieses vor allem olfaktive Haut-Ich stellt eine Hülle dar, die weder geschlossen noch fest ist. Sie ist durchlöchert an zahlreichen Stellen, die den Hautporen entsprechen und die mit kontrollierbaren Sphinktern versehen sind; durch eine reflektorische, automatische Entladung, die dem Denken keinen Raum läßt, um sich einzuschalten; es handelt sich also um ein Haut-Sieb« (Anzieu 1996, S. 236).

Anzieu geht also den Schritt, eine unbewusste Motivation zum Stinken anzunehmen, der eine Übertragungsbedeutung zukommt – folgerichtig spricht er von einer »olfaktiven Form der Übertragung« (S. 234). In der Analyse können biografisch determinierte Schuld-

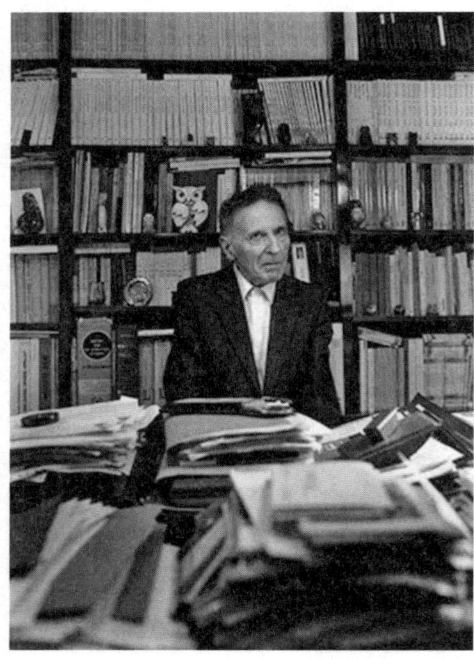

Abbildung 35:
Didier Anzieu (1923–1999)

gefühle ausgemacht werden, die ein reifes Erleben der Aggression verhinderten, und Schritt für Schritt gelingt »der Wechsel von der Haut zum Ich« (S. 240), der mit dem Verschwinden des Gestanks einhergeht.

Angeregt durch die Erlebnisse mit seinem Patienten brachte Anzieu in Erfahrung, dass die damalige psychophysiologische Forschung »vier Arten von Geruchssignalen [unterscheidet]: die sexuelle Begierde, die Angst, die Wut und das Wissen um den eigenen Tod bei Menschen, die sterben müssen« (S. 236, Fußn.). Er folgert: »Es kann sein, daß die Intuition und Empathie des Psychoanalytikers vor allem auf einer olfaktiven Grundlage beruhen, die schwer zu untersuchen ist« (ebd.).

Was sich in den 1980er Jahren noch reichlich spekulativ angehört haben dürfte, hat in der Zwischenzeit erstaunliche Bestätigung erfahren, von der im Folgenden die Rede sein soll.

Empirische Befunde zu Olfaktion und Emotionen

Seit Beginn der 2000er Jahre ist es möglich, Geruchswahrnehmung unter kontrollierten Bedingungen experimentell zu untersuchen. Dabei wird zumeist eine Versuchsanordnung gewählt, die es erlaubt, intervenierende Variablen weitestgehend auszuschließen. Versuchspersonen spenden Geruchsproben, die mithilfe von Wattepads gewonnen werden, die in der Achselhöhle den Schweiß aufsaugen. Die olfaktorische Qualität des Schweißes wird durch gezielte Emotionsinduktion determiniert, indem den Spender:innen Videoclips mit spezifischer affektiver Qualität gezeigt werden, während die Schweißproben gewonnen werden. Lustige Clips erzeugen Freude, Horrorclips Angst, schmerzliche Trauer, wieder andere Ärger, und erotische Clips können sexuelle Erregung hervorrufen. Diese affektiven Zustände gehen mit jeweils anderer chemischer Zusammensetzung des Schweißes einher.

Die Geruchsproben mit dem »emotionalen Schweiß« werden tiefgefroren gelagert und zu einem späteren Zeitpunkt aufgetaut, um den Empfänger:innen in kontrollierter Weise mit der Atemluft zugeführt zu werden. Beim Einatmen der Geruchsproben entsteht in der Regel keine bewusste Geruchswahrnehmung, sehr wohl aber eine unbewusste Reaktion. In den Experimenten müssen die Empfänger:innen gewisse Aufgaben erfüllen, die sie unter dem Einfluss unterschiedlicher emotionaler Proben in je spezifischer Weise erledigen. Auch kann die Hirnfunktion (in der Regel mittels fMRI) während der Geruchsapplikation und der Aufgabenerfüllung erfasst werden.

Eine der ersten derartigen Studien stammt von Chen & Haviland-Jones und erschien im Jahr 2000. Die Autorinnen sammelten Proben von ängstlichem und fröhlichem Schweiß von 25 Spender:innen und ließen 77 Empfänger:innen aus jeweils sechs Fläschchen die richtige Probe (mit ängstlichem oder fröhlichem Schweiß auswählen). Der fröhliche Schweiß wurde geschlechtsunabhängig überzufällig häufig richtig erkannt, wohingegen der männliche Angstschweiß am häufigsten erkannt wurde, der weibliche jedoch nicht.

Hinsichtlich der olfaktorischen Wahrnehmung der Angst anderer Menschen gibt es hochinteressante weiterführende Studien. Von 13 Männern wurde Angstschweiß beim Klettern in einem Hochseilgarten gesammelt und mit neutralem Schweiß von einem Ergometertraining verglichen. Die 20 weiblichen Empfängerinnen schätzen sich selbst in einem Fragebogen (STAI, State-Angst) 20 Minuten nach dem Riechen des Angstschweißes signifikant stärker ängstlich ein als nach dem Riechen des Sportschweißes (Albrecht et al. 2011).

Eine weitere Studie untersuchte die Reaktion der Gesichtsmuskulatur von 36 weiblichen Empfängerinnen auf Angstschweiß bzw. Ekelschweiß von männlichen Spendern. Dabei zeigte sich, dass genau diejenigen Gesichtsmuskeln der Empfängerinnen aktiviert werden, die dem Affekt der Spender entsprechen (de Groot et al. 2012).

Die Angstinduktion funktioniert also nicht nur – wie bereits berichtet (S. 131 f.) – über das Ansehen eines ängstlichen Gesichts, sondern auch über das Riechen des Angstaffekts eines anderen Menschen, den man nicht sieht oder kennt.

Dieser Effekt lässt sich sogar in der Gehirnfunktion nachweisen: 49 Spender:innen waren Personen, die unmittelbar vor einem Examen standen (Angstschweiß) oder aber ein Ergometertraining absolvierten (neutraler Schweiß). Die 28 Empfänger:innen wurden während des verblindeten Riechens von entweder Angst- oder Sportschweiß mithilfe der funktionellen Kernspintomographie (fMRI) untersucht. Es fand sich eine signifikant erhöhte Aktivierung in zwei Hirnregionen beim Riechen des Angstschweißes: im fusiformen Gyrus, einer Region, die an der Verarbeitung sozialer emotionaler Reize beteiligt ist, und in der Insel, dem Precuneus und dem Gyrus cinguli, Regionen, die Empathie prozessieren. Es kann also angenommen werden, dass die olfaktorisch wahrgenommene Angst anderer Menschen eine gewisse Anteilnahme im Gegenüber hervorruft (Prehn-Kristensen et al. 2009). Kürzlich kam eine Metaanalyse anhand einer inzwischen recht beträchtlichen Zahl an Studien zu dem Ergebnis, dass die chemosensorische Kommunikation von Angst einen relevanten sozialen Effekt auch unter Real-Life-Bedingungen haben dürfte (de Groot & Smeets 2017).

Auch Freude lässt sich riechen. So reagierten 36 weibliche Empfängerinnen auf den Freudeschweiß von drei männlichen Spendern mit einer Aktivierung der Lächelmuskulatur, die elektromyographisch aufgezeichnet wurde (de Groot et al. 2015).

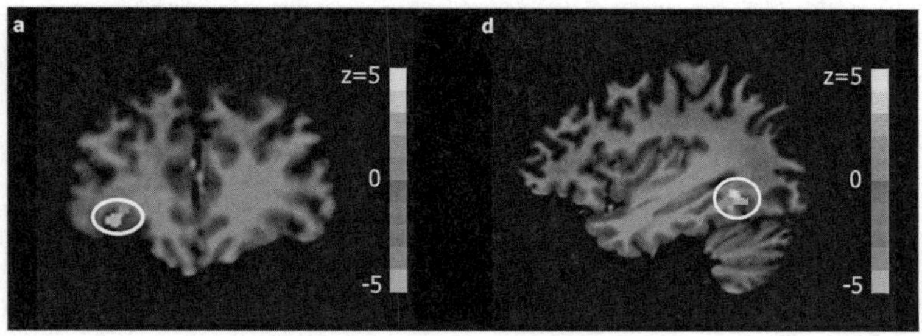

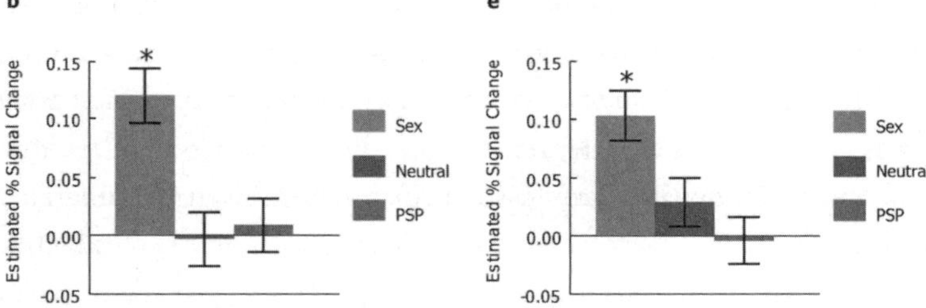

Abbildung 36: Aktivierung des rechten orbitofrontalen Cortex (a und b) und des rechten fusiformen Gyrus (d und e) durch sexuellen Schweiß (Zhou & Chen 2008, S. 14419)

Der Frage, ob sich auch sexuelle Erregung auf olfaktorischem Wege auf andere Menschen übertragen kann, gingen Zhou & Chen (2008) nach. Sie sammelten sowohl neutralen als auch »sexuellen Schweiß«, der von 20 männlichen Spendern stammte, die pornografische, sexuell erregende Filme während der Probengewinnung anschauten. 42 weibliche Empfängerinnen rochen die Proben, während bei Ihnen ein fMRI angefertigt wurde. Es fanden sich unter dem Einfluss des sexuellen Schweißes signifikant stärkere Aktivierungen im rechten orbitofrontalen Cortex, im rechten Hypothalamus und im rechten fusiformen Gyrus (Abb. 36). Zwar werden diese Hirnregionen nicht direkt mit der Verarbeitung sexueller Stimuli in Verbindung gebracht, jedoch zeigen die Ergebnisse eindeutig, dass das Gehirn sexuellen von neutralem Schweiß zu unterscheiden weiß. Sexuelle Erregung teilt sich also olfaktorisch mit – was allerdings noch nicht bedeutet, dass die Empfängerin diese bewusst erkennt oder gar ihrerseits mit sexueller Erregung reagiert. Dennoch: Zwei sexuelle Körper wissen jenseits jeder Symbolik voneinander.

Eine kurze Fallvignette handelt in bemerkenswerter Weise von diesem Zusammenhang:

> Vor vielen Jahren behandelte ich eine neurotisch sehr gehemmte Studentin. Sie hatte im Alter von 24 Jahren noch keinerlei sexuelle Erfahrungen mit einem Partner gemacht. Im Verlauf des ersten Behandlungsjahres ließ sich die sexuelle Hemmung so weit bearbeiten, dass sie sexuelle Fantasien zaghaft zulassen und auch masturbieren konnte. Nun stellte sich aber ein anderes Problem ein: Sie fürchtete, alle Menschen in der U-Bahn könnten ihre sexuelle Erregung riechen. Diese Vorstellung beschämte sie derart, dass sie überlegte, wie sie diese Situation vermeiden könnte. Schließlich entschied sie sich dafür, ihren Intimbereich mit einem intensiven Deospray zu »neutralisieren«, damit niemand auf die Idee kommen könnte, ihr eine sexuelle Aktivität zu unterstellen. Ich konnte den Geruch des Deos nun recht intensiv und äußerst unangenehm in meiner Praxis wahrnehmen.

Zum damaligen Zeitpunkt war ich ernsthaft besorgt, dass die Lockerung der sexuellen Hemmung meiner Patientin eine psychotische Entwicklung angestoßen haben könnte – wie sollte jemand in der U-Bahn riechen können, dass meine Patientin masturbiert haben oder gar im Moment sexuelle Erregung verspüren könnte? Heute muss ich eingestehen, dass die Patientin mit ihrer Befürchtung Recht hatte. Die Art ihrer Reaktion war im Dienste ihrer Abwehr durchaus sinnvoll: Da sie nun einen derart unangenehmen Deogeruch verbreitete, gelang es ihr vermutlich, jegliche erotische Fantasie, geschweige denn Annäherung eines potenziellen Partners ebenso hintanzuhalten wie eine moralische Verurteilung durch sittenstrenge Geruchsempfänger:innen auf dem Nachbarsitz in der U-Bahn.

Eine weitere Studie verdient Beachtung, wenngleich ihre Ergebnisse nicht unumstritten sind (siehe hierzu Gračanin et al. 2016): die Arbeit von Shani Gelstein aus Israel (Gelstein et al. 2011). Trauertränen von zwei weiblichen Spenderinnen wurden von 24 männlichen Empfängern im Vergleich zu einer Kochsalzlösung gerochen. Unter dem olfaktorischen Eindruck beurteilten sie Fotos von Frauengesichtern hinsichtlich ihrer Attraktivität. In einem weiteren Experiment wurden die Veränderungen von psychophysiologischer Erregung und selbst eingeschätzter sexueller Erregung sowie der Testosteronspiegel im Speichel bestimmt – entweder unter dem Einfluss der Trauertränen oder von Kochsalzlösung. Und zuletzt wurde die Veränderung durch den Geruch der Trauertränen in der Hirnaktivierung (fMRI) beim Ansehen eines erotischen Filmes untersucht. Die Ergebnisse waren eindrucksvoll: Trauertränen lassen Fotos von Frauengesichtern weniger attraktiv erscheinen, sie reduzieren die sexuelle Erregung und sogar den Testosteronspiegel. Darüber hinaus führen sie zu einer signifikanten Verminderung der sexuellen Erregung, angezeigt durch eine verminderte Aktivierung in den entsprechenden Hirnregionen. Der bloße Geruch von Trauertränen scheint also eine insgesamt hemmende Wirkung auf erotische und sexuelle Aktivierungen auszuüben. Wie bereits angedeutet, wurde methodische Kritik an dieser Arbeit geäußert, die Replikationsstudien notwendig erscheinen lässt.

Kürzlich lieferten Jasper de Groot, Gün Semin und Monique Smeets den Versuch einer theoretischen Integration der bisherigen Studien zur olfaktorischen Kommunikation (de Groot et al. 2017). Sie weisen darauf hin, dass die Geruchswahrnehmung von allen Sinnen vermutlich die größte Komplexität besitzt – so können Menschen offenbar mehr als eine Trillion verschiedener Gerüche wahrnehmen. Olfaktorischen Botenstoffen (sog. Pheromonen) kommt vielfältige Bedeutung zu. Jeder Mensch weist eine Geruchsgestalt auf, einen »Geruchsabdruck«, der sich aus einer Vielzahl von einzelnen chemischen Komponenten zusammensetzt. Diese sind zum Teil genetisch determiniert und haben Trait-Charakter, zu einem anderen Teil zeigen sie temporäre Zustände, wie Krankheit, Hunger – oder eben Emotionen – an. Wir können andere Menschen an ihrem individuellen Körpergeruch erkennen, wie bereits von Neugeborenen berichtet, die ihre Mütter erkennen können (MacFarlane 1975). Und wir befinden uns mit anderen Menschen bzw. ihren Körpern in einem ständigen Austausch olfaktorischer Signale, die uns die jeweilige Befindlichkeit anzeigen und eine Art »interpersonalen olfaktorischen Feldes« entstehen lassen. Zweifellos ist dieses ein relevanter

Teil des gesamten interpersonalen Feldes (Baranger & Baranger 2018), das sich aus allen verfügbaren Ausdrucks- und Sinneskanälen zusammensetzt.

Ein weiterführendes Forschungsgebiet, das wir hier nur kurz streifen können, ist der Einfluss von verschiedenen Erkrankungen auf die olfaktorische Kommunikation. Es ist bekannt, dass ein Verlust des Geruchssinns nach Hirn- oder Nervenschädigungen bzw. auch im Zusammenhang mit depressiven Erkrankungen sowie neuerdings auch mit Long-Covid-Symptomen eine Art Geruchsblindheit erzeugen kann, die sehr wohl mit erheblichen Beeinträchtigungen des sozialen Lebens einhergehen kann. Ein Beispiel sei erwähnt, das aus der Arbeitsgruppe der deutschen Forscherin Ilona Croy stammt (Croy et al. 2019): 75 Mütter mit Kindern im ersten Lebensjahr wurden untersucht, wobei 25 davon Patientinnen einer psychosomatischen Klinikstation waren, die einen Schwerpunkt in der Behandlung von elterlichen Bindungsstörungen hatte. Die anderen 50 Mütter waren Kontrollpersonen ohne die Diagnose einer psychischen Störung. Allen Müttern wurden Geruchsproben von getragenen Stramplern ihrer eigenen bzw. fremder Babys gegeben. Es zeigte sich, dass die psychisch kranken Mütter ihre eigenen Kinder signifikant seltener am Geruch erkennen konnten und sie den Geruch ihrer eigenen Kinder signifikant seltener dem anderer Kinder vorzogen. Über beide Gruppen zeigte sich eine hochsignifikante Korrelation von Bindungsstörung der Mutter und geringerer Präferenz für den Geruch des eigenen Babys. Vor dem Hintergrund der zuvor referierten Befunde lässt sich annehmen, dass ein solcher Mangel an »Geruchsempathie« nicht ohne Folgen für die weitere Entwicklung der Babys und ihrer Bindung an ihre Mütter bleiben dürfte.

Neurophysiologisch ist die enge Verbindung von Geruch und Gefühl naheliegend, da sowohl das Riechsystem als auch wesentliche Teile der Emotionsverarbeitung im limbischen System lokalisiert sind und dadurch in einer engen neuronalen Verbindung stehen. Das limbische System wird als entwicklungsgeschichtlich alter Teil des Gehirns angesehen, der im Kern des Gehirns lokalisiert ist, dem sich die neueren Hirnteile der Hirnrinde, in der bewusste und kognitive Prozesse stattfinden, auflagern (siehe Abb. 37).

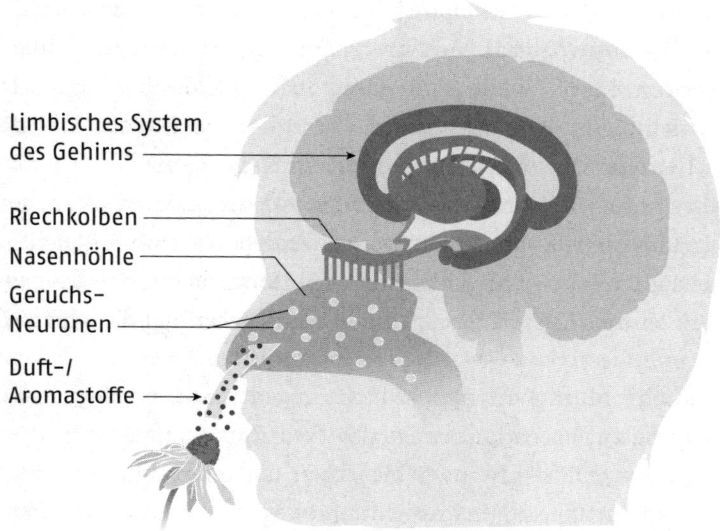

Abbildung 37: Das limbische System

Im Hinblick auf die Bedeutung der olfaktorischen Kommunikation in der Psychotherapie sagt Rainer Krause unter dem Eindruck der ersten der oben zitierten Studien:

> »Dieses Geruchs- und Geschmacksmilieu ist das ideale Umfeld für die Schaffung von unbewussten Gegenübertragungen (Kluitmann 1999). Wenn es stimmt, dass wir Angst riechen können, liegt die Übertragungsneigung im Behandlungszimmer schon in der Luft« (Krause 2012, S. 204).

2.9 Synchronisierung

Mimikry – die somatosensorische Synchronisierung

Die sogenannte »behavioral mimicry« beschreibt eine besondere Form der Resonanz- und Synchronisierungsphänomene, nämlich das motorische Verhalten im Sinne von Körperpositionen, Gesten und individuellen Bewegungsabläufen. In ihrer sehr umfassenden Übersichtsarbeit zum Thema fassen Chartrand & Lakin (2013) empirisch untersuchte Erscheinungsformen der Mimikry zusammen: Gähnen, Körperhaltung, Berührung des eigenen Gesichts, Fußbewegungen, Essen, Spielen mit einem Stift, Zeichnen, Winkel und Geschwindigkeit des Händeschüttelns, sprachbegleitende Gesten, Rauchen oder aber Mikrobewegungen der Finger (S. 286 f.).

Manche Mimikryphänomene werden von den meisten Menschen gelegentlich bewusst wahrgenommen werden, wie zum Beispiel das gleichzeitige Beine-Überschlagen bei zwei Menschen, die sich gegenübersitzend im Gespräch befinden. In der Regel erfolgt die Synchronisierung aber unbewusst. Bei einer emotionalen Intensivierung der Interaktion nimmt die Synchronisierung der Körperhaltung und Bewegung zu. Vacharkulksemsuk & Fredrickson (2012) verglichen Dyaden von einander fremden Menschen, die miteinander sprachen, wobei eine Gruppe die Aufgabe hatte, etwas von sich selbst zu offenbaren. Im Vergleich zur Kontrollgruppe traten signifikant mehr Synchronisierungen von Haltung und Bewegungen auf, wenn Selbstoffenbarungen erfolgten.

Offenbar treten derartige interpersonale Koordinationen häufiger dann auf, wenn entweder bereits ein engerer Kontakt besteht oder ein solcher angestrebt wird, wenn Gemeinsamkeiten in Persönlichkeit und Auffassungen bestehen oder hergestellt werden sollen. Bei positiver Stimmungslage treten Mimikryphänomene häufiger auf als bei negativer, und sie lassen nach, wenn eine Distanz hergestellt werden soll (Chartrand & Lakin 2013).

Über die Phänomene an sich besteht weitgehend Einigkeit – interessant ist allerdings die Frage nach den Motiven und den Konsequenzen ihres Einsatzes bzw. Auftretens. Beispielsweise kommt die Mimikry dann zum Einsatz, wenn jemand von etwas überzeugt werden soll, beispielsweise in Verkaufsgesprächen (Tanner et al. 2008).

Es scheint je nach Kontext ein optimales Maß an Mimikry zu geben, wobei der tolerable Bereich – vermutlich kulturspezifisch – relativ eng zu sein scheint. Schnell wirkt ein unpassendes Ausmaß an Mimikry kalt und unpassend, erzeugt statt vergrößerter Affiliation eher das Gegenteil (Leander et al. 2012).

Interpersonale Physiologie

Nach den Mimikryphänomenen, die unmittelbar einleuchtend und plausibel erscheinen, wird es in diesem Abschnitt nun wieder etwas unheimlicher. Kann man sich vorstellen, dass die Körper zweier Menschen in einem Raum ihre physiologischen Prozesse synchronisieren, dass sich Atmung, Herzschlag und die Körpertemperatur einander angleichen?

Es gibt tatsächlich eine beträchtliche Anzahl von Untersuchungen, die genau das belegen. Beispielsweise wurden Liebespaare untersucht, die sich mit ihren Händen berührten, woraufhin es zu einer Angleichung des Hautleitwerts kam (Chatel-Goldmann et al. 2014). Es gleichen sich in Paaren sogar die Morgencortisollevel in Abhängigkeit von der wechselseitigen Verbundenheit einander an (Papp et al. 2013).

McFarland (2001) beobachtete eine Synchronisierung der Atmung bei 10 Freundespaaren, die miteinander interagierten. Neuerdings kann man sogar in sogenannten Hyper-Scans die Gehirnaktivität zweier Menschen gleichzeitig registrieren, wobei es auch hier zu Synchronisierungen kommt, die umso größer sind, je mehr gemeinsame Interaktion stattfindet, je mehr Verbundenheit besteht (Schirmer et al. 2021). Diese Synchronisierungen vermögen prosoziales Verhalten vorherzusagen (Hu et al. 2017).

Das Interpersonal Synchrony (In-Sync) Model von Koole & Tschacher

Koole & Tschacher (2016) haben in ihrer umfassenden Arbeit den Zusammenhang von Synchronisierungsphänomenen und Psychotherapie untersucht. Sie gehen davon aus, dass die therapeutische Beziehungsqualität (*therapeutic alliance*) wesentlich durch Synchronisierungsprozesse bestimmt wird. Kurz gesagt nehmen sie an, dass die beiden Körper im Raum miteinander agieren, wobei Synchronisierungsprozesse auftreten, die wiederum zu Synchronisierungen der beiden Gehirne führen. Natürlich handelt es sich hierbei nicht um unidirektionale Abläufe, sondern um eine ständige wechselseitige Interaktion der Körper und Gehirne.

Koole & Tschacher schlagen in ihrem In-Sync-Modell ein Verständnis der Synchronisierungsprozesse in der Psychotherapie vor, das auf drei Ebenen stattfindet. Am Begin (Ebene 1) stehen die erwähnten sensomotorischen Synchronisierungen, die zu einem »inter-brain coupling« führen. Auf der zweiten Ebene der komplexen Kognition entsteht im Rahmen der Alliance eine gemeinsame Sprache und ein Teilen des subjektiven Erlebens (*I-sharing*), das für die Entstehung eines Verbundenheitsgefühls von besonderer Relevanz ist. Schließlich kommt es zu einer affektiven Co-Regulation: Es entstehen die physiologischen Synchronisierungsprozesse, die mit einer »homöostatischen Balance« der therapeutischen Dyade infolge von Angleichungen der Atmung, der Herzfrequenz und des physiologischen Arousal insgesamt einhergehen. Man könnte also sagen, dass die am Beginn stehenden sensomotorischen Phänomene die Erfahrung einer geteilten Welt einleiten, die dann zur Entstehung der gemeinsamen Welt führen.

Auf der dritten Ebene, der Emotionsregulation, findet eine Art Verinnerlichung der co-regulatorischen Erfahrungen statt. Die Patient:in erwirbt mehr und mehr die Kompetenz, explizit durch Skills, Wissen und Überlegungen sich selbst zu regulieren, andererseits dürfte aber auch die implizite Regulationserfahrung einen positiven Einfluss auf den Umgang der Patient:in mit sich und der Welt nehmen.

Interessanterweise stellt der verbale, explizite Anteil des therapeutischen Prozesses in der Beziehung nur einen – und vielleicht nicht einmal den wichtigsten – Weg zur Veränderung dar.

Das Modell weist beträchtliche Überschneidungen mit Rainer Krauses (2016) Konzept vom therapeutischen Prozess auf, das zeitgleich entstanden ist und weiter unten dargestellt wird (siehe S. 184).

Interessanterweise könnte es sich bei der sensomotorischen Synchronisierung ähnlich wie bei der Reziprozität des mimischen Affektausdrucks verhalten. Zwar haben Ramseyer & Tschacher (2011) in einer Übersichtsarbeit festgestellt, dass höhere nonverbale Synchronisierung mit einem besseren Therapieoutcome einhergeht, jedoch sind jüngst Zweifel an einem linearen Zusammenhang aufgekommen: Wolfgang Lutz und seine Arbeitsgruppe (Lutz et al. 2020) fanden umgekehrt, dass weniger nonverbale Synchronisierung am Beginn der Behandlung zu einem besseren Outcome führt. Möglicherweise besteht hier eine Abhängigkeit von der Zeit? Eventuell muss sich das Coupling auf der zweiten Ebene des In-Sync-Modells erst über die Zeit etablieren, und möglicherweise führen die Synchronisierungsprozesse (Ebene 1 des In-Sync-Modells) nicht automatisch zum Erreichen der höheren Ebenen des Verstehens. Intervenierende Variablen könnten hier die Empathiefähigkeit und die Beziehungskompetenz der Therapeut:in sein, sowie überhaupt das Matching in der therapeutischen Dyade.

2.10 Resümee

Nach diesem Streifzug durch die empirischen Befunde zur impliziten Kommunikation erhärtet sich der Eindruck, dass die sensualistische Position, dass nichts im Geiste sei, was nicht vorher durch die Sinne gegangen ist, wie sie von Aristoteles bis Leibniz vertreten wurde (siehe Kapitel I.2), durchaus etwas für sich hat. Zumindest aber dürfen wir es wagen, der Telepathie eine Absage zu erteilen, denn die von Freud beobachteten interpersonalen Prozesse in der Psychoanalyse lassen sich durch die Vielfältigkeit der sinnlichen, körperlich-emotionalen Interaktionswege doch weitgehend plausibel erklären.

Unser Körper sendet sensomotorische Signale in Form von Bewegungen, Haltungen, Gesten, in Form von stimmlichen (prosodischen) und nicht-stimmlichen akustischen Signalen sowie durch die Absonderung chemischer Stoffe. All diesen Signalen ist eine vitalitätsaffektive Komponente bzw. Kontur eigen (Stern 1992). Sie weisen Rhythmus, Geschwindigkeit, Intensität, Klang, Figur und Melodie und damit eine affektive Tönung auf. Ein anderer Körper rezipiert diese Signale durch seine Sinnesorgane mit den Qualitäten des Sehens, Hörens, Riechens, Schmeckens und Fühlens. Diese sinnlich wahrgenommenen Reize rufen Reaktionen hervor und verändern dadurch den rezipierenden Körper durch unmittelbare Mimikry, durch Resonanz- und Synchronisierungsphänomene, durch Affekt und Fantasie und natürlich durch psychische Aktivität, wobei Persönlichkeit und Erfahrung immer (zumindest) die komplexeren Reaktionen mitbestimmen. Und schon kehren sich die Rollen des Sendens und Empfangens um. Die Zwischenkörperrealität, die hier entsteht, ist Teil des interpersonalen Feldes, das eben keinesfalls auf ein interpsychisches Phänomen reduziert werden sollte.

Wie groß die Bedeutung der impliziten Kommunikation sein kann, wird an den Befunden der Säuglingsforschung deutlich, die uns zeigt, dass alles, was in der Dyade geschieht, körperlich vermittelt und erfahren wird. Daraus resultiert die Bedeutung der Säuglingsforschung für das Verständnis der Interaktion Erwachsener – zumal in der Psychotherapie, wo die Regression nicht selten mehr oder weniger säuglingsähnliche Zustände in der Patient:in (aber durchaus auch auf der Gegenseite) hervorruft.

Im dritten Teil dieses Buches soll nun der Frage nachgegangen werden, welchen Einfluss diese Ergebnisse auf unser psychotherapeutisches Handeln haben können.

TEIL III

Die implizite therapeutische Beziehung

KAPITEL 1

Teletherapie

Durch die Covid-19-Pandemie ist weltweit die Teletherapie plötzlich salonfähig geworden. War sie vorher eine Notlösung für Patient:innen (oder Therapeut:innen), die beruflich viel unterwegs sind, so war sie schon bald nach Beginn der Pandemie nicht mehr wegzudenken. An dieser Stelle soll jedoch nicht das Für und Wider der Teletherapie insgesamt verhandelt, sondern nur gefragt werden, was mit all den nonverbalen Interaktionskanälen geschieht, die in den vorangegangenen Kapiteln angesprochen wurden. Offensichtlich ist, dass Teletherapie nicht das Gleiche wie eine Behandlung in Präsenz sein kann, da ein beträchtlicher Teil der nonverbalen Kommunikationswege abgeschnitten ist. Man sieht nur einen kleinen Teil des Gegenübers und man kann sich nicht direkt in die Augen sehen.

> Eine Analysepatientin lag während der Teleanalyse in ihrem Zimmer auf dem Bett, während sie ihren Labtop so aufgestellt hatte, dass der Analytiker über sie hinweg an die Wand sah, wo sie ihm nach einigen Wochen in freundlicher Absicht ein Bild aufgehängt hatte. Unerwarteterweise bekannte sie nach ca. achtmonatiger Teletherapie, dass sie sich nach dem Aufstehen am Morgen »noch nicht fertiggemacht« hatte: Sie trug offenbar noch eine Art Schlafanzug oder Jogginganzug, was dem Analytiker entgehen musste. Nachdem er die Situation thematisiert hatte, bekannte die Patientin weiter, dass sie in den ersten Wochen der Teleanalyse noch unter ihrer Bettdecke gelegen hatte. Die Deutung, dass die Patientin den Analytiker offenbar mit ins Bett habe nehmen wollen, setzte einiges in Bewegung, konnte aber nicht früher erfolgen, da die Patientin schlicht und einfach zu Beginn der Sitzung nur im Brustbild kurz zu sehen war.

Je nach Qualität der Internetverbindung hört man sich verzerrt und nimmt akustische Nuancen weniger wahr. Die Körperhaltung ist durch den (meist) feststehenden Computerbildschirm erzwungen – und ist sie es nicht, so handelt es sich nicht selten um ein Agieren, das dringend beachtet werden muss.

> Ein Teletherapiepatient balancierte sein Tablet in der Sitzung offenbar auf den Knien, während er gemütlich auf dem Sofa saß und die Beine hochgelegt hatte. Das Bild schaukelte gelegentlich und das Tablet rutschte in seinen Schoß. Die Therapeutin entwickelte ein Unwohlsein ob der indirekten Nähe zu bestimmten Körperregionen des Patienten, tat sich aber lange Zeit schwer, das Geschehen adäquat zu thematisieren.

Diese zwei Beispiele illustrieren stellvertretend für viele andere, wie wichtig ein konsequentes Einhalten und Schützen des Settings in der Teletherapie ist. Es empfiehlt sich die Position, dass alles ebenso wie in der Face-to-face-Therapie gehalten werden sollte: Beide, Therapeut:in und Patient:in, sitzen konstant jeweils am selben Ort, auf einem Stuhl an einem Tisch – Ortswechsel sind nicht möglich (außer natürlich bei explizit von vorneherein geplanten Settingabweichungen im Fall von Patient:innen, die beruflich viel reisen müssen). Störungen durch Menschen oder Tiere und auch das indirekte Mithören bzw. die Möglichkeit des Eintretens einer dritten Person sollen ausgeschlossen werden. Die Kleidung beider Beteiligter soll der üblichen Kleidung der Face-to-face-Therapie entsprechen. Ebenso wie im Behandlungszimmer soll nicht geraucht, gegessen und getrunken werden, das parallele Nutzen weiterer Online-Angebote soll unterbleiben. Doch auch bei sehr sorgfältig geschütztem Setting ist der Verlust einer ganzen Reihe von nonverbalen Kommunikationskanälen nicht zu vermeiden – unter anderem auch die olfaktorische Erfahrung: Man kann sich nicht riechen!

Heißt das nun, dass Teletherapien nicht funktionieren können? Oder haben wir die nonverbalen Kanäle doch ein wenig überschätzt? Ich würde sagen: weder noch. Und zwar ist davon auszugehen, dass die fehlenden sinnlichen Qualitäten durch andere kompensiert werden. Ebenso wie ein gehörloser Mensch genauer beobachtet als hörende, ein Blinder wesentlich besser hört als sehende Menschen, konzentrieren wir uns auf die verbleibenden Kanäle und ihre impliziten Botschaften. Meist bleibt die Mimik – wenn auch nicht der Blickkontakt – erhalten und ebenso die Prosodie. Als eine Art Extra erhalten wir nicht selten Einblick in einen Teil des privaten Raums der Patient:in: Kleiderberge im Hintergrund, Möblierung, Bilder an der Wand, Bücher oder eine offene Tür. All dies lässt sich verstehen als eine (meist unbewusste) Mitteilung über den sozialen und Seelenzustand der Patient:in.

Ein Setting, das die Reduktion noch weitertreibt, ist die Telefontherapie, die von nicht wenigen Therapeut:innen und auch Patient:innen sogar bevorzugt wird. Ablenkende optische Reize verschwinden und man wird wirklich zu einem Ohrenmenschen, dem plötzlich viel mehr Information über den Sound in der Muschel (oder dem Kopfhörer) zuzukommen scheint. Man könnte also sagen, dass die Tele- oder gar die Telefontherapie erhöhte Ansprüche an unsere transmodale Wahrnehmung der Vitalitätsaffekte (Stern 1992) stellt, aber trotzdem noch funktionieren kann.

Ich selbst bin allerdings in dem Moment an meine Grenzen gestoßen, als ich eine videografierte Face-to-face-Therapie, die in einer mir gänzlich fremden Sprache abgehalten wurde, online zu supervidieren hatte. Das war jahrelang recht gut gegangen – ich hatte ein übersetztes Transkript vorliegen und konnte aus der Mimik und dem Sound der Stunde die wesentlichen nonverbalen Informationen gewinnen. Als nun aber mit der Pandemie plötzlich die Maskenpflicht auch dort Einzug hielt, war ich plötzlich wie abgeschnitten vom Geschehen. Ich hörte zwar noch die Stimmen, konnte aber die Prosodie der Fremdsprache nur unzureichend entschlüsseln. Durch die Masken entfiel die mimische Kommunikation nahezu vollständig und ich kam mir vor wie ein sprachlicher und emotionaler Analphabet. Kaum war die Therapie auf eine Teletherapie umgestellt, was zu einer Tele-Tele-Supervision nun ohne Masken führte, ging alles wieder viel leichter.

Ein weiterer wesentlicher Aspekt der Teletherapie soll nur kurz erwähnt werden: Der Fantasieraum wird verändert. Bestimmte

Dinge, die man in der Realität natürlich nicht tun würde, sind plötzlich auch theoretisch unmöglich. Gillian Issacs Russell weist darauf hin, dass man in einer Teletherapie keinen Bleistift mit der Chance auf einen Treffer in Richtung seines Therapeuten werfen kann (Russell 2015, S. 179). Das gilt natürlich für jede Form der aggressiven oder auch libidinösen verbotenen Annäherung. Und, da es nun einmal nicht möglich ist, taucht es auch in der Fantasie nicht mehr auf, was Therapien regelrecht verarmen lassen kann.

Im Gegensatz dazu steht die Tatsache, dass für manche – meist sehr scheue – Patient:innen die Distanz der Teletherapie Türen öffnen kann. Vielfach wurde berichtet, dass intime, angstbesetzte und lange verschwiegene Themen (nicht nur) in der Übertragung plötzlich thematisiert wurden. Nicht selten wollten gerade diese Patient:innen nach Ende der Lockdownperioden nicht wieder zurück in das Face-to-face-Setting wechseln.

Überhaupt dürfte es einen Unterschied zwischen den Therapien geben, bei denen sich Patient:in und Therapeut:in vor einer Online-Phase bereits persönlich kennengelernt haben, und solchen, die von Beginn an ausschließlich online stattfinden. Selbst einige wenige Face-to-face-Begegnungen können Fantasieräume öffnen, die – unter Umständen zugunsten realitätsfernerer Räume – verschlossen bleiben, wenn eine leibhaftige Begegnung nie stattgefunden hat.

Dies alles legt den Schluss nahe, dass eine Schreibtherapie dagegen nicht hilfreich sein könne. Das ist m. E. nicht der Fall. Beim Briefeschreiben ohne Antwort findet zwar keine nonverbale Interaktion statt, aber ein Selbstreflexionsprozess (Freuds Konzept der Selbstanalyse!) wird dennoch eingeleitet – nahe verwandt dem Tagebuchschreiben. Handelt es sich um eine wechselseitige Korrespondenz, so wird selbstverständlich ein Fantasieraum geschaffen, und es werden verbale Kommunikationssignale in Körperlich-Emotionales umgewandelt, was naturgemäß mehr mit dem Lesenden als der Autor:in der Zeilen zu tun hat. Handschriftliche Zeilen können sehr wohl Nonverbales transportieren, was bei einer E-Mail-Korrespondenz allerdings auch verlorengeht. Und dennoch sind selbst die verbleibenden Effekte nennenswert, wie zum Beispiel eine Übersichtsarbeit zur Internet-Behandlung von Patient:innen mit Essstörungen zeigt (Dölemeyer et al. 2013). Neben den genannten intrapsychischen Mechanismen der Selbstanalyse dürfte eine solche »unpersönliche« Online-Therapie im Hinblick auf die Vermittlung von Skills größere Effekte zeigen als hinsichtlich einer Beziehungserfahrung.

KAPITEL 2

Der Dodo Bird

Der sogenannte Dodo (*raphus cucullatus*) war ein etwa einen Meter großer und flugunfähiger Vogel, der auf der Insel Mauritius lebte und seit ca. 1690 ausgestorben ist (Wikipedia 2022a). Auf kuriose Weise wurde er zum Maskottchen der Psychotherapieforschung. Die immer wieder zitierte – aber wohl schwer zu belegende – Geschichte ist die folgende: Lewis Carroll hieß mit bürgerlichem Namen Charles Lutwige Dodgson. Er soll gestottert haben, und wenn er sich vorstellte, habe er seinen Namen gelegentlich als »Do-Do-Dodgson« hervorgebracht. Aus diesem Grund soll Dodgson sich mit dem Dodo identifiziert und ihm in seinem Kinderbuch *Alice im Wunderland* (Carroll 2020 [1865]) ein Denkmal gesetzt haben. Das Buch entstand, nachdem Dodgson, Mathematikdozent an der Universität Oxford, den Töchtern seines Dekans bei einem gemeinsamen Ausflug eine Geschichte erzählt hatte und gebeten worden war, diese aufzuschreiben. Eine besondere Nähe soll zur jüngsten der drei Schwestern bestanden haben: Alice Pleasance Liddell, die dem Buch seinen Titel gab und die Carroll übrigens auch mehrfach sehr charmant fotografierte (Sager 1998; Wikipedia 2022b).

In *Alice im Wunderland* taucht ein Dodo auf, der sich an einer Stelle als Zeremonienmeister geriert und ein Wettrennen ausruft, das er plötzlich abbricht. Auf die Frage nach dem Sieger antwortet er: »Alle sind Sieger, und jeder muss einen Preis bekommen« (S. 30; siehe Abb. 38).

Dieses Zitat nun steht einem der Klassiker der Psychotherapieforschung voran, Saul Rosenzweigs Arbeit »Some implicit common factors in diverse methods of psychotherapy« aus dem Jahr 1936: »At last the Dodo said, ›Everybody has won, and *all* must have prices‹.« Lange bevor die Psychotherapieforschung begann, sich mit den allgemeinen Wirkfaktoren zu beschäftigen, kam Rosenzweig zu dem folgenden Schluss:

> »Zusammenfassend können wir feststellen, dass es bei einem Therapeuten mit einer reifen Persönlichkeit, der einer Methode folgt, die er gelernt hat und beherrscht und die in der einen oder anderen Weise an die Probleme des Patienten angepasst ist, relativ gleichgültig ist, welche spezifische Therapiemethode er anwendet« (Rosenzweig 1936, S. 414 f.; Übers. S. D.).

Gut 20 Jahre nach Rosenzweig war es Carl Rogers (Abb. 39), der Begründer der *Klientenzentrierten Psychotherapie*, der einen Grundstein für die Wirkfaktorenforschung legte. In seiner Arbeit aus dem Jahr 1957 schrieb er:

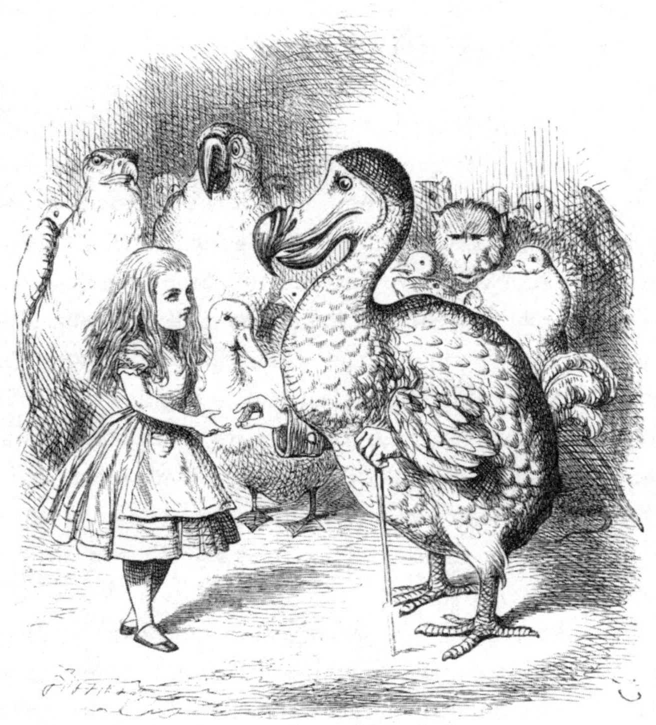

Abbildung 38: Illustration von John Tenniel für *Alice im Wunderland* in der Originalausgabe von 1865 (Carroll 2020, S. 31)

> »Damit sich konstruktive Persönlichkeitsveränderung ereignet, ist es notwendig, daß die folgenden Bedingungen gegeben sind […]:
> 1. Zwei Personen befinden sich in psychologischem Kontakt.
> 2. Die erste, die wir Klient nennen werden, befindet sich in einem Zustand der Inkongruenz, ist verletzbar oder ängstlich.
> 3. Die zweite Person, die wir Therapeut nennen werden, ist kongruent oder integriert in der Beziehung.
> 4. Der Therapeut empfindet eine bedingungslose positive Zuwendung dem Klienten gegenüber.
> 5. Der Therapeut empfindet ein empathisches Verstehen des inneren Bezugsrahmens des Klienten und ist bestrebt, diese Erfahrung dem Klienten gegenüber zum Ausdruck zu bringen.
> 6. Die Kommunikation des empathischen Verstehens und der bedingungslosen positiven Zuwendung des Therapeuten dem Klienten gegenüber wird wenigstens in einem minimalen Ausmaß erreicht« (Rogers 1991 [1957], S. 168).

In dieser Arbeit verbirgt sich die berühmte Trias der früher so genannten »Gesprächspsychotherapie«, nämlich Kongruenz, bedingungslose Wertschätzung und Empathie. Was in der Regel vergessen wird, ist der sechste Punkt von Rogers, die Fähigkeit des Therapeuten, Empathie und Wertschätzung dem Klienten auch zu kommunizieren. Natürlich besteht eine der zentralen Kompetenzen jeder Psychotherapeut:in darin, auch in schwierigen Situationen Wertschätzung und Empathie aufgrund einer allzu negativen Gegenübertragung nicht zu verlieren. Im Zusammenhang unserer Überlegungen ist aber die Frage von zentraler Bedeutung, wie man denn nun die eigene Empathie der Patient:in vermittelt. Eine bloße verbale Mitteilung dürfte nicht ausreichen, sondern es braucht mehr dazu, wie wir im Weiteren sehen werden.

Innerhalb der zeitgenössischen Psychotherapieforschung ist die zitierte Annahme Rosenzweigs inzwischen Common Sense geworden. Das sogenannte Dodo-Bird-Verdikt, das Credo der Disziplin, lautet:

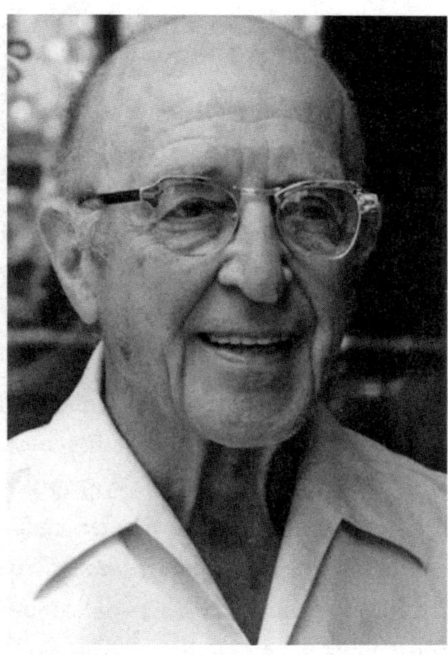

Abbildung 39:
Carl Rogers (1902–1987)

> »Die ›einzigartigen‹ Interventionen der spezifischen Therapieschulen sind idiosynkratische Manifestationen von zugrundeliegenden allgemeineren Prinzipien und Veränderungsmechanismen« (Castonguay et al. 2015, S. 368; Übers. S. D.).

Zu der Frage, welches die allgemeinen Wirkfaktoren der Psychotherapie sind, ist umfassend geforscht worden. Einen sehr hilfreichen Überblick geben Bruce Wampold und seine Kollegen in ihrem Buch *Die Psychotherapie-Debatte – Was Psychotherapie wirksam macht* (2018). Die Autoren geben einen umfassenden Literaturüberblick, wobei sich die folgenden Wirkfaktoren identifizieren lassen: Allianz, Empathie, Zielkonsens/Zusammenarbeit, Akzeptanz/Bestätigung, Kongruenz/Echtheit, Erwartungen an die Therapie und Kulturelle Adaptation evidenzbasierter Therapien. Die Effektstärken der ersten vier Faktoren liegen zwischen d = 0.56 und 0.72, was in etwa der Wirkung eines gängigen Antidepressivums entspricht (S. 268).

Lesen wir das Kapitel zur relativen Wirksamkeit (S. 159–206), so erfahren wir, dass es bislang nicht gelungen ist, die Überlegenheit einer Therapiemethode über die andere nachzuweisen:

> »Es besteht jedoch kaum empirische Evidenz dafür, dass bestimmte Vorgehensweisen wirksamer sind als die Überkategorie der nach bestem Wissen und Gewissen situationsangepassten, professionell durchgeführten Psychotherapie (bona-fide-Psychotherapie). Das Dodo-Bird-Verdikt im Sinne der allgemeinen psychotherapeutischen Wirksamkeit hat über die verschiedenen Dekaden erstaunlich viele Tests überlebt« (Wampold et al. 2018, S. 206).

Das heißt jedoch nicht, dass die Therapieschulen mit ihren Theoriegebäuden, Menschenbildern und Haltungen zur therapeutischen Beziehung überflüssig geworden sind (Beutel et al. 2015). Wampold legt seit Jahren neue Versionen seines sogenannten *Kontextmodells* vor, dessen vorerst letzte Version als *Kontextuelles Metamodell* in dem Buch vorgestellt wird (Wampold et al. 2018, S. 67–96; siehe Abb. 40). Etwas vereinfacht ausgedrückt geht es darum, dass einzelne Wirkfaktoren einer Psychotherapie kontinuierlich in einem Bedingungsgefüge miteinander stehen und nicht aus dem umgreifenden Gesamtzusammenhang gelöst werden können. Im Kern baut das Modell auf den allgemeinen Wirkfaktoren auf, die allerdings nur dann ihr volles Potenzial entfalten können, wenn sie in angepasster Weise Therapeuten- und Patientenvariablen berücksichtigen. Auch die spezifischen Therapietechniken behalten ihre Berechtigung, jedoch nicht als zentrale Elemente, sondern eher als eine Art intervenierender Variablen, die zwischen die Person der Therapeut:in und die allgemeinen Wirkfaktoren geschaltet sind. Das in der Therapieschule Erlernte, nämlich spezifische Strategien und Kompetenzen in der Beziehungsgestaltung und der Anwendung der Behandlungstechnik, ist die Voraussetzung für eine optimale Entfaltung der allgemeinen Wirkfaktoren:

> »Das Kontextuelle Metamodell erkennt zwar die Bedeutung des Einsatzes von therapeutischen Bestandteilen an, aber aus einem anderen Grund als das Medizinische Metamodell. Statt ein gesondertes Defizit vorauszusetzen, welches durch eine bestimmte Komponente geheilt wird, erklärt das Kontextuelle

Metamodell, dass die spezifischen Bestandteile aller Therapien den Patienten veranlassen, etwas allgemein Heilsames zu tun. Das heißt, dass der Patient für sich gesundheitsförderliche Maßnahmen in Angriff nimmt oder reaktiviert, was zu einem Anstieg von etwas Gesundem oder zu einem Rückgang von etwas Ungesundem führt« (Wampold et al. 2018, S. 94).

Allgemein ausgedrückt, brauchen wir eine Ausbildung spezifischer Störungsmodelle und Behandlungstechniken, die in sich konsistent sind und eine professionelle Herstellung und Aufrechterhaltung der therapeutischen Beziehung ermöglichen. Dabei scheint es weniger darauf anzukommen, für welche Therapieschule man sich entscheidet, als vielmehr darauf, dass man einen Ansatz möglichst gut beherrscht.

In den folgenden Abschnitten verlassen wir diese Makroebene der Betrachtung nun wieder und gehen der Frage nach, wie die Beziehungsgestaltung auf der Mikroebene erfolgt, die die Veränderung ermöglicht.

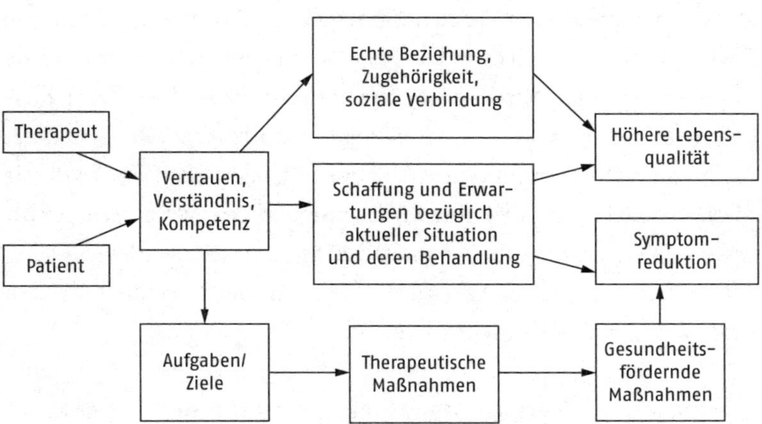

Abbildung 40: Das Kontextuelle Metamodell nach (Wampold et al. 2018, S. 87)

KAPITEL 3

Die Boston Change Process Study Group

Die Boston Change Process Study Group (BCPSG) (Abb. 41) wurde 1994 von acht Psychoanalytiker:innen und Entwicklungsforscher:innen gegründet – unter ihnen Daniel Stern und Ed Tronick. Die Gruppe trat an, um den Veränderungsprozess in der (nicht nur psychoanalytischen) Psychotherapie zu untersuchen. Sie stellten das bis dahin herrschende Primat der Deutung als einem verbalen, bewussten und kognitiven Prozess in Frage, stattdessen nahmen sie an, dass »Veränderung etwas mehr voraussetzt als lediglich die Deutung im Sinne eines Bewusstmachens des Unbewussten« (Stern et al. 2012, S. 18). So gingen sie davon aus, dass ähnlich wie in der Baby-Mutter-Interaktion auch in der therapeutischen Beziehung implizite Prozesse eine zentrale Rolle spielen und dass es sich bei der Psychotherapie immer um eine Begegnung zweier Personen in einer bidirektionalen Beziehung handelt. Die Ergebnisse ihrer Überlegungen veröffentlichten sie in einer Serie von höchst profunden Artikeln in Fachzeitschriften, bevor sie diese zu dem bereits erwähnten Buch mit dem Titel *Veränderungsprozesse – ein integratives Paradigma* (2012) zusammenfassten.

Am Beginn stand die Erkenntnis, dass die Deutung allein für den Veränderungsprozess nicht ausreicht:

> »Eine sterile Deutung mag korrekt oder gut formuliert gewesen sein, die Wahrscheinlichkeit aber, dass sie wirklich ›angekommen‹ ist und Wurzeln schlagen kann, ist gering. Die meisten begabten Psychoanalytiker wissen dies und tun das ›Etwas mehr‹ oder betrachten es sogar als Teil der Deutung. Aber es ist kein integraler Deutungsbestandteil« (Stern et al. 2012, S. 42).

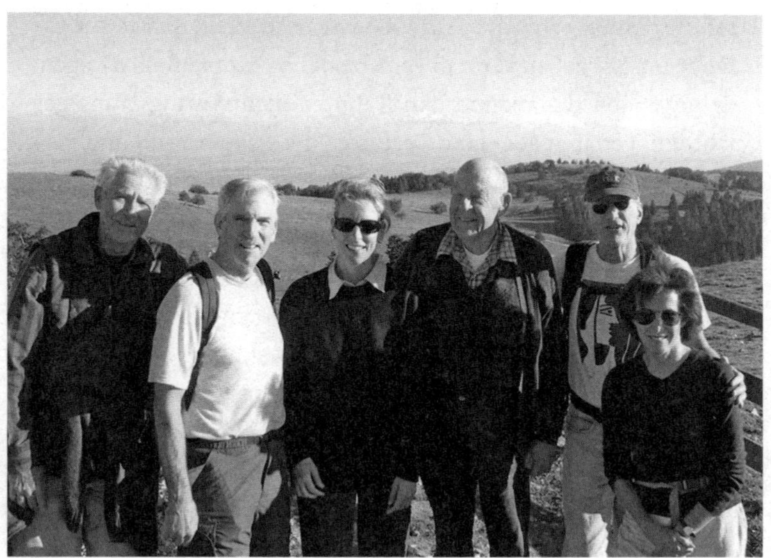

Abbildung 41: Die Boston Change Process Study Group (Daniel Stern, Alexander Morgan, Nadia Bruschweiler-Stern, Louis Sander, Jeremy Nahum, Karlen Lyons-Ruth)

Bei der Frage, was denn das »Etwas mehr« sei, kamen sie zu dem Schluss, dass es sich dabei um »Momente der Begegnung« handelt. Zunächst definieren sie sogenannte »Gegenwartsmomente [als] eine Einheit des dialogischen Austausches, die inhaltlich relativ kohärent ist, emotional homogen und auf ein bestimmtes Ziel hin orientiert« (S. 34). Sie »werden als ›Schemata des Zusammenseins-mit-dem-Anderen‹ (Stern 1995 [dt. 1998]) im Bereich des ›impliziten Beziehungswissens‹ repräsentiert« (S. 35). Im weiteren definieren die Autor:innen »Jetzt-Momente« (*now moments*) als eine

> »besondere Art von ›Gegenwartsmomenten‹, die subjektiv und affektiv als einschlagend erlebt werden und die Beteiligten verstärkt in die Gegenwart hineinziehen. Sie nehmen diesen subjektiven Charakter an, weil der habituelle Rahmen – die bekannte, vertraute intersubjektive Umwelt der Therapeut-Patient-Beziehung – sich plötzlich verändert hat oder Gefahr läuft, sich zu verändern. Der aktuelle Zustand der ›gemeinsamen implizi-

> ten Beziehung‹ steht in Frage. Dieser potenzielle Bruch im gewohnten Vorgehen kann in verschiedenen Momenten erfolgen. Er muss den therapeutischen Rahmen nicht zwangsläufig gefährden, verlangt aber eine Reaktion, die so spezifisch und persönlich ist, dass sie über die bekannten technischen Maßnahmen hinausgeht« (S. 35).

Als Beispiele führen die Autor:innen die Frage »Lieben Sie mich?«, ein plötzliches gemeinsames Gelächter oder aber eine unerwartete Begegnung außerhalb des therapeutischen Kontextes an (S. 37).

Aus dem Jetzt-Moment wird schließlich ein »Moment der Begegnung«, wenn er »therapeutisch ergriffen oder gemeinsam realisiert wird« (S. 38). Dabei muss der Therapeut »einen spezifischen Aspekt seiner Individualität einbringen« (S. 39), Patient und Therapeut »begegnen einander in diesem Augenblick als Personen, relativ ungeschützt durch ihre gewohnten therapeutischen Rollen« (ebd.).

Die Annahme ist, dass Deutungen Momente der Begegnung erzeugen können und umgekehrt (S. 41). Dabei wirken beide zusammen als verändernd – wohlgemerkt auf beide: Patient:in und Therapeut:in. Schließlich werden die Momente der Begegnung von Übertragungsprozessen weitgehend abgekoppelt, was man durchaus als eine kritische Position betrachten kann, ist es doch nach wie vor umstritten, ob es einen übertragungsfreien Raum überhaupt geben kann. Offenbar wird ein solcher angenommen, wenn es heißt:

> »Bei einer ›authentischen‹ Übertragungsdeutung sollte es keinen ›Begegnungsmoment‹ zwischen zwei Personen geben, die ihrer therapeutischen Rollen mehr oder weniger entkleidet sind. Käme es in dieser Situation zu einem Begegnungsmoment, hätte das Verhalten, mit dem der Therapeut auf das Übertragungsverhalten des Patienten reagierte, den Charakter einer Gegenübertragung gehabt. Im Gegensatz dazu sind Übertragungs- und Gegenübertragungsmomente in einem ›Begegnungsmoment‹ auf ein Minimum reduziert, so dass die Persönlichkeiten der Akteure ins Spiel kommen und ihre Rollenvergaben relativ ausgeblendet sind« (S. 42 f.).

Egal, wie man zu einer solchen relationalen Perspektive stehen mag, in jedem Fall ist in unserem Zusammenhang von großer Relevanz, dass die Autor:innen Deutung und Begegnungsmomente als »zwei komplementäre, mutativ wirkende Prozesse« verstehen, wobei sie die »›Begegnungsmomente‹ als zentralen Vorgang [betrachten], der sich in der ›gemeinsamen impliziten Beziehung‹ ereignet und auf sie einwirkt«, während sich die Deutung »in der Übertragungsbeziehung ereignet und auf sie einwirkt« (S. 49). Dabei arrangiert ein Moment der Begegnung das implizite Beziehungswissen für »den Patienten wie auch für den Analytiker« neu, während die Deutung das »bewusste deklarative Wissen des Patienten neu arrangiert« (S. 24).

Wir verdanken der Boston Change Process Study Group eine empirisch fundierte solide Konzeptualisierung des Veränderungsprozesses in der Psychotherapie, der im Folgenden noch etwas ausdifferenziert werden soll, nachdem wir ein weiteres Veränderungsmodell, nämlich das von Rainer Krause, betrachtet haben werden.

KAPITEL 4

Das Modell von Rainer Krause

Rainer Krause (Abb. 32) hat 2016 eines der interessantesten Modelle vorgelegt, das den therapeutischen Prozess von der impliziten körperlich-emotionalen Interaktion hin zur Deutung beschreibt. Ebenso wie die Boston Change Process Study Group geht Krause von impliziten Beziehungsprozessen aus, ohne die eine Deutung nicht sinnvoll möglich ist. Allerdings kommt Krause ohne explizite Momente der Begegnung aus: »die Implantierung eines unbewußten zentralen Konfliktes im Hier und Jetzt und die Reaktion des Therapeuten darauf ist zuerst einmal ein körperliches Geschehen« (S. 71). Es muss also nicht erst die besondere Situation entstehen, in der (insbesondere) der Therapeut aus der Rolle fällt, um außerhalb der Übertragungsbeziehung eine »reale« Beziehung stattfinden zu lassen. Dieser Ansatz impliziert, dass es keine Abgrenzung der Innenwelt in wirkliche und unwirkliche (übertragungsgesteuerte) Kompartimente geben kann, da sich beide ohnehin ständig durchdringen, wie Betty Joseph (1985) in ihrer Vorstellung von der Übertragung als Gesamtsituation überzeugend dargelegt hat. Auch das Modell des interpersonalen Feldes (Baranger & Baranger 2018) verzichtet darauf, Anteile der Vergangenheit (Übertragungen) und der davon (weitgehend) unberührten Gegenwart voneinander abgrenzen zu wollen. Es ist auch schwer vorstellbar, dass wir plötzlich unsere Geschichte und unsere Prägung verlieren, plötzlich wie ein anderer Mensch handeln, wenn eine intensive »reale Beziehung« stattfindet. Eher wäre doch zu erwarten, dass implizite und tiefsitzende unbewusste Reaktionsformen erst recht wirksam werden.

Stellen wir uns eine Patientin mit einer Borderline-Persönlichkeitsstörung vor, die einen intensiven Moment des Verliebtseins ihrem Therapeuten gegenüber erfährt. Ist es denkbar, dass sie diesen

Moment erlebt, ohne entweder in kürzester Zeit von Ängsten vor Zurückweisung oder Intrusion vergiftet oder aber von einer idealisierenden inneren Objektbeziehung getragen zu werden, die das lang ersehnte gute und liebend-fürsorgliche Objekt in sich trägt? Beide Varianten wären wesentlich durch frühe (reale oder fantasierte) Beziehungserfahrungen geprägt und damit übertragungsgesteuert. »Real« im Sinne von (weitgehend) übertragungsfrei würde ja implizieren, dass sich die eigene Persönlichkeit und alle früheren Erfahrungen abstreifen ließen wie ein Kleidungsstück.

Krause geht in seinem Modell also davon aus, dass »unbewußte zentrale Konflikte« das therapeutische Geschehen prägen (er spricht von »Enactment«) und dass diese zunächst körperlich verhandelt werden (siehe Abb. 42).

Diese körperlichen Prozesse beschreibt Krause wie folgt:

> »die Affektansteckung über die Spiegelneuronen, der zufolge die optische, eventuell auch auditive, Wahrnehmung von biologisch relevantem Verhalten, zum Beispiel einem Affektausdruck, neben den optischen Sinnesfeldern diejenigen motorischen Programme aktiviert, die mit Affekten verbunden sind.
> Synchronisierungs- und Resonanzvorgänge und damit verbundene propriozeptive Reizungen beider Protagonisten. Solche sind beschrieben für die Stimme, die Atmung, Körperbewegungen und Haltungen.
> Geruchsteppiche, die offensichtlich von sehr großem Einfluss sind, aber gar nicht bewusst rezipiert werden, und auch kaum untersucht sind« (Krause 2016, S. 71 f.).

Krause formuliert den Anspruch, dass der Analytiker »die körperlichen Vorgänge des Patienten, seine eigenen und die der Dyade wahrnehmen« sollte (S. 71), wobei er gleichzeitig mitschwingen muss und sich »interaktiv expressiv selektiv abstinent« verhalten muss, um nicht in ein Mitagieren im Rahmen des Wiederholungszwangs zu geraten. Sterba prägte für diesen Prozess den Begriff der »therapeutischen Ich-Spaltung« (1934, S. 69). Gelingt dieses Wahrnehmen und Bewusstmachen, so können innere Bilder im Analytiker entstehen, die Krause »ikonografische Darstellungsformen« nennt (S. 72). Im Patienten, so Krause, kommt es über die erwähnten inter-körperlichen Prozesse zu ähnlichen parallelen Prozessen.

Der nächste Schritt in Krauses Modell beinhaltet zum einen eine Symbolisierung und zum anderen eine Zusammenführung der zwei Innenwelten durch die gemeinsame Erarbeitung von Metaphern, aus denen schließlich eine Geschichte (»Narrativ«) geschaffen wird.

Diese Geschichte hat zunächst noch die Qualität eines Films, der darstellt, aber nicht erklärt. Erst im letzten Schritt kommen »höhere[…] technische[…] Interventionen wie Deutungen« (S. 73) zum Einsatz, die dem Narrativ einen Sinn verleihen, unbewusste psychodynamische Zusammenhänge herstellen und zu einem geteilten Verstehen des Patienten, seines Erlebens und seiner Beziehungserfahrungen führen.

Bereits in seinem Lehrbuch *Allgemeine psychodynamische Behandlungs- und Krankheitslehre* hat Krause (2012) ein sogenanntes »Linsenmodell des Beziehungsgeschehens« vorgelegt, das die impliziten Kommunikationskanäle der dyadischen Interaktion beschreibt (S. 60). Das Modell beschreibt, wie Sender und Empfänger in einer Interaktion (Affekt-)Zustände und Intentionen motorisch, olfaktorisch, durch Temperatur und sekundär natürlich nonverbal und verbal symbolisiert ausdrücken, durch ihre Sinnesorgane aufnehmen, Inferenzen auf den Zustand des Gegenübers ziehen und sich so in einem ständigen bidirektionalen Austausch befinden.

Wir finden hier die wesentlichen Interaktionskanäle wieder, die in den vorangegangenen Kapiteln ausführlich durch Illustration mit empirischen Befunden dargestellt worden sind. Wichtig erscheint die Bidirektionalität der Vorgänge, man könnte sagen, dass es sich um eine ergänzende, verfeinerte Darstellung dessen handelt, was als interpersonales Feld in der psychoanalytischen Theoriebildung vorliegt (siehe S. 81).

Sobald wir uns mit einem anderen Menschen – einem anderen Körper – in einem Raum befinden, beginnt gleich einem Magnetfeld eine ständige wechselseitige Beeinflussung. Es wäre nicht unrichtig, auf einer durchaus physikalischen Ebene von Wellen zu sprechen, die zwischen den Körpern hin- und hergehen. Es sind optische Wel-

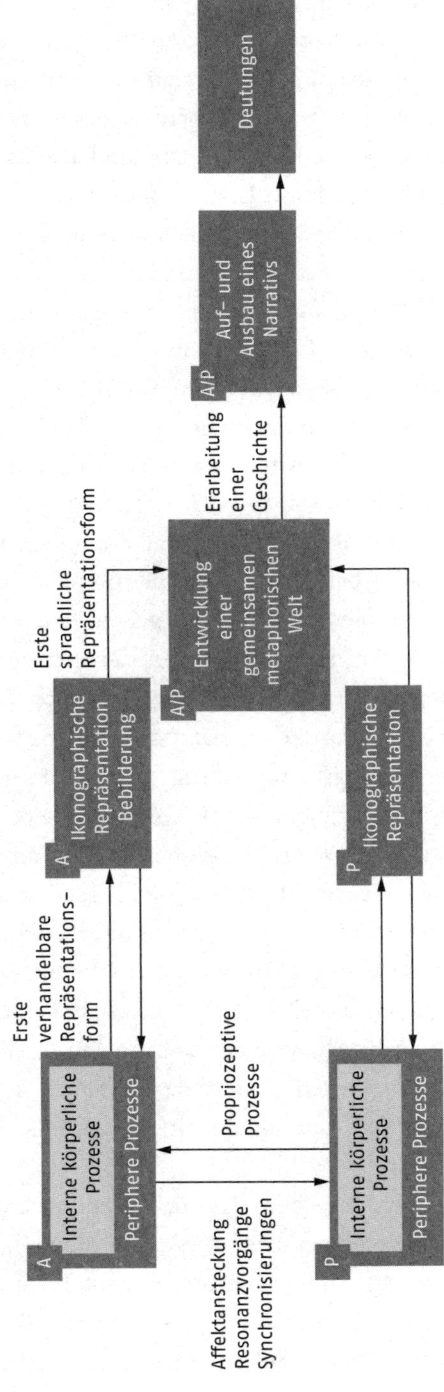

Abbildung 42: Rainer Krauses Modell des therapeutischen Prozesses (nach Krause 2016, S. 71)

len charakteristisch gebrochenen Lichtes und es sind Schallwellen, die über die motorischen Körper verursacht und die Sinnesorgane aufgenommen werden. Zusätzlich sind es chemische Moleküle, die Gerüche durch die Luft tragen und eine chemosensorische Reizung im Empfänger erzeugen. Licht und Luft sind also das Medium, über das die implizite Interaktion Distanzen überwindet. Ein Sonderfall ist die Berührung, die haptische Qualitäten durch elektrisch vermittelte Nervenreize an das Gehirn des Empfängers sendet.

Nihil est in intellectu, quod non antea fuerit in sensu.

Was in Krauses Modellskizze nicht im Fokus steht, ist die Verarbeitung der eintreffenden Reize im Gehirn, die dann die unterschiedlichsten Wahrnehmungen und Efferenzen erzeugt. Die Frage, wie aus der sensorischen Afferenz eine Wahrnehmung entsteht und wie diese das Bewusstsein erreicht bzw. bildet, ist Inhalt vieler gerade heute höchst aktueller Debatten, z. B. in der Philosophie des Geistes. Es scheint bei der Reizverarbeitung aber zumindest zwei grundlegend verschiedene Wege zu geben, einen impliziten und einen expliziten, der den Umweg über die Hirnrinde und das Bewusstsein nimmt. Wir verdanken dem Hirnforscher Joseph LeDoux (1994) die Beschreibung der sogenannten »high road« und »low road« als zwei Wege der Angstverarbeitung (Abb. 43). Es gibt offenbar aus guten biologischen Gründen die Abkürzung, die den eintreffenden (in der Abbildung optischen) Reiz über den Thalamus direkt in die Amygdala leitet, wo die Angstreaktion eingeleitet wird. Die langsamere »high road« führt über die Sehrinde, wo überhaupt erst eine optische Wahrnehmung entsteht, die die Voraussetzung für eine bewusste Reaktion darstellt. Dieser Umweg braucht einige Millisekunden länger als die Abkürzung und kann den Tod bedeuten; wenn die viel zitierte Klapperschlange vor den Füßen im Gras klappert und bereit ist zuzubeißen, kann die unverzügliche Flucht lebensrettend sein.

Man kann davon ausgehen, dass in zumindest analoger Weise – wenn auch auf anderen neuronalen Wegen – die Embodied Communication die bewusste Wahrnehmung umgeht. Im Sinne der Alltagsbewältigung erscheint dies sinnvoll, da wir auf diese Weise nicht Dutzende von Reizen pro Sekunde bewusst verarbeiten, bewerten

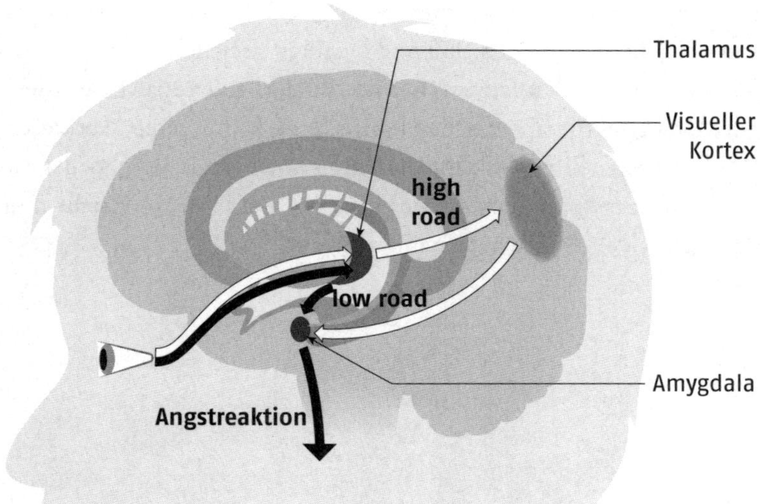

Abbildung 43: »High road« und »low road« der Reizverarbeitung nach LeDoux

und beantworten müssen. Was Krause freilich vorschlägt, ist, dass wir quasi die Hälfte der Reizenergie von der »low road« auf die »high road« umlenken, um uns der von außen und innen eintreffenden Afferenzen bewusst zu werden und therapeutisch agieren zu können.

Genau diese Schaltstelle scheint nun aber für die Psychotherapie von zentraler Bedeutung zu sein: Bleibe ich auf der »low road«, dann agiere ich mit meiner ganzen Person mit und es kommt zu einer unreflektierten Reinszenierung der frühen Beziehungserfahrung der Patient:in (oder meiner eigenen). Versperre ich die »low road«, dann geht vermutlich ein wesentlicher Teil der spontanen impliziten Interaktion verloren, wir enden möglicherweise bei der sterilen Deutung.

Die Kunst der Psychotherapie liegt also darin, sich affizieren zu lassen, sich mit einem Teil seiner Persönlichkeit auf das subtile implizite Agieren einzulassen, affektive Beteiligung zu riskieren, und zugleich mit dem anderen Teil der Persönlichkeit dieses Geschehen zu beobachten, zu reflektieren und zum Verstehen zu nutzen. Dabei wird es darauf ankommen, dass ich das implizite Mitagieren nicht einfach abbreche, wenn ich glaube, verstanden zu haben, sondern dass ich es so zu regulieren vermag., dass es meine Patient:in in einer bewältigbaren Quantität und Qualität erreicht.

Im nun folgenden letzten Teil des Buches soll versucht werden, ein Modell des therapeutischen Prozesses zu formulieren, das diesen Weg zu beschreiten versucht, indem es sowohl die psychoanalytischen Konzepte als auch die empirischen Befunde einbezieht und den Versuch einer Integration unternimmt.

KAPITEL 5

Der therapeutische Prozess

Damit die im vorangegangenen Kapitel skizzierten Prozesse optimal umgesetzt werden können, werden ein sicherer Rahmen, eine definierte Haltung und eine so weit als möglich therapeutisch regulierte Interaktion benötigt. Ein siebenschrittiger Prozess wird im Folgenden dargestellt (Abb. 44)

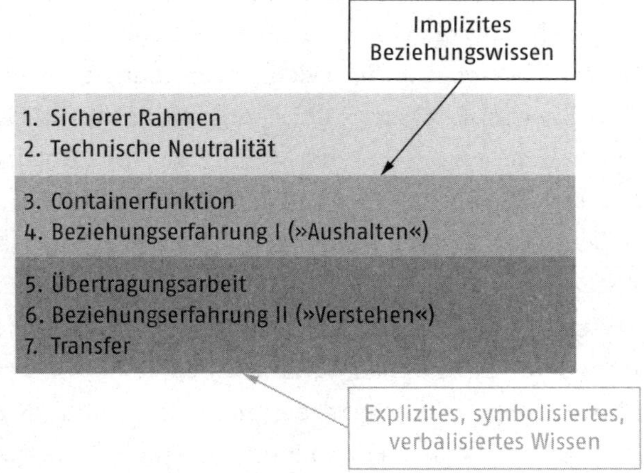

Abbildung 44: Modell des therapeutischen Prozesses

5.1 Sicherer Rahmen

Der sichere Rahmen der Psychotherapie besteht in erster Linie im sogenannten Setting. Das Setting ist die konstante äußere Grenze der Psychotherapie. Es sichert den therapeutischen Raum, innerhalb dessen sich der Therapieprozess ungestört entfalten kann. Das Setting setzt sich aus Raum, Zeit und einem Verhaltenskodex zusammen. Der Begriff des Settings erfährt in der psychoanalytischen Theoriebildung viel Aufmerksamkeit und wurde sukzessive ausgeweitet. José Bleger, dessen Artikel »Psycho-analysis of the psycho-analytic frame« aus dem Jahre 1967 als einer der Klassiker zu diesem Thema angesehen werden kann, definiert den therapeutischen Rahmen als »Nicht-Prozess« (S. 511). Alessandra Lemma (2014) hebt hervor, dass auch der Körper der Analytiker:in Teil des Settings ist, insofern er – ähnlich dem Körper der Mutter für den Säugling – eine Invariante darstellt (siehe unten). Schließlich weist Danielle Quinodoz (1992) darauf hin, dass die therapeutische Beziehung selbst invariante Aspekte mitbringen muss – nämlich eine konstante »psychische und affektive Beziehung« (S. 627) –, die als Voraussetzung für einen gelingenden Prozess verstanden werden müssen.

Zunächst einmal umfasst das Setting den physischen Behandlungsraum, die Praxis oder das Behandlungszimmer in einer Institution. Natürlich zählt die Umgebung dazu: Handelt es sich um das Privathaus der Therapeut:in, in welcher Umgebung ist es gelegen, was verrät es über das Privatleben der Therapeut:in? Natürlich ist die Gestaltung des Raumes relevant, die Möblierung, die Farben, Kunstwerke, die Art der Sessel bzw. der Couch. Es sei ein Blick in das Buch *Magie der Couch* von Claudia Guderian (2017) empfohlen, das durch seine großformatigen Fotos der Behandlungszimmer von Psychoanalytiker:innen einen Eindruck vermittelt, wie verschiedenartig und intensiv deren Atmosphären sein können. Je nach Persönlichkeit und Einstellung bieten Therapeut:innen bestimmte »Services« in ihren Praxen an: Wasser oder andere Getränke, Papiertaschentücher, eine Wolldecke. Die Ausstattung des Behandlungszimmers mit persönlichen Gegenständen variiert stark. Manche Praxisräume sind bewusst neutral und wenig persönlich, um Raum für Projektionen zur Verfügung zu stellen, andere dagegen zeigen Bücher, Bilder und andere Kunstgegenstände, manchmal sogar selbstgemachte Naturfotos oder auch lebende Zeugnisse eines mehr oder weniger grünen Daumens in Form von Topfpflanzen.

Jeder Praxisraum hat einen Sound – Nebengeräusche aus dem Privathaus, der Klinik, von der Straße oder aus dem Wartezimmer. Hermann Beland (2014, S. 208 f.) beschreibt, wie eine Patientin die Schritte der Frau des Analytikers hört und darüber aus der Fassung gerät – es handelte sich um eine Praxis im Privathaus. Auch andere Störungen wie läutende Telefone oder Türklingeln, Menschen oder Tiere können akustisch interferieren.

Es herrschen eine (konstante?) Temperatur, Luftfeuchtigkeit und auch ein Geruch; in früheren Generationen rochen Praxen nach dem Pfeifen- oder Zigarrenrauch der (in der Regel männlichen) Analytiker, was heute eher nicht mehr vorkommt. Stattdessen können Geruchsspuren der »Therapiegeschwister«, also der Patient:innen, die vorher auf der Couch lagen, die olfaktorische Atmosphäre prägen – oder aber der Körper- bzw. Parfumgeruch der Analytiker:in selbst (siehe S. 152).

Wie bereits angedeutet stellt auch der Körper der Therapeut:in einen Settingaspekt dar, insbesondere die Form seiner Präsentation durch Kleidung, Frisur, Make-up, aber auch die Körperformen, die zum Beispiel durch einen Unfall, eine Krankheit oder eine Schwangerschaft verändert sein können. Letzteres stellt für fast jede Patient:in eine dramatische Settingveränderung dar. Alessandra Lemma (2014) beschreibt in eindrucksvoller Weise, wie eine bestimmte Gruppe von Patient:innen besonders sensibel auf Veränderungen in der Erscheinung der Therapeut:in reagiert. Ein Ausgehkleid in der letzten Stunde am Abend vor dem Opernbesuch oder eine neue Frisur können hier höchste Verstörung auslösen – in ähnlicher Weise wie bei manchen Säuglingen Unterbrechungen in der täglichen Routine.

Schließlich sind auch die Rituale am Beginn und am Ende der Therapiestunde Settingbestandteile. Wird zur Begrüßung und zum Abschied die Hand gegeben? Ich erinnere mich an eine Patientin, die einmal 15–20 Minuten darüber nachdenken konnte, was es zu bedeuten hatte, dass ich nach dem Händeschütteln zu Stundenbeginn anstatt linksherum plötzlich rechtsherum gegangen sei, um ihr den Weg zur Couch freizugeben.

Nicht unähnlich dem erwähnten Buch von Claudia Guderian (2017) ist das Buch *Fifty Shrinks* von Sebastian Zimmermann (2021), das im Unterschied zu Guderians Buch die Praxisräume mit den Therapeut:innen darin präsentiert. Es ist faszinierend zu sehen, wie die Körper präsentiert werden und mehr oder weniger mit ihrer

Umgebung verschmelzen – der Gedanke vom Körper der Therapeut:in als Teil des Settings wird hier unmittelbar erfahrbar.

Die Bedeutung der Zeit als Settingbestandteil erschließt sich quasi von selbst. Über welchen Zeitraum und welche Sitzungsanzahl ist die Therapie geplant? Wie lang ist die Sitzung, wie viele Sitzungen finden pro Woche statt? Gibt es fixe oder eher variable Termine an verschiedenen Wochentagen und zu verschiedenen Tageszeiten? Gibt es »bevorzugte Stunden« am Rand des Arbeitstages oder jenseits davon, vielleicht sogar samstags? Wie berechenbar sind die Abwesenheiten der Therapeut:in geplant? Ich hatte in meiner Ausbildung einen Supervisor, der im Dezember allen Patient:innen einen spielkartengroßen Jahreskalender mitgab, auf dem die Abwesenheiten des kommenden Jahres markiert waren – nie wich er auch nur einen Tag davon ab. Leider stehe ich selbst als Klinikleiter und Universitätslehrer am anderen Ende der Skala und bin immer wieder gezwungen, relativ kurzfristig Stunden zu verschieben oder gar abzusagen. Ferner: sind Wartezimmerbegegnungen mit Therapiegeschwistern zu erwarten? Freud hatte bekanntlich einen Hinterausgang aus seiner Praxis in Wien, um VIPs derartige Begegnungen zu ersparen. Umgekehrt ein weiterer Supervisor aus meiner eigenen Ausbildung, der keine Pausen zwischen den Stunden einlegte und bei dem der Grundriss der Praxis quasi erzwang, dass sich Vorgänger und Nachfolgerin die Klinke des Behandlungszimmers in die Hand gaben.

Der dritte große Anteil am Setting kommt dem Verhaltenskodex zu. Hier kann man implizite, also kulturell »selbstverständliche« und unausgesprochene von expliziten, also verbal vereinbarten Regeln unterscheiden. Explizite Vereinbarungen erfolgen nach Information und Aufklärung über die Therapiemethode als Teil einer Therapievereinbarung. Mit der Rollendefinition »Wir wollen ab jetzt für eine bestimmte Dauer Patient und Therapeutin sein« erfolgt zugleich eine Vereinbarung über den impliziten Kodex. Kaum ein Therapeut wird im Rahmen der Therapievereinbarung mitteilen, dass eine sexuelle Beziehung im Zusammenhang mit der Behandlung ausgeschlossen ist, da beide Protagonist:innen zu Recht davon ausgehen, dass dies der Fall ist.

Die explizite Vereinbarung unterscheidet sich je nach Therapiemethode und umfasst in der Regel zumindest minimale Informationen über die Natur der Therapiemethode und die damit verbundenen Anforderungen (z.B. freie Assoziation in der Psychoanalyse) sowie eine Festlegung von Ort, Zeit und finanziellen Aspekten. Therapieziele werden definiert und bei manchen Methoden wird ein Verhandlungsvertrag geschlossen, der den Umgang mit bestimmten Situationen klärt (z.B. Umgang mit Suizidalität bei den meisten Borderline-Therapien).

Der implizite Verhaltenskodex beinhaltet, wie bereits angedeutet, allgemeingültige gesellschaftliche Übereinkünfte, insbesondere bezüglich der gewählten Rollen in einer Psychotherapie. Es wird bezogen auf die Therapeut:in selbstverständlich vorausgesetzt, dass die Therapie in einem geschützten Raum stattfindet, ohne Störung durch andere Personen oder Telefonanrufe und ohne heimliche Zeugen. Die Arbeitsbeziehung ist entsprechend den gängigen Erwartungen an eine Arzt-Patient-Beziehung definiert, was natürlich Datenschutz und Abstinenz beinhaltet. Schließlich wird implizit eine »Kontinuität in der Persönlichkeit« der Therapeutin erwartet, wodurch radikale Änderungen des persönlichen Stils, des Praxisumfelds und des Verhaltens ausgeschlossen werden.

Auch von der Patient:in werden implizit bestimmte Verhaltensweisen erwartet. Diese betreffen das Essen und Trinken während der Sitzungen, die Handybenutzung sowie die Kleidung und die Körperhygiene. Auch verführerisches bzw. übergriffiges Verhalten seitens der Patient:in wird ausgeschlossen. Respekt vor der Praxiseinrichtung, der Beschmutzung oder Beschädigungen ausschließt, ist selbstverständlich.

Bezüglich dieser impliziten Vereinbarungen ist unbedingt auf interkulturelle Unterschiede zu achten. Eine Analysandin von mir war mit einem Mann verheiratet, der erst im Erwachsenenalter aus Afrika immigriert war. Da er sich zu Hause immer wieder auffällig verhielt, bat sie um einen Beratungstermin für ihn, den ich ihm bei einem Klinikkollegen ermöglichte. Als der Psychologe vor Beginn der Sitzung noch einmal kurz den Behandlungsraum verließ, um einen Brief zu kopieren, zog sich der Patient splitternackt aus. Der zurückkommende Behandler war schockiert, woraufhin der Patient sagte: »Ich bin doch beim Arzt – wollen Sie mich denn nicht untersuchen?« Auch nach monatelanger psychiatrischer Abklärung ließ sich nicht sicher ausmachen, ob der Mann überhaupt krank war, und wenn ja, welche Diagnose zu vergeben sei. Zu wenig waren alle beteiligten Behandler über die Herkunftskultur informiert. Daraus lässt sich ableiten, dass es im Fall von Patienten mit Migrationshintergrund sinnvoll sein kann, üblicherweise implizite Bestandteile des Settings explizit zu besprechen.

Vor besondere Herausforderungen sieht sich das gesamte Feld derzeit angesichts der Corona-Pandemie auf der ganzen Welt gestellt, da an vielen Orten die Therapien online durchgeführt werden mussten. Plötzlich waren viele implizite und auch explizite Verhaltensregeln außer Kraft gesetzt, da man sich ja ohnehin nicht im gleichen Raum befand (siehe hierzu Kapitel III.1). Ein Patient von mir legte sich im Unterhemd bäuchlings auf sein Bett, rauchte und streichelte die vorbeistreifende Katze und ich musste mit ihm mitten in der Therapie verschiedene Verhaltensregeln neu definieren, wobei ich mir für manches erst einmal eine Argumentationsstrategie zurechtlegen, ja mir selbst erst einmal klarwerden musste – zum Beispiel, warum eigentlich soll der Patient während der Online-Therapie nicht rauchen, da ich dadurch ja in keiner Weise belastet werde? Und Freud hat in den Sitzungen ja sogar Zigarren geraucht.

Eine andere Patientin kündigte mir an, dass sie für zwei Wochen zu ihrer Familie nach Spanien fahren würde, was aber für uns kein Problem darstelle, weil sie mit mir ja ebenso wie von zu Hause aus skypen würde können. Auch hier war es wichtig, die kollusive Vermeidung der Trennungserfahrung zu erkennen und zu thematisieren – die Patientin hatte bereits vor der Pandemie fantasiert, sie könnte mich eigentlich als eine Art »Taschen-Doering« mit in die Ferien nehmen, um mich im Bedarfsfall immer verfügbar zu haben.

Eine Klärung und Definition des therapeutischen Rahmens stellt die unabdingbare erste Voraussetzung für jede Art psychotherapeutischer Intervention dar. Ohne diese verbietet sich ein psychotherapeutisches Arbeiten, da ethisch betrachtet das Einnehmen asymmetrischer Rollen mit einseitigen Aussagen über Persönlichkeit und

Störung des Gegenübers ohne explizite Zustimmung beider Seiten nicht zulässig ist und da in einem undefinierten Setting keine Therapiemethode ihre volle Wirkung entfalten kann.

5.2 Technische Neutralität

Die technische Neutralität ist eine spezifisch psychoanalytische Haltung in der therapeutischen Beziehung und im Prozess. Es geht dabei keineswegs um eine gefühlskalte Gleichgültigkeit. Vielmehr lässt sich die technische Neutralität als eine Äquidistanz zu den inneren Konfliktpolen bzw. den Selbst- und Objektrepräsentanzen, die miteinander in Konflikt stehen, definieren. Die Therapeut:in ergreift nicht Partei für den einen oder anderen Anteil in der Patient:in, stellt sich nicht auf die vermeintlich gute oder gesunde Seite, gibt weder Rat noch Handlungsanweisung. Natürlich geschieht dies nur selten explizit (»Ich rate Ihnen, sich von Ihrem Mann zu trennen!«), aber unausgesprochen ist die Versuchung groß, unsere Patient:in »in eine Richtung zu unterstützen« (z.B.: »Ich denke, wir sollten daran arbeiten, dass Sie lernen, sich besser abzugrenzen«). Die neutrale Position wäre bemüht, auf solche Unterstützungen, auf innere Richtungsentscheidungen zu verzichten (beispielsweise: »Es scheint da zwei Seiten in Ihnen zu geben: eine, die in die Unabhängigkeit strebt und eine andere, die an der Ehe festhält«).

Man könnte auch sagen, dass es sich um eine konsequente und weitreichende Umsetzung des Abstinenzgebots handelt. Bereits Freud formulierte in seiner Arbeit »Bemerkungen über die Übertragungsliebe« (1915b): »Die Kur muss in der Abstinenz durchgeführt werden« (S. 313). Damit meinte er zunächst, dass es zwischen Analytiker und Patientin keine Befriedigung erotischer Bedürfnisse geben dürfe. Inzwischen ist diese – übrigens schon im hippokratischen Eid enthaltene – Forderung über das Sexuelle hinaus ausgedehnt worden. Allgemein formuliert heißt es zum Beispiel im Wortlaut der Musterberufsordnung der Bundespsychotherapeutenkammer (2006) in § 6 (2): »Sie dürfen die Vertrauensbeziehung von Patienten nicht zur Befriedigung eigener Interessen und Bedürfnisse missbrauchen«

(S.9). Wo aber beginnt die Befriedigung eigener Interessen und Bedürfnisse der Therapeut:in? Üblicherweise wird man sagen, genau dort, wo nicht mehr der Vorteil der Patient:in im Vordergrund steht, wo der Wunsch der Therapeut:in über den der Patient:in gestellt wird: wenn ich also eine Information für überwiegend private Zwecke einholen möchte (»Wie kommt man denn eigentlich am besten in diesen Golfclub?«) oder wenn ich eine Dienstleistung in Anspruch nehme (»Würden Sie mir Ihre Leute einmal schicken, damit sie mir die Praxis neu streichen?«). Auch wenn ordnungsgemäß abgerechnet werden würde, wäre doch eine – wenngleich verhältnismäßig wenig dramatische – Missbrauchssituation geschaffen, nämlich deshalb, weil die Patient:in in ihrer Entscheidung, nein zu sagen, unfrei ist, da sie sich in einer Abhängigkeitsbeziehung befindet.

Bereits das Stellen von Fragen stellt eine Herausforderung für die freie Assoziation dar (Busch 2013). Balint prägte den eingängigen Satz: »Auf eine Frage bekommt man eine Antwort – und weiter nichts« (Balint 1957, S.247). In einer Frage steckt immer auch der Wunsch des Fragenden nach einer Antwort, also ein Verlust der Bion'schen Haltung, »ohne Wunsch und Erinnerung« der Patient:in entgegenzutreten. Aus einer radikalen Perspektive ist also das Stellen einer Frage bereits eine Verletzung der Abstinenz – idealerweise sollte es voll und ganz der Patient:in überlassen bleiben, in welche Richtung die Assoziationen und damit der Prozess sich entwickeln. Natürlich ist der vollständige Verzicht auf Fragen nicht umsetzbar, denn immer wieder ist es eine therapeutische Aufgabe, den Prozess in eine produktive Richtung zu lenken. Eine Deutung wird durch klärende und konfrontierende Fragen vorbereitet und stellt per se eine Unterbrechung der freien Assoziation der Patient:in dar.

Eine Therapeut:in kann nicht nichts wollen – zugleich soll sie nichts wollen. In dieser Tatsache steckt ein unauflösbarer Widerspruch der analytischen Haltung. Wenn wir all den referierten Befunden zur Embodied Communication Glauben schenken, dann ist es ohnehin unmöglich, eine intentionale implizite Interaktion zweier Körper zu unterbinden. Das bedeutet, dass die Patient:in – zumindest implizit – immer Informationen über unsere Wünsche, Gefühle und inneren Zustände erhält. Das Erreichen der inneren Haltung ohne Wunsch und Erinnerung ist also ein Mythos – und wenn es möglich wäre, so etwas wie ein Nirwana im Behandlungszimmer zu finden, was wäre mit der Notwendigkeit, dass die Therapeut:in sich zur vereinbarten Stunde dort einfinden muss, damit überhaupt eine Therapie stattfinden kann?

Die Dialektik der Psychotherapie besteht darin, dass wir das Unerreichbare dennoch anstreben: Wir sollen versuchen, eigene Wünsche und Bedürfnisse immer wieder so weit als möglich hintanzustellen, auch wenn wir zugleich wissen, dass wir uns nie davon werden befreien können. Allerdings ist es daher von umso größerer Bedeutung, dass wir uns so umfassend wie möglich versuchen Rechenschaft über unsere Wünsche und Erinnerungen zu geben. Idealerweise sollten wir in der Therapiesituation erst dann agieren, wenn wir unser Gegenübertragungsmotiv erkannt haben. Erst wenn ich weiß, warum ich den Drang entwickelt habe, eine Frage zu stellen, wenn ich entschieden habe, dass dieses kontrollierte Agieren einzig und weitestmöglich dem Prozess dient, sollte ich meine Frage auch stellen.

Nach dieser Überlegung wird deutlich, dass auch die vollkommene technische Neutralität nicht erreicht werden kann. Bemühen wir uns also um eine relative technische Neutralität, in der wir in einer Art Parallelprozess kontinuierlich versuchen, uns der nichtneutralen Aspekte unseres inneren Erlebens bewusst zu werden.

Die innere Haltung (relativer) technischer Neutralität stellt die Voraussetzung für das Herzstück vermutlich jeder Psychotherapie dar, nämlich für das Containment.

5.3 Containerfunktion

Das Containermodell wurde bereits in Kapitel I.7.2 ausführlich diskutiert. Ich gehe davon aus, dass – unabhängig von der Therapieschule – die Containerfunktion der wichtigste Bestandteil jeder Psychotherapie ist und dass darüber hinaus jede zwischenmenschliche Beziehung durch die wechselseitige Fähigkeit und Bereitschaft, einander als Container zu dienen, bestimmt wird. In Beziehungen psychisch ausreichend gesunder Menschen finden höchstwahrscheinlich auch kontinuierlich projektive Identifikationen statt, die sich von ihren pathologischen Verwandten allerdings durch ein geringeres Maß an Destruktivität unterscheiden. Der Säugling und ebenso der erwachsene Patient, der auf einem Borderline-Niveau funktioniert, ist verfolgenden inneren Objekten, bedrohlichen Fantasien und intensiven unerträglichen Affektzuständen ausgesetzt, die zur Entlastung auf das Gegenüber projiziert werden müssen, um die eigene innere Stabilität zu bewahren. Verlust oder Zerstörung stellen die wesentlichen Gefahren dar, denen begegnet werden muss.

Reifere projektive Identifikationen sind von anderer Qualität: Statt der toxischen Eigenschaften, der existenziellen Qualität, haben sie etwas Lustvolles und Spielerisches an sich.

Leon sieht seine Freundin Anna und verspürt den Wunsch, sie zu umarmen und sie zu küssen. Wie kann Leon sicher sein, dass Anna seinen Wunsch teilt, ihn also erfüllen wird? Auch sehr verliebte Paare sind ja nicht immer zur gleichen Zeit zu Zärtlichkeiten aufgelegt.

Leons Körper, seine Mimik, seine Haltung und Bewegung, sein Stimmklang treten in Interaktion mit Annas Körper und lösen eine Embodied Simulation aus. Leon muss nichts sagen und schon spürt Anna den Nähewunsch als etwas in ihr selbst. Freilich trifft dieser Prozess auf ihre derzeitige Befindlichkeit. Vielleicht hat sie andere Ziele oder Wünsche, im idealen Fall wird sie dann aber Leons projizierten Nähewunsch containen und ihn in einer Weise beantworten, dass Leon ihn wieder zurücknehmen und – vielleicht mit Vorfreude angereichert – aufschieben kann. Dies tut sie, indem sie ihn zärtlich anblickt, einen Moment der Synchronisierung zulässt, ihn zart auf die Lippen küsst und die Kussbewegung mit einem fast unmerklichen Absetzimpuls begleitet. Dann sagt sie leise und entschlossen mit gespielt (markiert) strengem Ton: »So! Ich muss jetzt erstmal an den Schreibtisch. Aber ich freue mich schon auf unsere Mittagspause.« Leon spürt, dass Anna sich von seinem Wunsch hat affizieren lassen und dass sie bemüht ist, ihm den Wunsch zurückzuspielen, indem sie ihn versichert, dass sie mittags bereit sein wird, die Zärtlichkeit mit ihm zu teilen.

Wir können also sagen, dass das interpersonale Feld immer embodied kommunizierte Projektionen beinhaltet, dass dies quasi als der Normalfall des Zwischenmenschlichen angesehen werden kann. Begleitet von einer ausreichenden Portion an Vertrauen und Bindungssicherheit wird es gelingen, sich als Paar auf diese Weise kontinuierlich selbst und gegenseitig zu regulieren. Erst beim Auftreten entmischter primitiver Aggression und entwerteter oder verfolgender Selbstanteile erhält die projektive Identifikation ihren bedrohlichen und destruktiven Charakter, der dann das Bemühen, das Gegenüber zu kontrollieren und zu manipulieren, auslöst. Zugleich geht die konstruktiv-empathische Bereitschaft zum Containment mehr und mehr verloren. Die Aufgabe von ausreichend guten Elternfiguren bzw. Therapeut:innen liegt nun darin, auch die primitiven und destruktiven projektiven Identifikationen zu containen und damit zur Regulation des Babys/Patienten beizutragen.

5.4 Beziehungserfahrung I: »Aushalten«

Dadurch, dass die Therapeut:in die angebotene Rolle in der Übertragungsbeziehung annimmt und den ihr zugeschriebenen Selbstanteil der Patient:in containt, geschieht auf einer impliziten Ebene zweierlei: Zunächst einmal ist die Patient:in von dem unerträglichen Selbstanteil entlastet.

Die Patientin kam eine Stunde zu spät zur Therapie und stand vor verschlossener Tür. In der darauffolgenden Stunde erscheint sie verzweifelt und wütend: »Sie haben mich letzten Mittwoch einfach vergessen! Und dann waren Sie sich noch zu gut, mich wenigstens anzurufen oder eine Nachricht zu schicken und sich zu entschuldigen! Wie konnte ich Ihnen vertrauen?! Ich glaube, Sie wollen mich einfach nur loswerden, weil ich Ihnen unangenehm geworden bin!«

Die Patientin hat ihren eigenen Impuls, die Therapie abzubrechen, auf die Therapeutin projiziert. Möglicherweise war ihr die Sehnsucht nach mehr Nähe zur Therapeutin – und damit die Angst vor Abhängigkeit, Zurückweisung und Enttäuschung – zu stark geworden. Durch ihre Verspätung stellt sie unbewusst eine Situation her, in der sie sich von der Therapeutin zurückgewiesen fühlt, und erkennt nun die Therapeutin als diejenige, die die Therapie abbrechen will. Sie hat damit die Angst vor der eigenen Destruktivität reguliert, freilich um den Preis der nur geringfügig besseren Variante, dass nämlich die Therapeutin nun von ihr als die erlebt wird, die die Therapie beenden möchte.

Die Therapeutin spürt in sich eine plötzliche Wut, da sie sich zu Unrecht beschuldigt fühlt. Trotzig denkt sie: »Am liebsten wäre mir, du wärst gar nicht wiedergekommen – *ich* brauche dich nicht zu meinem Glück!« Es gelingt ihr jedoch, sich selbst zu regulieren, still zu bleiben, und sie erkennt, dass ihre heftige Gegenübertragung vermutlich ein projizierter Anteil der Patientin ist. Schnell versteht sie, dass es um Angst vor der Zerstörung der Beziehung geht, wobei die Patientin bewusst fürchtet, die Therapeutin wolle sie loswerden, und unbewusst selbst den Trennungsimpuls in sich spürt. Die Therapeutin kann die Verzweiflung der Patientin containen: entweder ich verliere mich in der Abhängigkeit oder ich zerstöre die Beziehung. Es scheint keinen dritten Weg zu geben. Sie beschränkt sich zunächst auf eine Intervention, die die spätere Deutung vorbereitet und nur das momentane Erleben der Patientin in einer therapeutenzentrierten Deutung (Steiner 1998) mitfühlend verbalisiert: »Sie sind voller Enttäuschung und Wut – so verletzt, dass ich Ihnen am Dienstag um 17 Uhr nicht die Tür aufgemacht habe. Sie waren und sind sich immer noch sicher, dass das bedeutet, dass ich Sie nicht mehr mag und loswerden möchte.« Daraufhin beginnt die Patientin bitterlich zu weinen.

Das wesentliche Element der Interaktion war höchstwahrscheinlich, dass die Therapeutin nicht wie frühere Objekte mit dem nahegelegten aggressiven und distanzierend-destruktiven Impuls reagiert hat, dass sie auf den Vorwurf aber auch nicht rechtfertigend und kontrollierend geantwortet hat: »Sie waren es, die eine Stunde zu spät gekommen ist! Da können Sie doch nicht erwarten, dass ich so lange auf Sie warte und um 17 Uhr noch da bin. Frau …, Sie müssen pünktlich zu den Stunden kommen, wenn Ihnen die Therapie etwas bringen soll!« Auch hat die Therapeutin nicht sofort mit einer tiefgehenden Deutung den destruktiven Impuls unter Vermeidung der Mühen des Containments an die Patientin zurückgespielt: »Frau …, Sie schreiben mir den Trennungsimpuls zu, dabei dürfte Ihre Verspätung doch ihre Angst vor der Abhängigkeit von mir zum Ausdruck bringen.«

Vielmehr hat sich die Therapeutin vom affektiven Erleben der Patientin affizieren lassen und zunächst einmal nur verbal und nonverbal kommuniziert, dass die Botschaft angekommen ist, der Trennungsimpuls im Container untergebracht ist und dass keine Katastrophe eintritt. Dies hat die Patientin unmittelbar entlastet und stellt eine implizite korrigierende Beziehungserfahrung dar, wie die Patientin sie von früheren Objekten kaum erfahren haben wird.

5.5 Durcharbeiten

An dieser Stelle kommt nun die Behandlungstechnik im engeren Sinne zum Tragen, wobei ich auch hier die Position vertrete, dass es vermutlich weniger relevant ist, welcher Schule die Technik folgt, als vielmehr, ob die impliziten Prozesse bis hierhin und auch weiterhin adäquat stattfinden können.

Das psychoanalytische Herangehen würde aus der klassischen Trias von Konfrontation, Klärung und Interpretation bestehen (siehe Greenson 1973, S. 51). Die Therapeutin würde zunächst die angemessene emotionale Temperatur erzeugen, um »das Eisen zu schmieden, solange es heiß ist«. Sie würde versuchen, in der Patientin nicht nur die Affekte von Wut und Enttäuschung zu mobilisieren, sondern eben auch den der Angst vor zu viel Abhängigkeit und Nähe, um dann deutend einen Zusammenhang herstellen zu können.

Therapeutin: Jetzt spüren Sie den Schmerz.

Patientin: Ich war so verletzt! Und jetzt fällt mir erst auf, dass wir ja um 16 Uhr unsere Stunde gehabt hätten – ich war zu spät! Wie kann man so bescheuert sein!

T: Vielleicht ist das alles ja gar nicht so bescheuert, sondern hat etwas zu bedeuten?

P: Was soll das denn bedeuten? Ich habs nur einfach versemmelt.

T: Ich frage mich, ob es da nicht doch auch einen Teil in Ihnen gibt, der unbewusst ein wenig Abstand schaffen wollte.

P: Wieso denn das?!

T: Sie waren bisher ja fast immer ganz pünktlich; und ich erinnere mich, dass unsere Stunden letzte Woche sehr intensiv waren. Sie haben am Montag noch zu mir gesagt, dass die Therapie für Sie inzwischen das Wichtigste in Ihrem Leben geworden ist.

P: Ja, das ist ein bisschen unheimlich.

T: Eben, das meine ich: Könnte es nicht ein bisschen zu unheimlich geworden sein?

P: Und deshalb komme ich eine Stunde zu spät?

T: Naja, das wäre zumindest ein Weg, nach den intensiven Stunden wieder ein wenig Abstand zwischen uns herzustellen.

P: Also, ja, der Gedanke war schon da: Wie soll ich denn eines Tages ohne Sie auskommen, wenn die Therapie mal zu Ende ist?

T: Der Gedanke ist nicht schön für Sie.

P: Nein, der ist beschissen. Ich finde das ja schon immer total doof, dass man in dieser Therapie erst so abhängig wird und dann ist es plötzlich aus. Wenn es wenigstens so eine Art Alumniclub gäbe, wo man sich ab und zu wiedertreffen könnte!

T: Also, jetzt wird mir schon deutlich, dass ein Teil von Ihnen vielleicht einen guten Grund hat, Distanz zwischen uns zu schaffen, eben um dieser bedrohlichen Abhängigkeit zu entkommen.

P: Das wäre aber ziemlich widersinnig! Ich will doch die Therapie machen und von Ihnen Hilfe bekommen – da wäre es doch blöd, einfach Stunden zu schwänzen!

T: Ja und nein. Für den Teil von Ihnen, der gesund werden will, der die Therapie nutzen will, wäre es in der Tat unsinnig – aber für den anderen, der die Autonomie und die Kontrolle nicht verlieren will, wäre das ganz anders.

P: Hmmm.

T: Ich sehe da ein Dilemma: Wenn Sie regelmäßig kommen, müssen Sie befürchten, zu abhängig von der Therapie und von mir zu werden, und wenn Sie nicht kommen, dann verlieren Sie die Therapie, dann verlieren Sie mich, und dann ist es schwerer, gesund zu werden.

P: Ja, das kann ich verstehen. Beides blöd! Aber, wie komme ich da raus?!

T: Naja, also im Moment könnte man sagen, haben Sie das unbewusst ganz geschickt gelöst: Weil ich Ihnen nicht aufgemacht habe, war ich ja dann diejenige, die für den Abstand gesorgt hat.

P: Aber eigentlich waren Sie das ja gar nicht, sondern ich selbst.

T: Ja, heute können Sie das so sehen, aber erst mal war es eine Entlastung, Ihren eigenen Impuls, die Therapiestunde ausfallen zu lassen oder gar die ganze Therapie abzubrechen, in mich zu verlagern.

P *(beginnt wieder zu weinen):* Und jetzt spüre ich, dass Sie mich ja gar nicht rauswerfen wollen. Das ist so schön … Aber es macht auch Angst …

In ihrem schrittweisen Herausarbeiten der Übertragungsdynamik hat die Therapeutin jeweils gewartet, bis die Patientin emotional »mitgekommen« war, bis sie den zum Inhalt passenden Affekt auch spüren konnte. Erst dann hat die Therapeutin den nächsten Deutungsschritt gesetzt. Schließlich war es möglich, die Übertragungssituation mit der projektiven Identifikation zu deuten. Voraussetzung bei jedem einzelnen Schritt war das Containment der Therapeutin, dass sie sich jeweils vom Affekt der Patientin hat affizieren lassen und dass sie die ihr zugeschriebene Rolle (den projizierten Anteil) in sich hat zulassen können. Auf implizitem und zum Teil dann auch explizit mentalisierendem Weg hat sie die Rücknahme der Projektion von Seiten der Patientin ermöglicht.

Ein Zwischenruf von Donald W. Winnicott

Immer dann, wenn wir uns durch die Lektüre eines solchen ideal oder gar idealisiert erscheinenden Stundenexzerpts mit unserer eigenen Unzulänglichkeit konfrontiert sehen, lohnt sich eine kurze Besinnung auf Donald Winnicott. Winnicotts Wort von der ausreichend guten Mutter (*good-enough mother*) ist inzwischen weithin bekannt (2020 [1960], S. 347), aber dass die Mutter auch »schlecht genug« sein muss, wird weniger erwähnt. Winnicott warnt vor den zu guten Müttern:

> »Mütter, die schon mehrere Kinder aufgezogen haben, sind schon so perfekt in der Technik des Bemutterns, daß sie all die richtigen Dinge in den richtigen Augenblicken tun, und dann hat der Säugling, der begonnen hat, sich von der Mutter zu trennen, keine Möglichkeit, all die guten Dinge unter seine Lenkung zu bringen, die sich ereignen. Die kreative Geste, der Schrei, der Protest, all die kleinen Zeichen, die das hervorrufen sollen, was die Mutter tut, all diese Dinge fehlen, weil die Mutter das Bedürfnis schon erfüllt hat, genauso, als wäre der Säugling noch mit ihr verschmolzen und sie mit ihm. Auf diese Weise tut die Mutter, indem sie scheinbar eine gute Mutter ist, etwas Schlimmeres, als den Säugling zu kastrieren. Es bleiben ihm zwei Möglichkeiten: Entweder bleibt er in einem Dauerzustand der Regression und der Verschmolzenheit mit der Mutter, oder er inszeniert eine totale Ablehnung der Mutter, selbst der scheinbar guten Mutter« (2020, S. 66).

Man fühlt sich leicht an die aktuelle »Hotel-Mama«-Diskussion erinnert: Die zu toleranten, gewährenden und zugewandten Eltern erschweren ihren adoleszenten Kindern vielleicht manchmal die Ablösung. Die Regression ins Jugendzimmer ist wohl gelegentlich auch von den nicht ausreichend bösen Eltern verursacht. Wie viel einfacher war das Ausziehen noch bei den guten alten So-lange-du-deine-Füße-unter-meinen-Tisch-stellst-Vätern!

Winnicott wendet die gleiche Logik auf die Psychotherapeuten an:

> »Das ist der Grund, warum der Analytiker in der Ausbildung manchmal bessere Analyse betreibt als ein paar Jahre später, wenn er mehr weiß. Wenn er schon mehrere Patienten gehabt hat, findet er es ermüdend, sich der langsamen Gangart des Patienten anzupassen; er beginnt, Deutungen zu geben, die nicht auf Material beruhen, das der Patient am gleichen Tag geliefert hat, sondern auf seinem eigenen angesammelten Wissen oder auf seiner aktuellen Vorliebe für einen besonderen Ideenkreis. Dies nützt dem Patienten nichts. Der Analytiker mag sehr klug erscheinen, und der Patient mag seine Bewunderung äußern, aber letzten Endes ist die richtige Deutung ein Trauma, das der Patient ablehnen muß, weil die Deutung nicht seine Deutung ist. Er beklagt sich, der Analytiker versuche, ihn zu hypnotisieren, das heißt, der Analytiker fördere eine schwere Regression in die Abhängigkeit und ziehe den Patienten zurück in eine Verschmelzung mit dem Analytiker« (2020, S. 65).

Winnicott ermutigt uns also, unperfekt zu sein, uns der langsamen Gangart unserer Patient:innen anzupassen. Ganz im Sinne der berühmten indigenen Weisheit: »Wenn du an einen neuen Ort gelangst, warte. Es braucht Zeit, bis die Seele nachkommt.« So müssen wir beim Durcharbeiten in der Psychotherapie warten, bis die Patient:in mit ihrem emotionalen Zustand an den neuen seelischen Ort nachkommt.

5.6 Beziehungserfahrung II: »Verstehen«

Das Durcharbeiten gipfelt in den psychodynamischen Verfahren in der Deutung, in anderen Schulen wird aber natürlich meist auch eine Art der Mentalisierung, des Verstehens angestrebt. Das, was sich zuvor noch als implizite Beziehungserfahrung vollzog, wird nun auch (zumindest zum Teil) bewusst erfahren: explizit, symbolisiert und verbalisiert. Das von Krause (2016) zitierte Narrativ wird aus Bildern und Metaphern geschaffen, die Wahrnehmung, das Erleben und das Selbstbild der Patient:in verändern sich. Die Erfahrung des

Verstandenwerdens führt zum eigenen Verstehen der Patient:in. Es entsteht ein neues Arbeitsmodell von Beziehung, eine weitere – nun explizite – Beziehungserfahrung findet statt. Das Containment und das Verstandenwerden durch die Therapeut:in versetzen die Patient:in die die Lage, das Risiko einzugehen, die Therapeut:in realistischer wahrzunehmen, abgewehrte Konfliktanteile zuzulassen bzw. Spaltungen zurückzunehmen und abgespaltene Selbstanteile in das Selbst zu integrieren. Auf lange Sicht findet auf diese Weise strukturelle Reifung statt. Dieser Prozess hat sich am Ende des letzten Fallbeispiels schon angedeutet und braucht natürlich ein vielfaches Durcharbeiten, bis sich die Umstrukturierung tatsächlich etabliert.

5.7 Transfer

Sobald das Durcharbeiten und Deuten sich oft genug vollzogen hat, beginnt die Patient:in die therapeutische Beziehung als Blaupause für ihre Beziehungen in der Außenwelt zu nutzen. Sie sucht und findet nun auch tatsächlich gute Objekte, mit denen sie anders als früher tragfähige und befriedigende Beziehungen aufbauen und aufrechterhalten kann. Eine Weile lang werden die ersten Gehversuche auf dem neuen Terrain noch therapeutisch begleitet und reflektiert, bis im Idealfall das Therapieende für beide Protagonist:innen gleichermaßen ersichtlich ansteht. Gleich den adoleszenten Kindern, die den Schritt in die Selbständigkeit wagen, verlassen die Patient:innen dann den Schutzraum der Therapie.

5.8 Ein klinisches Beispiel

Das Modell soll nun an einem klinischen Fall erläutert werden.[5] Es handelt sich um ein strukturelles Interview (Kernberg 1992). Der Therapeut hat mit der 29-jährigen Patientin bereits ca. eine Stunde

5 Ich danke Otto Kernberg für die Genehmigung, sein Material zu verwenden, das hier verfremdet wurde, sodass die Patientin nicht identifizierbar ist.

gesprochen. Die Patientin leidet unter einer schweren Persönlichkeitsstörung auf Borderline-Strukturniveau mit schweren Selbstverletzungen. Sie weist deutlich narzisstische Züge auf. Sie hat viele Jahre Psychotherapieerfahrung, wurde mehrfach monatelang stationär behandelt und hat eine Reihe von ambulanten Therapieversuchen hinter sich. Im Laufe des Gesprächs wurde eine Missbrauchserfahrung deutlich, die vom Therapeuten exploriert wurde. Die Patientin führte auf diese einmalige inzestuöse Erfahrung eine vollständige sexuelle Hemmung zurück, die sie nicht nur von sexuellen Beziehungen, sondern auch von Fantasien und von Aktivitäten zur Selbstbefriedigung abhielt. Schließlich gab die Patientin zu verstehen, dass keine der bisherigen Therapeut:innen ernsthaft versucht habe, das Thema der Sexualität mit ihr zu besprechen.

Patientin: Ja, ich muss dazu sagen, dass sich bis jetzt noch kein Therapeut an dieses Thema herangewagt hat. Weil alle Angst davor hatten, dass wenn ich jetzt aus mir rausgeh, ich mich vor die U-Bahn schmeiß. Dieses Thema wurde noch nie behandelt!

Therapeut: Warum nicht?

P: Ich weiß es nicht. Egal, bei welchem Therapeuten ich war, ob männlich oder weiblich, ob mit 16 oder mit 26 Jahren – dieses Thema wurde angeschnitten, dann, und beim nächsten Mal, wenn ich es weiterbehandeln wollte, hat der Therapeut abgeblockt. Und wenn ich ihn nachher später gefragt hab warum, hat er gesagt, er hat zu viel Angst um mich.

T: Das heißt also, dass die Therapeuten die Fantasie hatten, wenn man mit Ihnen über dieses Thema spricht, dann begehen sie Selbstmord. War das verrückt von den Therapeuten, oder könnte es sein, dass Sie denen wirklich so eine Botschaft gaben: Besser sprechen wir nicht darüber, denn wenn wir darüber sprechen, dann werfe ich mich unter den Zug. Also Sie haben versucht, die Therapeuten zu erschrecken, sodass sich niemand an dieses Thema herantraute.

P: Ich glaube im Laufe der Zeit schon, ja.

T: Aber dann könnte man sagen, dass der Teil von Ihnen, der die Therapeuten mit Selbstmord bedroht, der Teil von Ihnen ist, der auch verhindern will, dass Sie Ihre sexuellen Probleme lösen.

P: Ja, ich denk mir, dass man dieses Thema oder diesen Bereich ambulant nicht lösen kann.

T: Warum nicht?

P: Nee, ich glaub wirklich, dass das zu gefährlich ist.

T: Warum ist das zu gefährlich?

P: Weil ich, wenn ich jetzt rausgehe, alleine bin. Und wenn ich alleine bin, da fallen mir viele Blödheiten ein.

T: Was meinen sie mit ›Blödheiten‹? Meinen Sie: sich ums Leben zu bringen?

P: Ja, oder mich schwer zu verletzen.

T: Ja. Das sind ja keine Blödheiten, sondern das sind ja zielgerichtete Gedanken, wie Sie sich selbst zerstückeln oder ermorden können, um ja zu verhindern, dass je jemand mit Ihnen über Sex spricht.

P: Wie Sie sagen: Bis jetzt hat das den Therapeuten so viel Angst gemacht, dass sie bei solchen Themen – es gab ja auch andere Themen – aufgrund meiner Reaktion dann abgeblockt haben.

T: Welche andere Themen?

P: Zum Beispiel, wenn es um meinen Körper ging. Also bei Körpertraining, Körpererfahrung, mich selber anzufassen zum Beispiel. Also jetzt geht das, ich kann mich wieder anfassen, ich kann mich auch waschen, ich kann mich pflegen, aber es gab eine ganze Zeit, da konnte ich mich nicht anfassen.

T: Sie konnten sich nicht waschen? Sie mussten gewaschen werden?

P: Naja, ich hab das dann schon mit Widerwillen gemacht.

T: Sie konnten sich auch nicht die Hände waschen?

P: Das konnte ich damals nicht. Ich konnte mich auch nicht anfassen. Wenn mir jemand gesagt hat, da hast du einen Fleck: mit spitzen Fingern hab ich mich berührt – wenn überhaupt.

T: Einen Fleck auf der Wäsche oder …?

P: Nein, einen Fleck auf der Haut.

T: Ah, auf der Haut. Und gibt es Körperteile, die schwerer anzufassen sind als andere?

P: Nein, jetzt nicht mehr.

T: Früher schon?

P: Ja.

T: Welche waren die, die Sie am schwersten anfassen konnten?

P: Also hier zwischen Hals und Oberschenkel, den ganzen Bereich. Ich hab mich auch damals nur …

T: Das heißt also Arme und Beine gingen, aber nicht Ihre Brüste, Ihren Bauch, nicht Ihre Genitalien.

P: Nein.

T: Und das klingt ja auch so, als ob jeder Sex verboten wäre. Und wieder mal dasselbe Thema, als ob sich zu zerschneiden, sich zu zerfetzen, sich zu ermorden eine Art ist zu verhindern, dass Sie irgendetwas mit Sex zu tun bekommen. Und natürlich Sie sind ja auch sehr geschickt, haben sich überall so geschnitten, dass kein Mann sich traut, Sie anzurühren, nicht wahr? Sie sind also vollkommen geschützt vor jeglicher Intimität! Und sie lächeln, während Sie mit mir sprechen.

P: Weil ich es weiß.

T. Weil Sie was wissen?

P: Ja, dass ich mit dem Thema Schwierigkeiten habe.

T: Das ist eine Untertreibung.

Patientin lacht

T: Sie geben mir den Eindruck, dass ein Teil von Ihnen so hasserfüllt gegen Ihre eigene Sexualität ist, dass dieser Teil von Ihnen bereit ist, Sie zu ermorden, anstatt es sich gefallen zu lassen, dass Sie dieses Problem lösen.

Pause

P: Ja, das klingt einleuchtend.

T: »Einleuchtend« könnte zwei Bedeutungen haben. Erstens, dass Sie einsehen, dass Sie da sozusagen einen inneren Feind in sich haben, der ganz verrückt ist und Sie ermorden will, weil er einen verrückten Hass gegen Sexualität hat. Das wäre ein Schluss, den Sie ziehen können. Und der andere wäre: Da ist wieder ein Psychiater, der versucht, an das Problem der Sexualität ranzukommen. Der wird seine Überraschung erleben: Ich geh von hier raus und morgen kann er in der Zeitung lesen, dass ich mich unter die U-Bahn geschmissen habe. Und Sie lachen so freudig und lustvoll, dass Sie in mir das Gefühl erwecken, dass ein Teil von Ihnen diese zweite Idee viel bequemer findet als die erste.

P: Da haben Sie Recht.

T: Und dass Sie sich also über den Triumph über mich freuen, wenn Sie eine schwere Selbstverletzung machen oder einen Selbstmordversuch, solange Sie sicher wären, dass ich davon erfahre, denn sonst würden Sie den Triumph nicht vollkommen genießen können.

P: Also ich triumphiere nicht über Sie. Und ich würde Sie es auch nicht wissen lassen, wenn ich mich jetzt verletzen würde.

T: Es wäre schon genug, dass Sie sich ermorden, denn durch diese Unterhaltung mit mir waren Sie quasi nahe genug am Feind, dass das Leben jetzt nicht mehr toleriert werden kann.

P: Ich werd mich nicht umbringen.

T: Warum nicht?

P: Weil ich's nicht tue.

T: Wieso wissen Sie das?

P: Weil ich nicht möchte, dass Sie es morgen in der Zeitung lesen. *lacht*

T: Ihr Lächeln beunruhigt mich. Ich muss Ihnen gestehen, ich bin mir da nicht ganz sicher: Einerseits sieht es wie ein freundliches Lächeln aus, als ob Sie verstehen würden, dass ich versuche, Sie zu verstehen, und Ihnen mein Verstehen mitzuteilen. Ich nehme das an. Aber andererseits sieht es auch fast aus – wenn Sie mir erlauben, das zu sagen – wie ein triumphierendes Lächeln. Als ob der Teil in Ihnen, der sich selbst zerstückeln und ermorden will, so stark wäre, dass nichts das verändern kann, und als ob sie mit diesem Teil in Ihnen verbündet wären und sich über den Triumph dieses Teils freuen würden. Und da erscheint es so, also ob es ein Lächeln einer Übermacht über mich wäre. Ich bin mir nicht sicher, welcher dieser beiden Eindrücke stärker ist.

P: Was meinen Sie denn?

T: Ich weiß nicht, ich weiß wirklich nicht. Wie reagieren Sie auf das, was ich eben gesagt habe?

P: Ich denke, dass es momentan eher das Erstere ist. Dass ich einfach Sie anlache. Darf ich das nicht?

T: Ja, natürlich dürfen Sie das. Das heißt also, dass der Teil von Ihnen mich anlächelt, der Sie am Leben behalten will. Ja, ich habe Ihnen alle Fragen gestellt, die ich Ihnen stellen wollte. Ist da irgendetwas, das ich Sie noch fragen sollte, oder irgendetwas, das Sie mir sagen oder fragen wollten, bevor wir unser Gespräch beenden?

Patientin schüttelt den Kopf

Nein? Sicher? Gut, dann beenden wir unser Gespräch.

P: Danke.

T: Okay.

Es kommt in diesen letzten Minuten des Gesprächs zu einer intensiven Übertragungsentwicklung. Nachdem der Therapeut das Thema Sexualität sehr offen und direkt angesprochen hatte, war die Patientin möglicherweise unbewusst besorgt, zu sehr die Kontrolle zu verlieren, zu sehr in Kontakt mit ihren Gefühlen zu kommen und eventuell auch zu sehr vom Therapeuten erkannt zu werden, was sie als drohende Unterlegenheit erfahren haben könnte. Allein ihr Hinweis darauf, dass frühere Therapeuten befürchtet hätten, die Patientin könnte nach einer Thematisierung der Sexualität suizidal werden oder sich schwer selbst verletzen, kann als ein Versuch verstanden werden, den Therapeuten zu kontrollieren und eine überlegene Position einzunehmen.

Die erste Beziehungserfahrung findet nun dadurch statt, dass der Therapeut die versteckte Drohung der Patientin wahrnimmt und sich bemüht, seiner Gegenübertragung Raum zu geben. Offenbar entwickelt er in seiner Gegenübertragung die Fantasie, die Patientin könne sich nach dem Gespräch mit ihm vor die U-Bahn werfen, was dann am nächsten Tag möglicherweise sogar in der Zeitung zu lesen sein würde. Er containt die Angst der Patientin, sich in einer unterlegenen und durch ihn kontrollierten Situation zu finden, und ebenso ihren Versuch, »den Spieß umzudrehen« und ihn zu kontrollieren – durch eine Suiziddrohung im Hier und Jetzt bzw. in der Antizipation ihres eigenen Suizids, der ihm in grandioser Weise Schaden zufügen könnte. Die Rollenübernahmebereitschaft des Therapeuten lässt ihn sich in der Rolle eines triumphal kontrollierten bzw. zerstörten Objekts finden. Allerdings reagiert der Therapeut anders als seine Vorgänger:innen, indem er das Thema Sexualität nicht (aus Angst?) vermeidet, sondern weiterhin unerschrocken in der Beziehung verfügbar bleibt.

Den zweiten, naheliegenden Weg des Ausagierens vermeidet er: Er könnte »aus großer Besorgnis« – im Grunde aber vielmehr im Bemühen, die Kontrolle in sadistischer Weise zurückzugewinnen – eine Einweisung in die Psychiatrie (zur Not auch gegen den Willen der Patientin) erwirken.

Die Rollenübernahmebereitschaft, die das Containment vorbereitet, lässt eine Übertragungsbeziehung sichtbar werden, in der ein übermächtiges Objekt ein schwaches und ausgeliefertes Selbst sadistisch und zerstörerisch kontrolliert. Diese Dyade lässt sich ohne Weiteres in Verbindung mit einer kindlichen Missbrauchserfahrung bringen.

Auf der Ebene dieser noch impliziten Beziehungserfahrung fühlt sich die Patientin von der quälenden Situation entlastet, dass sie sich unter der Kontrolle des Therapeuten befindet, indem sie den entsprechenden Selbstanteil auf ihn projiziert. Statt ihr selbst ist nun er derjenige, der kontrolliert und geschädigt wird. Dadurch, dass er nicht zurückweicht und die negative Übertragung zurückweist (»Ich werde nicht über Themen sprechen, die Sie beunruhigen könnten. Ich kümmere mich fürsorglich um Sie, meine es gut mit Ihnen.«), aber auch nicht den Spieß umdreht und seinerseits die Kontrolle an sich reißt (»Ich kann Sie in dem Zustand leider nicht nach Hause gehen lassen«), ermöglicht der Therapeut die Erfahrung, dass die schreckliche von ihr erlebte und nun wiederholte Täter-Opfer-Dyade ertragen und ohne Schaden überlebt werden kann.

Was folgt, ist die Übertragungsarbeit in Form einer vierschrittigen Deutung:

1. »Dass Sie da sozusagen einen inneren Feind in sich haben«
2. »Dass ich mich unter die U-Bahn geschmissen habe«
3. »Und morgen kann er in der Zeitung lesen«
4. »Ihr Lächeln beunruhigt mich. […] fast […] wie ein triumphierendes Lächeln […] einer Übermacht über mich«

Hier werden Hypothesen über das unbewusste Erleben der Patientin angeboten, die ihr so bisher nicht bewusst waren. Erste Bilder bzw. Metaphern werden geschaffen.

Im ersten Schritt deutet der Therapeut patientenzentriert (Steiner 1998) die Spaltung: Da sind innere Teile, von denen einer die Patientin zerstören will, später wird der andere erwähnt, der »Sie am Leben erhalten will«.

Im zweiten Schritt nutzt der Therapeut nun schon zum Teil in therapeutenzentrierter Weise den sadistischen Impuls der Patientin, ihn, den Therapeuten, zum Opfer ihrer grandiosen Selbstschädigung zu machen: Ihr Suizid würde ihm seine Insuffizienz als Psychotherapeut für alle Zeiten vor Augen führen.

Die Vorstellung, der Therapeut würde aus der Zeitung vom Suizid der Patientin erfahren, impliziert eine weiterreichende Schädigungsfantasie. Dadurch wäre auch aller Welt bekannt, dass er, der Therapeut, in dramatischer Weise versagt hätte.

Im vierten und letzten Deutungsschritt fokussiert der Therapeut das Lächeln der Patientin, dem er eine triumphierende Qualität zuschreibt. Es ist davon auszugehen, dass von Beginn an die Körpersprache, der emotionale Gesichtsausdruck der Patientin die Fantasien im Therapeuten induziert haben, die er dann in seiner Reflexion erst sekundär in einen Verstehenszusammenhang gestellt hat, den er der Patientin als Deutung anbietet.

Die Patientin gesteht unumwunden ein, dass es den inneren Feind wohl gebe und dass sie durchaus Suizidfantasien habe. In ihrer Anspielung auf ihre impliziten Suiziddrohungen früheren Therapeut:innen gegenüber waren diese ja bereits in symbolisierter Form enthalten.

Die dritte und die vierte Deutung weist sie jedoch zurück. Man kann ihre Aussage »Ich werd mich nicht umbringen« durchaus als eine Folge der Entlastung durch das Containment des Therapeuten verstehen. Er hat dadurch deutlich gemacht, dass das sadistische und zerstörerische Objekt nicht die Oberhand behalten muss, dass er, der Therapeut, in der Opferposition nicht zerstört wird, sondern diese spürt, aber ihr standhält. Auf diese Weise erhält die Patientin implizit die Beziehungserfahrung, dass es einen alternativen Ausgang für die traumatische Situation geben kann, die sie als Kind selbst erfahren hat und immer und immer wiederholt.

Sie kann sich auch von dem sadistischen Impuls distanzieren, den sie sich erstaunlich schnell zu eigen gemacht hat, als wäre er schon zuvor in ihrem Kopf gewesen: »Weil ich nicht möchte, dass Sie es morgen in der Zeitung lesen«, sagt sie mit einem (vermutlich verstehenden) Lachen.

Zusätzlich zur impliziten Erfahrung findet nun auch explizit eine Beziehungserfahrung statt, nämlich die des Verstandenwerdens. Der Therapeut vermochte die Spaltung und die Suizidfantasie der Patientin zutreffend zu deuten, und auch der Gedanke an einen Zeitungsbericht über ihren Suizid war der Patientin zumindest nicht fremd. In einer längeren Therapie würde aus dem Verstandenwerden ein eigenes Verstehen erwachsen, das man in dem Ausschnitt aus dem Erstgespräch allerdings noch nicht sehen kann.

Vor dem Hintergrund der vorangegangenen Überlegungen zur Embodied Communication ist die Bezugnahme des Therapeuten auf das Lächeln der Patientin von besonderer Bedeutung. Es vollzieht sich hier zunächst ein impliziter kommunikativer Akt, der im Therapeuten eine Gegenübertragungserfahrung auslöst, am ehesten in Form eines Gefühls von Angst bzw. des Kontrolliertwerdens. Dieses Gefühl vermochte der Therapeut zu metabolisieren und zu symbolisieren – genau diesen Prozess hat Bion als Alpha-Funktion bezeichnet. Als nächstes leistet er eine transmodale Übersetzung: Aus dem mimischen Gesichtsausdruck wird mit dem Weg über die Embodied Simulation und das Containment eine Verbalisierung, die im Face-to-face-Kontakt natürlich ihre körperliche Begleitmusik aufweist. Zum Beispiel könnte der Therapeut körperlich durch Haltung, Mimik und Prosodie seine Betroffenheit von der Gewaltsamkeit des inneren Kampfes der Patientin erkennen lassen. Das wechselseitige

Verstehen, das sich entwickelt, dürfte auch körperlich an Synchronisierungen abzulesen sein.

5.9 Resümee

Dieses Fallbeispiel soll den (Probe-)Deutungsprozess in einem analytischen Erstgespräch vor dem Hintergrund der Grundannahme dieses Buches illustrieren. Bevor eine Deutung im engeren (verbalisierten) Sinne möglich wird, ist ein vorbereitender Prozess unumgänglich. Von zentraler Bedeutung ist dabei die Fähigkeit der Therapeut:in, sich der eigenen Gegenübertragung zu öffnen, die aus körperlichen und emotionalen Erfahrungen sowie (primärprozesshaften) Fantasien besteht. Das »Lesen« dieser Erfahrungen dürfte schulenübergreifend von größter Bedeutung für jeden therapeutischen Prozess sein, der oft eher als Intuition denn als eine bewusste Selbstanalyse in Erscheinung tritt.

Für den nächsten Schritt ist das Wissen um die Embodied Communication, insbesondere die Simulationsphänomene, relevant. Gemäß Schillers Gedicht vom Schlüssel ist zu fragen: Wie passt der Schlüssel meiner momentanen Erfahrung zum Schloss des inneren Erlebens der Patient:in? An dieser Stelle dürfte meines Erachtens die Erfahrung, die Fähigkeit zur Mustererkennung auf Seiten der Therapeut:in eine Rolle spielen. Wenn ich eine gewisse Anzahl von Formen und Passungen mehrfach erlebt, bewusst reflektiert und als Muster verstanden habe, dann erkenne ich es in der Therapiesituation wieder. Im Beispiel könnte das Wissen des Therapeuten um narzisstische Beziehungsgestaltung hilfreich gewesen sein: Die Erfahrung eines Kontrollverlustes geht schnell mit Abhängigkeitsgefühlen einher, die als Minderwertigkeit erfahren werden können. Dieser wird nicht selten mit einer projektiven Identifikation begegnet, bei der der entwertete Selbstanteil auf den Therapeuten projiziert und in diesem induziert wird. Dieses Muster passt zur Gegenübertragung des Kontrolliertwerdens und dem Eindruck, die Patientin lächele triumphierend.

Mithilfe der Mustererkennung kann der Therapeut seiner Gegenübertragung Sinn und Gestalt verleihen, was dann eine Symbolisierung und Verbalisierung ermöglicht. Allerdings dürfen wir davon ausgehen, dass sich der körperliche Zustand des verstehenden Therapeuten dem Körper der Patientin längst mitgeteilt hat, wenn die Verbalisierung tatsächlich erfolgt.

Wie Horst Kächele zu Recht bemerkt hat (mündl. Mitteilung 2017), sind die erfahrenen Therapeut:innen oft dadurch beeindruckend, dass sie blitzschnell und quasi intuitiv die aktivierten Muster erkennen und in bereitliegende Formulierungen zu gießen wissen. Erfolgt dies unter Umgehung des bisweilen mühsamen und schmerzlichen Containments und ohne Toleranz des unangenehmen Affiziertwerdens, dann geschieht das, wovor Winnicott warnt: ein Davonstürmen im Verstehen, das sich nicht dem Tempo der Patient:in anpasst (S. 207). Das Warten sollte aber alles andere als passiv sein. Im übertragenen Sinne braucht die Patient:in eine Begleitung auf dem Weg zur verstehenden Deutung bzw. zum Verstehen – oder besser noch: zum Erfahren – der Deutung.

Als erstes muss der Affekt der Patient:in »auf den Tisch gebracht« werden. Dies kann auf verschiedene Weise geschehen. Ist der Affekt bereits von der Patient:in benannt, kann er direkt verbal markiert werden. Wird er körperlich sichtbar, beispielsweise durch einen emotionalen Gesichtsausdruck, kann das körperliche Geschehen benannt werden (»Ihr Lächeln beunruhigt mich«). Ist der Affekt noch verborgen, kann die implizite Erfahrung der Patient:in markiert werden. Häufig geschieht dies durch das Angebot einer Hypothese (»Ich könnte mir vorstellen, dass Sie von mir enttäuscht sind, weil ich in der letzten Woche nicht da war«). Im gelingenden Fall löst dies eine spürbare oder sichtbare emotionale Reaktion der Patientin aus, die dann benannt werden kann. Alternativ zum Verbalisieren kann das Markieren auch nonverbal erfolgen, zum Beispiel im Sinne eines markierten Feedbacks mittels einer übertriebenen Mimik, die deutlich den bewusst kommunikativen Zug trägt.

Nachdem auf diese Weise ein Einverständnis über den Affekt hergestellt worden ist, kann dieser mentalisiert, also im Rahmen der Übertragungsbeziehung kontextualisiert werden (zum Beispiel: »Jetzt sehen Sie mich an, als müssten Sie befürchten, dass ich gleich wieder verschwinde«). Auf diese Weise lässt sich eine gemeinsame Beziehungserfahrung schaffen, die in symbolisierter Form geteilt werden kann.

Hier beginnt nun der Deutungsprozess im engeren Sinne: Es werden Hypothesen über die Ursachen und Hintergründe der geteilten emotionalen Erfahrung angestellt. Dabei werden ausgehend vom Affekt das Hier und Jetzt in der Beziehung fokussiert, die Fantasien der Patient:in über den Therapeuten und ihre Beziehung zueinander. Im Sinne Krauses (siehe Abb. 42) entsteht in diesem Prozess ein Narrativ aus der Symbolisierung des Primärprozesses.

Erst im allerletzten Schritt können dann aktualgenetische (Ermann 2020, S. 493 f.) und schließlich genetische Deutungen gegeben werden: »Wir könnten also sagen, dass mein Urlaub der letzten Woche in Ihnen eine intensive Mischung aus Enttäuschung, Traurigkeit und Angst ausgelöst hat, die zur Folge hat, dass Sie nun davon überzeugt sind, dass ich Sie eigentlich gern loswerden möchte. Möglicherweise haben Sie deshalb die Stunde am Montag nicht wahrgenommen, weil Sie wieder ein Stück Unabhängigkeit gewinnen und mir zeigen wollten, wie es sich anfühlt, wenn man im Stich gelassen wird.«

Eine weitere Deutung könnte als genetische Deutung in das Dort-und-Damals zielen: »Ist das alles nicht doch ganz ähnlich wie Ihre Reaktion damals, als Ihre Mutter immer wieder einfach tagelang verschwand und Sie Angst haben mussten, dass sie nie wiederkommt? Sie hatten das Gefühl, dass Sie ihrer Mutter völlig egal wären.«

In Übereinstimmung mit Krause (2016) und auch der Boston Change Process Study Group (Stern et al. 2012) können wir also feststellen, dass die kognitive Deutung ohne eine Vorbereitung und Aufbereitung des körperlich-emotionalen Primärprozesses – also ohne Embodied Simulation, die das Containment ermöglicht – nicht fruchtbar stattfinden kann.

Zum Abschluss

Am Ende unserer langen Reise durch die psychoanalytischen Konzepte der therapeutischen Beziehungsgestaltung und die empirische Säuglingsforschung als Keimzelle der impliziten Kommunikation können wir einige Schlüsse ziehen.

Die Magie der zwischenmenschlichen Kommunikation ohne Worte lässt sich im Wesentlichen durch mikroanalytische Beobachtungen verstehen. Freilich bezieht sich dies an dieser Stelle nur auf das Wie und nicht auf den Inhalt dessen, was kommuniziert wird. Wir können auf die Telepathie verzichten, wenn wir sehen, wie unsere Körper motorisch, akustisch und chemosensorisch Signale senden, die in Sekundenbruchteilen vom Körper des Gegenübers mit allen Sinnesorganen aufgenommen und unmittelbar beantwortet werden.

Der körperliche Austausch führt zu Gefühlszuständen und Wahrnehmungen in beiden Beteiligten, die sich wiederum implizit wechselseitig vermitteln und mutativ wirken. Schließlich treten noch die bewussten Verarbeitungsprozesse hinzu, die in kognitive Interpretationen und schließlich explizite Kommunikation münden.

Für die Psychotherapie lernen wir, dass es von außerordentlicher Bedeutung ist, die körperlich-emotionalen Signale wahrzunehmen, die in uns entstehen und die uns die Patient:in vermittelt. Allerdings wäre es ein Trugschluss zu glauben, wir könnten all diese Prozesse bewusst wahrnehmen, entschlüsseln und steuern. Und so kommen wir am Ende doch – mit hoffentlich gestärktem Selbstbewusstsein – zurück zu unseren psychotherapeutischen Wurzeln: Vertrauen wir unserer Intuition, denn sie wird gesteuert von all den impliziten Prozessen, die wir kennengelernt haben. Geben wir unseren Fantasien ihren Raum, ihre Bühne, um zu uns zu sprechen. Um nicht fehlgeleitet zu werden, müssen wir uns natürlich selbst so gut wie möglich kennen, denn wir alle haben eine »Schlagseite«, eine mehr oder weniger neurotische Tendenz, bestimmte Konstellationen verzerrt zu erfahren. Wie der Kapitän eines Schiffes oder eines Flugzeugs die Windrichtung und Geschwindigkeit einbeziehen muss, um seinen Kurs zu berechnen, müssen wir versuchen, unsere eigenen habituellen Kursabweichungen zu berücksichtigen.

Und zu guter Letzt lernen wir über unsere Psychotherapie, was sie uns zu lernen gibt: die Konzeptualisierung und Definition von Mustern des Zwischenmenschlichen im Gesunden wie im Pathologischen. Lassen wir es zu, dass wir viel Erfahrung mit unseren Patient:innen sammeln müssen, bis wir wiedererkennen können, was wir oft genug gesehen haben. Dann braucht es nur noch genug Zeit, damit die Seele hinterherkommen kann.

Literatur

Albrecht, J, Demmel, M, Schöpf, V, Kleemann, AM, Kopietz, R, May, J, Schreder, T, Zernecke, R, Brückmann, H, Wiesmann, M (2011) Smelling chemosensory signals of males in anxious versus nonanxious condition increases state anxiety of female subjects. Chemical Senses 36: 19–27.

Anzieu, D (1996 [1985]) Das Haut-Ich. Frankfurt am Main: Suhrkamp.

Archinard, M, Haynal-Reymond, V, Heller, M (2000) Doctor's and patients' facial expressions and suicide reattempt risk assessment. Journal of Psychiatric Research 34: 261–262.

Aristoteles (2011) Über die Seele. Stuttgart: Reclam.

Aristoteles (2014) Metaphysik. Ins Deutsche übertragen von Adolf Lasson. 3. Aufl. Berlin: Edition Holzinger.

Balint, M (1957) Der Arzt, sein Patient und die Krankheit. Stuttgart: Klett.

Baranger, M (1993) Die geistige Arbeit des Analytikers: vom Zuhören zur Deutung. Jahrbuch der Psychoanalyse 30: 26–45.

Baranger, M & Baranger, W (2018 [1961]) Die analytische Situation als dynamisches Feld. Psyche – Zeitschrift für Psychoanalyse und ihre Anwendungen 72: 739–784.

Bass, A (2015) The dialogue of unconsciouses, mutual analysis and the use of the self in contemporary relational psychoanalysis. Psychoanalytic Dialogues 25: 2–17.

Beebe, B & Lachmann, F (2004 [2002]) Säuglingsforschung und die Psychotherapie Erwachsener. Wie interaktive Prozesse entstehen und zu Veränderungen führen. Stuttgart: Klett-Cotta.

Beebe, B, Jaffe, J, Markese, S, Buck, K, Chen, H, Cohen, P, Bahrick, L, Andrews, H, Feldstein, S (2010) The origins of 12-month attachment: A microanalysis of 4-month mother-infant interaction. Attachment and Human Development 12(1–2): 3–141.

Beebe, B, Cohen, P, Lachmann, F (2019 [2016]) Bindung im Werden. Mikroanalyse der Mutter-Kind-Interaktion. Ein Bilderbuch. Gießen: Psychosozial-Verlag.

Beland, H (2014 [2008]) Übertragung als soziales Grundmuster. In: Beland, H. Angst vor Denken und Tun. 2. Aufl. Gießen: Psychosozial-Verlag, S. 197–212.

Benecke, C & Krause, R (2005) Initiales mimisch-affektives Verhalten und Behandlungszufriedenheit in der Psychotherapie von Patientinnen mit Panikstörungen. Zeitschrift für Psychosomatische Medizin und Psychotherapie 51: 346–359.

Beutel, ME, Ademmer, K, Rasting, M (2005) Affektive Interaktion zwischen Patienten und Therapeuten. Psychotherapeut 50: 100–106.

Beutel, ME, Michal, M, Wiltink, J, Subic-Wrana, C (2015) Wie zeitgemäß ist der Verfahrensbezug in psychotherapeutischer Ausbildung und Praxis? Zeitschrift für Psychosomatische Medizin und Psychotherapie 61: 342–358.

Bion, WR (1967) Notes on memory and desire. The Psychoanalytic Forum 2: 272–273, 279–280.

Bion, WR (2002 [1967]) Anmerkungen zu Erinnerung und Wunsch. In: Spillius, EB (Hg) Melanie Klein heute. Entwicklungen in Theorie und Praxis. Bd. 2: Anwendungen. 3. Aufl. Stuttgart: Klett-Cotta, S. 22–28.

Bion, WR (2009 [1970]) Opazität von Erinnerung und Wunsch. In: Bion, WR. Aufmerksamkeit und Deutung. 2. Aufl. Frankfurt am Main: Brandes & Apsel, S. 52–66.

Bion, WR (2016 [1962]) Lernen durch Erfahrung. 7. Aufl. Frankfurt am Main: Suhrkamp.

Blass, RB & Carmeli, Z (2008) Plädoyer gegen die Neuropsychoanalyse, Fehlschlüsse, die dem neuesten wissenschaftlichen Trend in der Psychoanalyse zugrunde liegen und ihre negativen Auswirkungen auf den analytischen Diskurs. Internationale Psychoanalyse 3: 121–153.

Bleger, J (1967) Psycho-analysis of the psycho-analytic frame. International Journal of Psychoanalysis 48: 511–519.

Brazelton, TB, Tronick, E, Adamson, L, Als, H, Wise, S (1975) Early mother-infant reciprocity. In: Ciba Foundation Symposium 33: Parent-Infant Interaction. Amsterdam: Elsevier, S. 137–154.

Breuer, J & Freud, S (1999 [1895]) Studien über Hysterie. In: Freud, S. GW I. Frankfurt am Main: Fischer Taschenbuch Verlag, S. 75–312.

Brottman, M (2009) Psychoanalysis and magic: Then and now. American Imago 66(4): 471–489.

Brottman, M (2018) Phantoms of the Clinic. From Thought-Transference to Projective Identification. London: Routledge.

Buchheim, A, Viviani, R, Kessler, H, Kächele, H, Cierpka, M, Roth, G, George, C, Kernberg, OF, Bruns, G, Taubner, S (2012) Changes in prefrontal-limbic function in major depression after 15 months of long-term psychotherapy. PLoS One 7(3): e33745.

Bull, N (1951) The Attitude Theory of Emotion. Journal of Nervous and Mental Disease Monograph Series No. 81. New York, NY: Johnson.

Bundespsychotherapeutenkammer (2006) Muster-Berufsordnung. www.bptk.de/wp-content/uploads/2019/01/20060113_musterberufsordnung.pdf (Zugriff am 28.05.2022).

Busch, F (2013) Why do we ask questions? In: Busch, F. Creating a Psychoanalytic Mind: A Psychoanalytic Method and Theory. London: Routledge, S. 78–87.

Campos, JJ & Stenberg, C (1981) Perception, appraisal, and emotion: The onset of social referencing. In: Lamb, ME & Sherrod, LR (Hg) Infant Social Cognition: Empirical and Theoretical Considerations. Hillsdale, NJ: Erlbaum, S. 273–314.

Carr, L, Iacoboni, M, Dubeau, MC, Mazziotta, JC, Lenzi, GL (2003) Neural mechanisms of empathy in humans: A relay from neural systems for imitation to limbic areas. Proceedings of the National Academy of Sciences 100(9): 5497–5502.

Carroll, L (2020 [1865]) Alice im Wunderland. 31. Aufl. Berlin: Insel Verlag.

Castonguay, LG, Eubanks, CF, Goldfried, MR, Muran, JC, Lutz, W (2015) Research on psychotherapy integration: Building on the past, looking to the future. Psychotherapy Research 25(3): 365–382.

Chartrand, TL & Lakin JL (2013) The antecendents and consequences of human behavioral mimicry. Annual Review of Psychology 64: 285–308.

Chatel-Goldmann, J, Congedo, M, Jutten, C (2014) Touch increases autonomic coupling between romantic partners. Frontiers in Behavioral Neuroscience 8: 95.

Chen, D & Haviland-Jones, J (2000) Human olfactory communication of emotion. Perceptual and Motor Skills 91: 771–781.

Ciompi, L (1982) Affektlogik. Stuttgart: Klett-Cotta.

Coles, NA, Larsen, JT, Lench, HC (2019) A meta-analysis of the facial feedback literature: Effects of facial feedback on emotional experience are small and variable. Psychological Bulletin 145(6): 610–651.

Cortese, BM, Leslie, K, Uhde, TW (2015) Differential odor sensitivity in PTSD: Implications for treatment and future research. Journal of Affective Disorders 179: 23–30.

Cranefield, PF (1970) On the origin of the phrase »Nihil est in itellectu quod non prius fuerit in sensu«. Journal of the History of Medicine and Allied Sciences 25(1): 77–80.

Cremerius, J (2003) Vorwort. In: Hensch, T (Hg) Sabina Spielrein. Tagebuch und Briefe. Die Frau zwischen Jung und Freud. Neuaufl. Gießen: Psychosozial-Verlag, S. 9–30.

Croy, I, Mohr, T, Weidner, K, Hummel, T, Junge-Hoffmeister, J (2019) Mother-child bonding is associated with the maternal perception of the child's body odor. Physiology & Behavior 198: 151–157.

DeCasper, AJ & Fifer, WP (1980) Of human bonding: Newborns prefer their mothers' voices. Science 208(4448): 1174–1176.

de Groot, JHB & Smeets, MAM (2017) Human fear chemosignaling: Evidence from a meta-analysis. Chemical Senses 42: 663–673.

de Groot, JHB, Smeets, MAM, Kaldewaij, MJA, Semin, GR (2012) Chemosignals communicate human emotions. Psychological Science 23(11): 1417–1424.

de Groot, JHB, Smeets, MAM, Rowson, MJ, Bulsing, PJ, Blonk, CG, Wilkinson, JE, Semin, GR (2015) A sniff of happiness. Psychological Science 26(6): 684–700.

de Groot, JHB, Semin, GR, Smeets, MAM (2017) On the communicative function of body odors: A theoretical integration and review. Perspectives on Psychological Sciences 12(2): 306–324.

Deutsch, H (1926) Okkulte Vorgänge während der Psychoanalyse. Imago 12: 418–433.

Dimberg, U, Thunberg, M, Elmehed, K (2000) Unconscious facial reactions to emotional facial expressions. Psychological Science 11(1): 86–89.

di Pellegrino, G, Fadiga, L, Fogassi, L, Gallese, V, Rizzolatti, G (1992) Understanding motor events: a neurophysiological study. Experimental Brain Research 91: 176–180.

Dölemeyer, R, Tietje, A, Kersting, A, Wagner, B (2013) Internet-based interventions for eating disorders in adults: A systematic review. BMC Psychiatry 13: 207.

Dornes, M (1993) Der kompetente Säugling. Die präverbale Entwicklung des Menschen. Frankfurt am Main: Fischer.

Eberhard, H (1975) Friedrich der Staufer. Eine Biographie. Düsseldorf: Claassen. Zit. nach: Spektrum.de [2000]: Waisenkinderversuche. Lexikon der Psychologie. https://www.spektrum.de/lexikon/psychologie/waisenkinderversuche/16645 (Zugriff am 06.03.22).

Eitingon, M (1937) Plenarversammlung der Internationalen Unterrichtskommission. Eröffnungsansprache des Vorsitzenden Dr. Eitingon. Internationale Zeitschrift für Psychoanalyse 23: 196–203.

Ekman, P (2007 [2003]) Gefühle lesen – Wie Sie Emotionen richtig erkennen und richtig interpretieren. Heidelberg: Spektrum Akademischer Verlag.

Ekman, P & Friesen, WV (1978) Facial Action Coding System: A Technique for the Measurement of Facial Movement. Palo Alto, CA: Consulting Psychologists Press.

Engel, GL (1977) The need for a new medical model: a challenge for biomedicine. Science 196(4286): 129–136.

Engel, GL (1980) The clinical application of the biopsychosocial model. American Journal of Psychiatry 137(5): 535–544.

Ermann, M (2020) Deuten. In: Ermann, M, Psychotherapie und Psychosomatik. Ein Lehrbuch auf psychoanalytischer Grundlage. 7. Aufl. Stuttgart: Kohlhammer, S. 492–502.

Falzeder, E (2004) Beruf: Psychoanalytiker. Über die Anfänge eines Berufsstandes. Jahrbuch der Psychoanalyse 49: 139–168.

Ferenczi, S (1915) Psychogene Anomalien der Stimmlage. Internationale Zeitschrift für Psychoanalyse 3: 25–28.

Ferenczi, S (2013) Das klinische Tagebuch. Gießen: Psychosozial-Verlag.

Ferro, A (2009) Mind Works. Technique and Creativity in Psychoanalysis. London: Routledge.

Ferro, A & Basile, R (2009) The universe of the field and its inhabitants. In: Ferro, A & Basile, R (Hg) The Analytic Field. A Clinical Concept. London: Karnac, S. 5–30.

Field, TM, Cohen, D, Garcia, R, Greenberg R (1984) Mother-stranger face discrimination by the newborn infant. Behavior and Development 7: 19–25.

Fonagy, P, Gergely, G, Jurist, EL, Target, M (2004 [2002]) Affektregulierung, Mentalisierung und die Entwicklung des Selbst. Stuttgart: Klett-Cotta.

Freud, S (1905) Bruchstück einer Hysterie-Analyse. In: GW V. Frankfurt am Main: Fischer (1999), S.161–286.
Freud, S (1910) Die zukünftigen Chancen der psychoanalytischen Therapie. In: GW VIII. Frankfurt am Main: Fischer (1999), S.103–115.
Freud, S (1912a) Ratschläge für den Arzt bei der psychoanalytischen Behandlung. In: GW VIII. Frankfurt am Main: Fischer (1999), S.375–387.
Freud, S (1912b) Zur Dynamik der Übertragung. In: GW VIII. Frankfurt am Main: Fischer (1999), S.363–374.
Freud, S (1913) Das Unbewußte. In: GW X. Frankfurt am Main: Fischer (1999), S.263–303.
Freud, S (1915a) Zur Einführung des Narzißmus. In: GW X. Frankfurt am Main: Fischer (1999), S.137–170.
Freud, S (1915b) Bemerkungen über die Übertragungsliebe. In: GW X. Frankfurt am Main: Fischer (1999), S.305–321.
Freud, S (1917) Vorlesungen zur Einführung in die Psychoanalyse. GW XI. Frankfurt am Main: Fischer (1999).
Freud S (1920) Jenseits des Lustprinzips. In: GW XIII. Frankfurt am Main: Fischer (1999), S.1–69.
Freud, S (1922) Traum und Telepathie. In: GW XIII. Frankfurt am Main: Fischer (1999), S.164–191.
Freud, S (1923) Das Ich und das Es. In: GW XIII. Frankfurt am Main: Fischer (1999), S.235–289.
Freud, S (1925a) Einige Nachträge zum Ganzen der Traumdeutung. In: GW I. Frankfurt am Main: Fischer (1999), S.560–573.
Freud, S (1925b) Selbstdarstellung. In: GW XIV. Frankfurt am Main: Fischer (1999), S.31–96.
Freud, S (1926) Die Frage der Laienanalyse. In: GW XIV. Frankfurt am Main: Fischer (1999), S.208–286.
Freud, S (1933) Traum und Okkultismus. Neue Folge der Vorlesungen zur Einführung in die Psychoanalyse, XXX. Vorlesung. In: GX XV. Frankfurt am Main: Fischer (1999), S.32–61.
Freud, S (1939) Der Mann Moses und die monotheistische Religion. In: GW XVI. Frankfurt am Main: Fischer (1999), S.101–246.
Freud, S (1968) Briefe 1873–1939. 2., erw. Aufl., ausgewählt und hg. von E. und L. Freud. Frankfurt am Main: Fischer.
Freud, S & Andreas-Salomé, L (1966) Briefwechsel. Hg. E. Pfeiffer. Frankfurt am Main: Fischer.
Freud, S & Ferenczi, S. (1993) Briefwechsel. Bd. I/1: 1908–1911. Hg. E. Brabant, E. Falzeder, P, Giampieri-Deutsch. Wien: Böhlau.
Frisch, M (1985 [1950]) Tagebuch 1946–1949. Frankfurt am Main: Suhrkamp.
Gallese, V (2003) The manifold nature of interpersonal relations: the quest for a common mechanism. Philosophical Transactions of the Royal Society of London. Series B, Biological Sciences 358: 517–528.
Gallese, V (2014) Bodily selves in action: embodied simulation as second-person perspective on intersubjectivity. Philosophical Transactions of the Royal Society of London. Series B, Biological Sciences 369: 20130177.

Gallese, V & Cuccio, V (2015) The paradigmatic body. Embodied simulation, intersubjectivity, the bodily self, and language. In: Metzinger, T & Windt, JM (Hg) Open MIND: 14(T). Frankfurt am Main: MIND Group.
Gallese, V, Fadiga, L, Fogassi, L, Rizzolatti, G (1996) Action recognition in the premotor cortex. Brain 119: 593–609.
Gelstein, S, Yeshurun, Y, Rozenkrantz, L, Shushan, S, Frumin, I, Roth, Y, Sobel, N (2011) Human tears contain a chemosignal. Science 331(6014): 226–230.
Goldberg, SH (1992) Transference. In: Gabbard, GO, Litowitz, BE, Williams, P (Hg) Textbook of Psychoanalysis. 2nd ed. Washington, DC: American Psychiatric Publishing, S. 65–78.
Goldmann, S (1985) Sigmund Freuds Briefe an seine Patientin Anna v. Vest. Jahrbuch der Psychoanalyse 17: 269–275.
Gračanin, A, van Assen, MALM, Omrčen, V, Koraj, I, Vingerhoets, AJJM (2016) Chemosignalling effects of human tears revisited: Does exposure to female tears decrease males' perception of female attractiveness? Cognition and Emotion 31(1): 139–150.
Greenberg, JR & Mitchell, JA (1983) Object Relations in Psychoanalytic Theory. Cambridge, MA: Harvard University Press.
Greenson, RR (1973 [1967]) Technik und Praxis der Psychoanalyse. Stuttgart: Klett-Cotta.
Grinberg, L (1956) Sobre algunos problemas de técnica psicoanalítica determinados por la identificación y contraidentificación proyectivas. Revista de Psicoanálisis 13: 507–511.
Guderian, C (2017) Magie der Couch. Bilder und Gespräche über Raum und Setting in der Psychoanalyse. 2. Aufl. Stuttgart: Kohlhammer.
Hämmerli, A, Schweisgut, C, Kaegi, M (2012) Population genetic segmentation of MHC-correlated perfume preferences. International Journal of Cosmetic Science 34: 161–168.
Hann-Kende, F (1936) Zur Übertragung und Gegenübertragung in der Psychoanalyse. Internationale Zeitschrift für Psychoanalyse 22: 478–486.
Havlicek, J, Roberts, SC, Flegr, J (2005) Women's preference for dominant male odour: Effects of menstrual cycle and relationship status. Biology Letters 1: 256–259.
Heimann, P (2016 [1950]) Zur Gegenübertragung. In: Heimann, P. Gegenübertragung und andere Schriften zur Psychoanalyse. Vorträge und Aufsätze aus den Jahren 1942–1980. Stuttgart: Klett-Cotta.
Hensch, T (Hg) (2003) Sabina Spielrein. Tagebuche und Briefe. Die Frau zwischen Jung und Freud. Neuaufl. Gießen: Psychosozial-Verlag.
Hollós, I (1933) Psychopathologie alltäglicher telepathischer Erscheinungen. Imago 19: 529–546.
Hu, Y, Hu, Y, Li, X, Pan, Y, Cheng, X (2017) Brain-to-brain synchronization across two persons predict mutual prosociality. Social Cognitive and Affective Neuroscience 12(12): 1835–1844.
James, W (1884) What is an emotion? Mind 34(2): 188–205.

Joseph, B (1991 [1985]) Übertragung – die Gesamtsituation. In: Spillius, EB (Hg) Melanie Klein heute. Entwicklungen in Theorie und Praxis. Bd. 2: Anwendungen. Stuttgart: Klett-Cotta, S. 84–100.

Kernberg, OF (1988 [1980]) Innere Welt und äußere Realität. Stuttgart: Klett-Cotta.

Kernberg, OF (1992 [1985]) Das strukturelle Interview. In: Kernberg, OF. Schwere Persönlichkeitsstörungen. 4. Aufl. Stuttgart: Klett-Cotta, S. 48–82.

Kirchner, F & Michaëlis, C (1907) Wörterbuch der philosophischen Grundbegriffe. 5. Aufl. Leipzig: Verlag der Dürr'schen Buchhandlung.

Klein, M (1997 [1946]) Bemerkungen über einige schizoide Mechanismen. In: Klein, M. Das Seelenleben des Kleinkindes. 6. Aufl. Stuttgart: Klett-Cotta, S. 131–163.

Klein, M (2000 [1952]) Die Ursprünge der Übertragung. In: Gesammelte Schriften, Bd. III. Stuttgart-Bad Cannstatt: frommann-holzboog, S. 81–95.

Klinnert, MD, Campos, JJ, Sorce, JF, Emde, RM, Svejda, M (1983) Emotions as behavior regulators: Social referencing in infancy. Emotion: Theory, Research, and Experience 2: 57–86.

Klüwer, R (1983) Agieren und Mitagieren. Psyche – Zeitschrift für Psychoanalyse und ihre Anwendungen 37: 828–840.

Kluitmann, (1999) Es lockt bis zum Erbrechen. Forum der Psychoanalyse 15(3): 267–281.

Koole, SL & Tschacher, W (2016) Synchrony in psychotherapy: A review and an integrative framework for the therapeutic alliance. Frontiers in Psychology 7: 862.

Krause, R (2012) Allgemeine psychodynamische Behandlungs- und Krankheitslehre. 2. Aufl. Stuttgart: Kohlhammer.

Krause, R (2016) Auf der Suche nach dem »missing link« zwischen Analytiker und Analysand ihren Körpern und ihrer gemeinsamen Seele. In: Nohr, K & Leikert, S (Hg) Zum Phänomen der Rührung in Psychoanalyse und Musik. Gießen: Psychosozial-Verlag, S. 61–74.

Krause, R & Merten, J. (1996) Affekt, Beziehungsregulierung, Übertragung und Gegenübertragung. Zeitschrift für Psychosomatische Medizin und Psychotherapie 42: 261–280.

Krutzenbichler, S & Essers, H (2010) Übertragungsliebe. Psychoanalytische Erkundungen zu einem brisanten Phänomen. Überarb. und erw. Neuausg. Gießen: Psychosozial-Verlag.

Lamm, C, Decety, J, Singer, T (2011) Meta-analytic evidence for common and distinct neural networks associated with directly experienced pain and empathy for pain. NeuroImage 54: 2492–2502.

Leander, NP, Chartrand, T, Bargh, JA (2012) You give me the chills: Embodied reactions to inappropriate amounts of behavioral mimicry. Psychological Science 23(7): 772–779.

LeDoux, JE (1994) Emotion, memory, and the brain. Scientific American 270(6): 50–57.

Leibniz, GW (1990 [1765]) Nouveaux essais sur l'entendement humain. Sämtliche Schriften und Briefe, Bd. 6. Berlin: Akademie Verlag.
Lemma, A (2014) The body of the analyst and the analytic setting: Reflections of the embodied setting and the symbiotic transference. International Journal of Psychoanalysis 95: 225–244.
Lenochová, P, Vohoutová, P, Roberts, SC, Oberzaucher, E, Grammer, K, Havliček, J (2012) Psychology of fragrance use: Perception of individual odor and perfume blends reveals a mechanism for idiosyncratic effects on fragrance choice. PLoS One 7(3): e33810.
Lenz, M (2010) John Locke. In: Haag, J & Perler, D (Hg) Ideen: Repräsentationalismus in der frühen Neuzeit. Berlin: de Gruyter, S. 259–298.
Levenson, RW, Ekman, P, Friesen, WV (1990) Voluntary facial action generates emotion-specific autonomic nervous system activity. Psychophysiology 27(4): 363–384.
Linkovski, O, Katzin, N, Salti, M (2016) Mirror neurons and mirror-touch synesthesia. The Neuroscientist 23(2): 103–108.
Lothane, Z (2006) Verführung/Entführung, mit/ohne Psychoanalyse. Oder: was suchen jüdische Mädchen bei germanischen Helden und vice versa? Psychosozial 29(105): 97–124.
Lutz, M, Prinz, JN, Schwartz, B, Paulick, J, Schoenherr, D, Deisenhofer, AK, Terhürne, P, Boyle, K, Altmann, U, Strauß, B, Rafaeli, E, Atzil-Slonim, D, Bart-Kalifa, E, Rubel, J (2020) Patterns of early change in interpersonal problems and their relationship to nonverbal synchrony and multidimensional outcome. Journal of Counseling Psychology 67(4): 449–461.
MacFarlane, A (1975) Olfaction in the development of social preferences in the human neonate. In: Hofer, E (Hg) Parent-Infant Interaction. Amsterdam: Elsevier, S. 103–113.
Mahmut, MK & Croy, I (2019) The role of body odors and olfactory ability in the initiation, maintenance and breakdown of romantic relationships – a review. Physiology & Behavior 207: 179–184.
Massicotte, C (2014) Psychical transmissions: Freud, spiritualism, and the occult. Psychoanalytic Dialogues 24: 88–102.
McFarland, DH (2001) Respiratory markers of conversational interaction. Journal of Speech, Language, and Hearing Research 44: 128–143.
Meltzoff, AN (2007) ›Like me‹: a foundation for social cognition. Developmental Science 10(1): 126–134.
Meltzoff, AN & Borton, RW (1979) Intermodal matching by human neonates. Nature 282: 403–404.
Meltzoff, A & Gopnik, A (1993) The role of imitation in understanding persons and developing a theory of mind. In: Baron-Cohen S, Tager-Flusberg H, Cohen DJ (Hg) Understanding Other Minds. Oxford: Oxford Medical Publication, S. 335–366.
Meltzoff, AM & Moore, MK (1977) Imitation of facial and manual gestures by human neonates. Science 198(4312): 75–78.
Merleau-Ponty, M (1974 [1945]) Phänomenologie der Wahrnehmung. München: de Gruyter.

Merleau-Ponty, M (2003 [1959]) Der Philosoph und sein Schatten. In: Merleau-Ponty, M. Das Auge und der Geist. Philosophische Essays. Hamburg: Meiner, S. 243–274.

Mitchell, SA (2005 [1997]) Psychoanalyse als Dialog. Einfluss und Autonomie in der analytischen Beziehung. Gießen: Psychosozial-Verlag.

Mukamel, R, Ekstrom, AD, Kaplan, J, Iacoboni, M, Fried, I (2010) Single-neuron responses in humans during execution and obesrvation of actions. Current Biology 20: 750–756.

Nietzsche, F (2019 [1886]) Jenseits von Gut und Böse. In: Kritische Studienausgabe, Bd. 5. 16. Aufl. München: dtv, S. 9–243.

Nölleke, B (2007–2022) Psychoanalytikerinnen. Biografisches Lexikon: Paula Heimann. www.psychoanalytikerinnen.de/england_biografien.html#Heimann (Zugriff am 07. 01. 2022).

Ogden, TH (2001 [1997]) Träumerei und Deutung. In: Ogden, TH. Analytische Träumerei und Deutung. Wien, New York: Springer, S. 109–136.

Ogden, TH (2006 [1989]) Frühe Formen des Erlebens. Gießen: Psychosozial-Verlag.

Ogden, TH (2017) Dreaming the analytic session: A clinical essay. Psychoanalytic Quarterly 86(1): 1–20.

Ogden, TH (2018) How I talk with my patients. Psychoanalytic Quarterly 87: 399–413.

Papp, LM, Pendry, P, Simon, CD, Adam, EK (2013) Spouses' cortisol associations and moderators: Testing physiological synchrony and connectedness in everyday life. Family Process 52(2): 284–298.

Poe, EA (2015 [1845]) Der entwendete Brief. In: Poe, EA. Wassergrube und Pendel und andere Erzählungen. Berlin: Contumax, S. 74–91.

Prehn-Kristensen, A, Wiesner, C, Bergmann, TO, Wolff, S, Jansen, O, Mehdorn, HM, Ferstl, R, Pause, M (2009) Induction of empathy by the smell of anxiety. PloS One 4(6): e5987.

Proust, M (1979 [1913]) Auf der Suche nach der verlorenen Zeit. Bd. I: In Swanns Welt. Frankfurt am Main: Suhrkamp.

psyalpha (o. J.) Biografien: Theodor Reik. www.psyalpha.net/de/biografien/theodor-reik (Zugriff am 04. 01. 2022).

Quinodoz, D (1992) The psychoanalytic setting as the instrument of the container function. International Journal of Psychoanalysis 73: 627–635.

Racker, H (1982 [1957]) Übertragung und Gegenübertragung. Studien zur psychoanalytischen Technik. München: Reinhardt.

Ramseyer; F & Tschacher, W (2011) Nonverbal synchrony in psychotherapy: Coordinated body movement reflects relationship quality and outcome. Journal of Consulting and Clinical Psychology 79(3): 284–295.

Reik, T (1912) Flaubert und seine »Versuchung des heiligen Antonius«. Ein Beitrag zur Künstlerpsychologie. Minden: Bruns.

Reik, T (1976 [1948]) Hören mit dem dritten Ohr. Die innere Erfahrung eines Psychoanalytikers. Hamburg: Hoffmann und Campe.

Rizzolatti, G, Fadiga, L, Gallese, V, Fogassi, L (1996) Premotor cortex and the recognition of motor actions. Cognitive Brain Research 3: 131–141.

Roberts, SC, Gosling, LM, Carter, V, Petrie, M (2008) MHC-correlated odour preferences in humans and the use of oral contraceptives. Proceedings of the Royal Society B 275: 2715–2722.

Rogers, CR (1991 [1957]) Die notwendigen und hinreichenden Bedingungen für Persönlichkeitsentwicklung durch Psychotherapie. In: Rogers, CR & Schmid, PF. Person-zentriert. Grundlagen von Theorie und Praxis. Mainz: Matthias-Grünewald-Verlag, S. 165–184.

Rosenzweig, S (1936) Some implicit common factors in diverse methods of psychotherapy. American Journal of Orthopsychiatry 6(3): 412–415.

Russell, GI (2015) Screen Relations. The Limits of Computer-Mediated Psychoanalysis and Psychotherapy. London: Routledge.

Sager, P (1998) Alice im Marketingland. Die Zeit, Nr. 23/1998. https://www.zeit.de/1998/23/199823.alice.xml?page=1 (Zugriff am 17.07.2022).

Sandler, J (1976) Gegenübertragung und Bereitschaft zur Rollenübernahme. Psyche – Zeitschrift für Psychoanalyse und ihre Anwendungen 30: 297–305.

Sandler, J, Dare, C, Holder, A (2001 [1973]) Die Grundbegriffe der psychoanalytischen Therapie. 8. Aufl. Stuttgart: Klett-Cotta.

Schiller, F (2019 [1804]) Der Schlüssel. In: Schiller, F. Sämtliche Gedichte und Balladen. 3. Aufl. Berlin: Insel Verlag, S. 135.

Schirmer, A, Fairhurst, M, Hoehl, S (2021) Being ›in sync‹ – is interactional synchrony the key to understanding the social brain? Social Cognitive and Affective Neuroscience 16(1): 1–4.

Schröter, M (2017) »Der Analytiker […] kann die Universität ohne Schaden entbehren«. In: Lackinger, F & Rössler-Schülein, H (Hg) Psychoanalyse und Universität. Gießen: Psychosozial-Verlag, S. 13–29.

Singh, D & Bronstad, PM (2001) Female body odour is a potential cue to ovulation. Proceedings of the Royal Society of London. Series B. Biological Sciences 268(1469): 797–801.

Spielrein, S (2008) Sämtliche Schriften. Gießen: Psychosozial-Verlag.

Steiner, J (1998 [1993]) Probleme der psychoanalytischen Technik: Patientenzentrierte und analytikerzentrierte Deutungen. In: Steiner, M. Orte des seelischen Rückzugs. Stuttgart: Klett-Cotta, S. 191–211.

Sterba, R (1934) Das Schicksal des Ichs im therapeutischen Verfahren. Internationale Zeitschrift für Psychoanalyse 20: 66–73.

Stern, DN (1979 [1977]) Mutter und Kind. Die erste Bindung. Stuttgart: Klett-Cotta.

Stern, DN (1992 [1985]) Die Lebenserfahrung des Säuglings. Stuttgart: Klett-Cotta.

Stern, DN (1998 [1995]) Die Mutterschaftskonstellation. Eine vergleichende Darstellung verschiedener Formen der Mutter-Kind-Psychotherapie. Stuttgart: Klett-Cotta.

Stern, DN et al. (Boston Change Process Study Group) (2012 [2010]) Veränderungsprozesse. Ein integratives Paradigma. Frankfurt am Main: Brandes & Apsel.

Sullivan, HS (1953) The Interpersonal Theory of Psychiatry. New York: Norton.

Tanner, RJ, Ferraro, R, Chartrand, TL, Bettmann, JR, van Baaren, R (2008) Of chameleons and consumption: The impact of mimicry on choice and preferences. Journal of Consumer Research 34(6): 754–766.

Thornhill, R, Chapman, JF, Gangestad, SW (2013) Women's preferences for men's scents associated with testosterone and cortisol levels: Patterns across ovulatory cycle. Evolution and Human Behavior 34: 216–221.

Tomkins, S (1962) Affect, Imagery, Consciousness. Vol. I: The Positive Affects. New York, NY: Springer.

Tronick, E (2007a) The Neurobehavioral and Social-Emotional Development of Infants and Children. New York: Norton.

Tronick, E (2007b) Still Face Experiment: Dr. Edward Tronick. https://www.youtube.com/watch?v=apzXGEbZhto (Zugriff am 19. 03. 2022).

Tronick, EZ & Cohn, JF (1989) Infant-mother face-to-face interaction: Age and gender differences in coordination and the occurence of miscoordination. Child Development 60: 85–92.

Vacharkulksemsuk, T & Fredrickson, B. L. (2012) Strangers in sync: Achieving embodied rapport through shared movements. Journal of Experimental Social Psychology 48: 399–402.

Wampold, BE, Imel, ZE, Flückiger, C (2018 [2015]) Die Psychotherapie-Debatte – Was Psychotherapie wirksam macht. Göttingen: Hogrefe.

Watzlawick, P, Beavin, JH, Jackson, DD (1969 [1967]) Menschliche Kommunikation. Bern: Huber.

Wengraf, M. (2016) Wege ins Diesseits. Der Einfluss des Averroismus auf Europa und europäisches Denken. Münster: LIT-Verlag.

Wikipedia (2022a) Dodo. https://de.wikipedia.org/wiki/Dodo (Zugriff am 28. 05. 2022).

Wikipedia (2022b) Alice im Wunderland. https://de.wikipedia.org/wiki/Alice_im_Wunderland (Zugriff am 28. 05. 2022).

Wikipedia (2022c) Hereward Carrington. https://en.wikipedia.org/wiki/Hereward_Carrington (Zugriff am 03. 01. 2022).

Will, H (2018) M. Baranger & W. Baranger, Die analytische Situation als dynamisches Feld. Einführung zur deutschen Übersetzung. Psyche – Zeitschrift für Psychoanalyse und ihre Anwendungen 72: 734–738.

Willander, J & Larsson, M (2006) Smell your way back to childhood: Autobiographical odor memory. Psychonomic Bulletin & Review 13(2): 240–244.

Winnicott, DW (1958) Über die Fähigkeit allein zu sein. Psyche – Zeitschrift für Psychoanalyse und ihre Anwendungen 12: 344–352.

Winnicott, DW (2020 [1960]) Die Theorie von der Beziehung zwischen Mutter und Kind. In: Winnicott, DW. Reifungsprozesse und fördernde Umwelt. 3. Aufl. Gießen: Psychosozial-Verlag, S. 47–71.

Wooffitt, R (2017) Relational psychoanalysis and anomalous communication: Continuities and discontinuities in psychoanalysis and telepathy. History of the Human Sciences 30(1): 118–137.

Zhou, W & Chen, D (2008) Encoding human sexual chemosensory cues in the orbitofrontal and fusiform cortices. Journal of Neuroscience 28(53): 14416–14421.

Zimmermann, S (2021) Fifty Shrinks: Portraits aus New York. Stuttgart: Kohlhammer.

Bildquellen

S. 23, Abb. 1 © mauritius images
S. 25, Abb. 2 © mauritius images
S. 26, Abb. 3 Wikimedia Commons
S. 27, Abb. 4 Wikimedia Commons
S. 28, Abb. 5 © mauritius images
S. 36, Abb. 6 © mauritius images
S. 57, Abb. 7 Wikimedia Commons
S. 59, Abb. 8 https://psychoanalysis.org.uk/authors-and-theorists/joseph-sandler
S. 67, Abb. 9 Wikimedia Commons
S. 70, Abb. 10 Wikimedia Commons
S. 79, Abb. 11 © mauritius images
S. 84, Abb. 12 https://twitter.com/AMPIEPac/status/1093421013847572480/photo/1
S. 88, Abb. 13 © Thomas Ogden
S. 105, Abb. 15 © Beatrice Beebe
S. 106, Abb. 16 © Beatrice Beebe
S. 110, Abb. 17 © Ed Tronick
S. 110, Abb. 18 © Ed Tronick
S. 113, Abb. 19 © Drs. Nicholas and Dorothy Cummings Center for the History of Psychology. The University of Akron.
S. 115, Abb. 21 © Nadia Bruschweiler-Stern
S. 120, Abb. 24 © Peter Fonagy
S. 126, Abb. 25 Originalabb. aus Sigmund Freud (1923): Das Ich und das Es. GW XIII.
S. 128, Abb. 26 Wikimedia Commons
S. 130, Abb. 27 © Momopuppycat, Wikimedia Commons
S. 133, Abb. 28 © mauritius images
S. 137, Abb. 29 © Lacknerdesign, Ittlingen
S. 138, Abb. 30 Wikimedia Commons
S. 141, Abb. 31 aus Lawrence et al. 2015
S. 143, Abb. 32 © Rainer Krause
S. 144, Abb. 33 Nachdruck mit Genehmigung von Springer Nature: Beutel, ME, Ademmer, K, Rasting, M (2005) Affektive Interaktion zwischen Patienten und Therapeuten. Psychotherapeut 50: 100–106.
S. 147, Abb. 34 Wikimedia Commons
S. 154, Abb. 35 © Didier Anzieu
S. 157, Abb. 36 © Society for Neuroscience
S. 161, Abb. 37 © Lacknerdesign, Ittlingen
S. 175, Abb. 38 © mauritius images
S. 177, Abb. 39 https://luzdelcarmen2013.blogspot.com/2013/
S. 181, Abb. 41 © Boston Change Process Study Group
S. 189, Abb. 43 © Lacknerdesign, Ittlingen

Der Autor

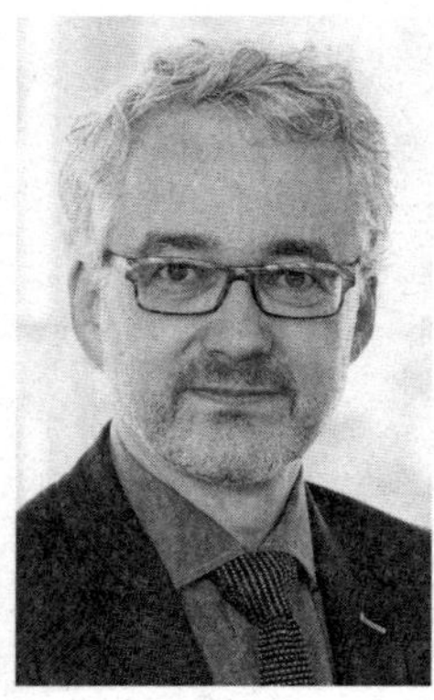
© MedUni Wien/
Felicitas Matern

Stephan Doering, Univ.-Prof. Dr. med., Facharzt für Psychosomatische Medizin und Psychotherapie, Facharzt für Psychiatrie und Psychotherapie, Psychoanalytiker (Wiener Psychoanalytische Vereinigung, Internationale Psychoanalytische Vereinigung). Lehrtherapeut für Übertragungsfokussierte Psychotherapie (TFP). Leiter der Klinik für Psychoanalyse und Psychotherapie, Medizinische Universität Wien, dort Lehrstuhl für Psychoanalyse und Psychotherapie. Past President der European Society for the Study of Personality Disorders (ESSPD) und der International Society of Transference-Focused Psychotherapy (ISTFP). Seine Forschungsschwerpunkte liegen im Bereich der Diagnostik und Behandlung der Persönlichkeitsstörungen sowie in der Psychotherapieforschung.

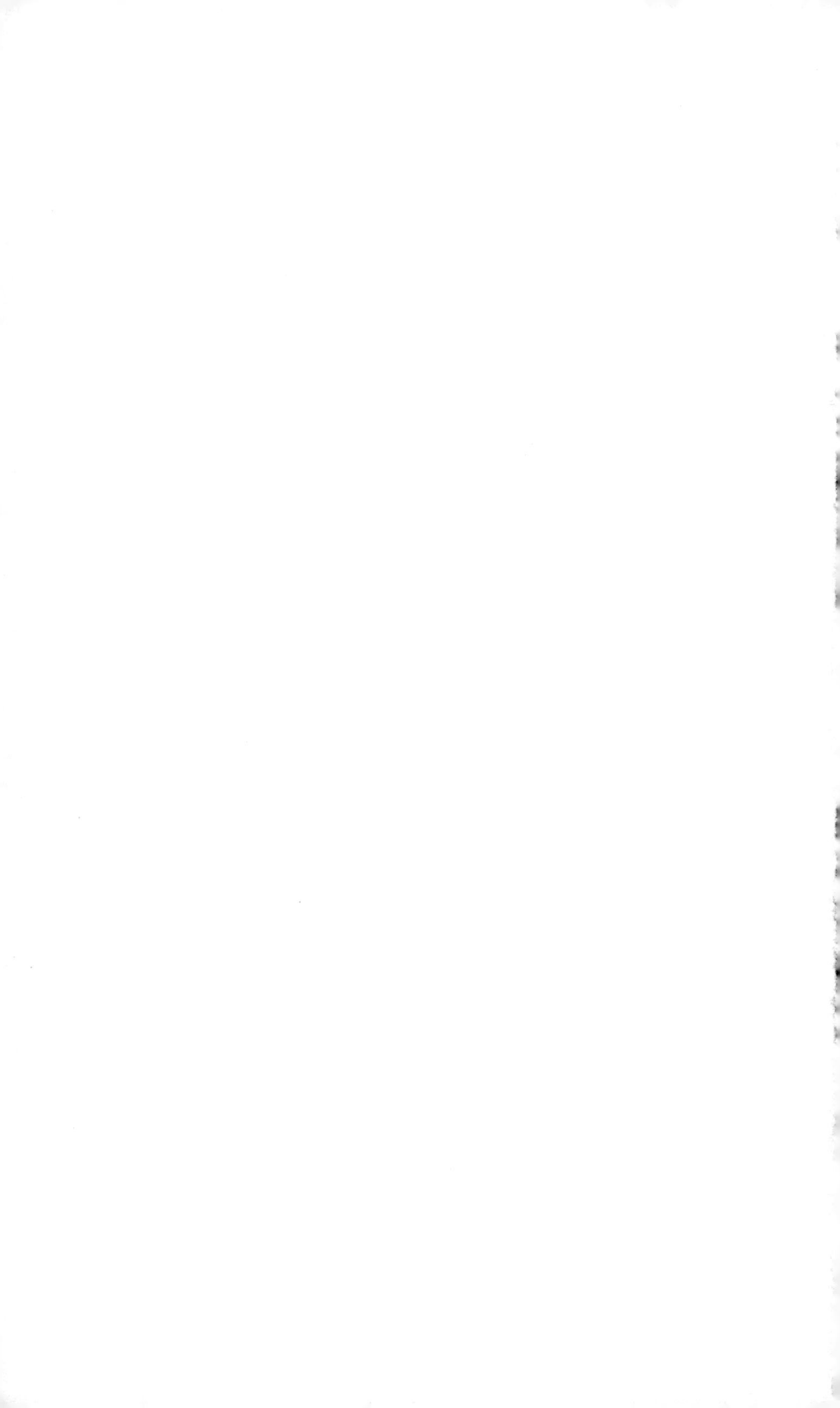